reinhardt

Beiträge zur Frühförderung interdisziplinär – Band 22

Friedrich Voigt

Frühdiagnostik und Frühtherapie bei Autismus-Spektrum-Störungen

2., überarbeitete Auflage

Mit 4 Abbildungen und 24 Tabellen

Mit 7 Checklisten als Online-Material

Ernst Reinhardt Verlag München

Dr. *Friedrich Voigt*, Dipl.-Psychologe, Psychologischer Psychotherapeut, war viele Jahre leitender Psychologe im kbo-Kinderzentrum München.

Bibliografische Information der Deutschen Nationalbibliothek

Die Deutsche Nationalbibliothek verzeichnet diese Publikation in der Deutschen Nationalbibliografie; detaillierte bibliografische Daten sind im Internet über <http://dnb.d-nb.de> abrufbar.

ISBN 978-3-497-03256-3 (Print)
ISBN 978-3-497-61878-1 (PDF-E-Book)
ISBN 978-3-497-61879-8 (EPUB)
2., überarbeitete Auflage

Printed in EU
Cover unter Verwendung eines Fotos von iStock.com/Orbon Alija (Agenturfoto. Mit Model gestellt)
Satz: JÖRG KALIES – Satz, Layout, Grafik & Druck, Unterumbach

Ernst Reinhardt Verlag, Kemnatenstr. 46, D-80639 München
Net: www.reinhardt-verlag.de · E-Mail: info@reinhardt-verlag.de

Inhalt

Checklisten zur Früherkennung von Autismus-Spektrum-Störungen im Rahmen der Vorsorgeuntersuchungen können LeserInnen dieses Fachbuchs auf der Homepage des Ernst Reinhardt Verlags (www.reinhardt-verlag.de) bei den Informationen zum Buch herunterladen.

Einführung

Seit den 1990er Jahren hat sich das Verständnis von Autismus-Spektrum-Störungen grundlegend verändert. Während man in den 1970er und 1980er Jahren Autismus als eine selten vorkommende Form von Entwicklungsstörung interpretierte, die zudem oft mit einer erheblichen Intelligenzstörung assoziiert sei, geht man heute von einer sehr viel höheren Prävalenz aus und zählt die Symptomatik zu den eher häufig vorkommenden Entwicklungsstörungen mit einer sehr viel variableren Intelligenzentwicklung. Trotz einer exponentiellen Zunahme der Publikationen zum Thema Autismus bleiben viele offene Fragen zur Ätiologie, zum Entwicklungsverlauf, zur Früherkennung und zu den wirksamsten Fördermaßnahmen.

Autismus-Spektrum-Störungen sind gekennzeichnet durch eine große Variabilität im Entwicklungsverlauf und im Schweregrad der Symptomatik. Diese Heterogenität bildet sich in allen Ausprägungsgraden der Intelligenz und der Sprache ab und umfasst eine Vielfalt von qualitativen Störungen auf der Ebene der sozialen Entwicklung, der Kommunikation und der Verhaltensregulation. Die Variabilität findet sich schon früh im Entwicklungsverlauf und trägt wesentlich zu den Schwierigkeiten bei der Früherkennung von Autismus-Spektrum-Störungen bei. Manche Kinder zeigen auffälliges soziales Verhalten bereits im ersten Lebensjahr, andere durchlaufen die Meilensteine der frühen sozialen Entwicklung im normalen Rhythmus und werden erst im Laufe des zweiten oder dritten Lebensjahres auffällig. Manche Kinder werden erst bis zum Schulalter erkannt.

Die Prävalenzrate von Autismus-Spektrum-Störungen, also die Häufigkeit, mit der die Diagnose gestellt wird, hat seit den 2000er Jahren stetig zugenommen. Dabei sind die Untersuchungsergebnisse über die Jahrzehnte nur schwer vergleichbar, da sich die diagnostischen Kriterien und das Verständnis des Störungsbilds wesentlich gewandelt haben. Einerseits werden bei Kindern mit Intelligenzstörungen und genetischen Syndromen häufiger autistische Symptome beschrieben. Zum anderen werden sehr viel mehr Autismus-Spektrum-Störungen mit leichtgradig ausgeprägten Symptomen und variablen Entwicklungsauffälligkeiten diagnostiziert.

Mit der Zunahme von Veröffentlichungen von Betroffenen, also der Beschreibung von autistischem Erleben und der persönlichen Sichtweisen von Personen mit einer Autismus-Spektrum-Störung, hat sich auch der Zugang zu der Störung nochmals gewandelt. Wie gelingen ein individueller Zugang zu der Entwicklung des einzelnen Kindes und ein adäquates Verständnis der emotionalen Bedürfnisse und der Bedeutung mancher Verhaltenseigenheiten? Schwerpunkt der Darstellung in diesem Buch ist der frühe Entwicklungsbereich vom Säuglingsalter bis zum beginnenden Schulalter. Das entwicklungspsychologische Wissen über Autismus-Spektrum-Störungen bildet dabei die Grundlage für das diagnostische Vorgehen und die Behandlungsplanung.

1 Diagnose Autismus-Spektrum-Störung

1.1 Historische Entwicklung der Diagnose Autismus

Leo Kanner hat mit seinen ersten Fallstudien den Begriff „Autismus" maßgeblich geprägt. Er hat durch die Beschreibung der zentralen Merkmale von fehlendem sozialem Kontakt sowie zwanghaften und rigiden Verhaltensweisen die wichtigsten Kernsymptome herausgearbeitet. In seinen Beschreibungen wird auch schon auf einzelne herausragende Fähigkeiten oder Spezialinteressen von Kindern hingewiesen. Kanner hat viele Einzelbeobachtungen dokumentiert, die die klinische Beobachtung und die Erklärungsmodelle von autistischen Verhaltensweisen bei Kindern und Jugendlichen über lange Zeit beeinflusst haben (Kanner 1943).

In der Zeit zwischen 1950 und 1970 wurde der frühkindliche Autismus oft den kindlichen Psychosen zugeordnet, es wurden spezielle Kriterien zur Abgrenzung von kindlicher Schizophrenie erarbeitet und es wurden eine Reihe von Modellen entwickelt, die die Ursache der autistischen Störung in der Eltern-Kind-Beziehung und in speziellen psychischen Belastungen des Kindes gesucht haben (Evans 2013).

Das Diagnostische und Statistische Manual der Amerikanischen Gesellschaft für Psychiatrie, DSM III, definierte 1980 den frühkindlichen Autismus als eine tiefgreifende Entwicklungsstörung mit drei wesentlichen Definitionsmerkmalen, nämlich einer fehlenden sozialen Reaktion auf andere Personen, einer erheblichen Störung der Kommunikation und bizarren Reaktionen auf verschiedene Aspekte der Umwelt (APA 1980). Die Auffälligkeiten sollten in den ersten 30 Lebensmonaten beobachtet werden.

Mit der Einführung der Revision des DSM III-R (APA 1987) hat man versucht, die Kriterien weiter zu präzisieren. Für die drei Kernbereiche der wechselseitigen sozialen Interaktion, der Kommunikation und der restriktiven Interessen und Aktivitäten wurden konkrete Verhaltensbeschreibungen dokumentiert und es wurde festgelegt, wie viele Symptommerkmale das Kind zeigen muss, damit es einem frühkindlichen Autismus zugeordnet werden kann. Im DSM-IV (APA 1994) und im DSM-IV-TR (APA 2000) wurden die Kriterien weiter ausgearbeitet. Es wurden verschiedene Formen von Autismus definiert, die besondere Schweregrade und Verlaufsmerkmale der Störung berücksichtigten. Vor allem die Einführung der Klassifikation des Asperger-Syndroms führte zu neuen Fragen hinsichtlich der Abgrenzung zwischen dem sogenannten High-functioning-Autismus und dem Asperger-Syndrom. Die insgesamt fünf Formen von autistischen Störungen, die nun explizit als Formen von autistischen Entwicklungsstörungen unterschieden wurden, fanden ihren Niederschlag auch in der Internationalen Klassifikation von Krankheiten (ICD-10), die seit 1994 in Verwendung war (WHO 1994).

Das Diagnostische und Statistische Manual DSM-5 (APA 2013) fasste schließlich die Kernsymptome unter zwei Indexbereichen zusammen, nämlich den Störungen der wechselseitigen sozialen Kommunikation und sozialen Interaktion sowie den restriktiven und repetitiven Verhaltensmustern. Es wurde ein übergeordneter Begriff der Autismus-Spektrum-Störung eingeführt und die früher verwendeten Kategorien wurden aufgegeben (Ozonoff 2012).

Komorbide Störungen wurden gesondert definiert, insbesondere Störungen der Intelligenzentwicklung, Störungen der Sprache sowie assoziierte medizinische Erkrankungen. Im Laufe der Weiterentwicklung der Konzepte zum Autismus haben entwicklungspsychologische Themen und neuropsychologische Erklärungsmodelle erheblich an Bedeutung gewonnen. Am interessantesten ist aber die geänderte Sichtweise: Autismus wird nicht mehr primär als psychische Störung, sondern als entwicklungsneurologische Störung betrachtet. Damit hat sich auch das Verständnis möglicher Ursachen und die Bewertung der Prognose verändert. In der englischen Sprache wird der Begriff „neurodevelopmental disorder“ verwendet, der die inhaltliche Verschiebung noch besser abbildet. In der deutschen Übersetzung wird der Begriff „Neuroentwicklungsstörung“ oder „neuronale Entwicklungsstörung“ verwendet, der etwas andere Bedeutungsnuancen impliziert. Im ICD-11 wird die Diagnose Autismus-Spektrum-Störung ebenfalls der Gruppe der „neurodevelopmental disorders“ zugeordnet (WHO 2021).

BEISPIEL

Carl wurde erstmals im Alter von sechs Monaten zu einer ausführlichen entwicklungsneurologischen Untersuchung vorgestellt. Es zeigten sich in diesem Alter leichte Rückstände der motorischen Entwicklung, die sich bis zum Alter von zwölf Monaten auf vier bis fünf Monate vergrößerten. Zu diesem Zeitpunkt zeigte sich ein freundliches und im Kontakt leicht zugänglich wirkendes Kind.

Unter den begonnen Frühfördermaßnahmen schien der Junge anfangs Fortschritte zu machen, indem er erste Wörter zu wiederholen begann. Den Eltern fiel aber in einem Alter von 14 bis 18 Monaten auf, dass sich das Kind stärker selbstbezogen verhielt, nur an einzelnen Spielgegenständen Interesse entwickelte und bis zum Alter von 18 bis 20 Monaten auch erste stereotype Aktivitäten zeigte. Speziell das Drehen einzelner Gegenstände und das Hantieren mit Ketten faszinierte ihn. Die erneute entwicklungsdiagnostische Untersuchung mit 18 Monaten zeigte, dass sich die Entwicklungsrückstände auf fast die Hälfte des chronologischen Lebensalters vergrößert hatten. Vor allem reagierte der Junge wenig zuverlässig auf Sprache, zeigte keine Körperteile und hatte an sozialen Spielen kaum Interesse. Mit 18 Monaten begann der Junge frei zu laufen.

Mit der Intensivierung der Therapie auch durch eine stationäre Behandlung schien der Junge mehr Interesse an Spielaktivitäten und sozialem Kontakt zu entwickeln. Die Eltern fühlten sich vor allem ermutigt, als der Junge zwischen 2 ½ und 2 ¾ Jahren anfing, Wörter im Kontext eines Spiels zu wiederholen. Vor allem übten sie häufig das Nachsprechen des Namens und waren begeistert, als der Junge schließlich im Laufe der nächsten Wochen mehrfach im Spielabläufen ausrief „Ich Carl“. Trotz dieser Fortschritte verstärkten sich die stereotypen Beschäftigungen im Spiel. Gegenstände wurden nur exploriert und vor allem zu stereotypen Aktivitäten eingesetzt, aber kaum für ein funktionelles Spiel verwendet.

Die Fortsetzung der Frühfördermaßnahmen und der unterstützenden Klinikbehandlungen schienen Fortschritte vor allem im Alltagsverständnis und Sprachverständnis mit sich zu bringen. Die Eltern beobachteten allerdings, dass die früher gelernten Wörter nicht mehr verwendet wurden, ab 3 ¼ bis 3 ½ Jahren wiederholte der Junge weder einzelne Worte noch setzte er diese aktiv zur Kommunikation ein. Wünsche zeigte Carl durch massives und anhaltendes Schreien oder Ziehen an der Hand an. Meist versuchte er aber, Dinge, die er haben wollte, selbst zu erledigen (z.B. sich etwas aus dem Kühlschrank holen).

Trotz intensiver Bemühungen der Eltern, weitere zum Teil privat finanzierte Therapiemaßnahmen durchzuführen, stagnierte die Entwicklung im Vorschulalter. Bei Schulbeginn mit knapp 6 ¼ Jahren zeigten sich Rückstände der kognitiven Entwicklung von mehr als der Hälfte des chronologischen Lebensalters. Es wurde eine Intelligenzstörung diagnostiziert. Die deutlichsten Fortschritte wurden im Sprachverständnis erreicht, ablesbar an zuverlässigen Reaktionen auf vertraute Aufforderungen im Alltag und sprachliche Anregungen der Eltern. Gleichzeitig fanden sich keine aktive Sprache und auch kein Interesse an anderen Mitteln der Kommunikation.

Carl beschäftigte sich in selbst gewählten Spielaktivitäten nach wie vor oft mit stereotypem Hantieren von Gegenständen, er liebte Bewegungsspiele und wanderte oft ziellos in der Wohnung herum. Mit den Eltern wurde besprochen, dass man in den nächsten Jahren wohl nur langsame Fortschritte der aktiven Sprache erwarten könne. Zugleich wurde nochmals intensiv versucht, mit alternativen Kommunikationsmitteln über Gesten und Bilder zu arbeiten.

Der Entwicklungsverlauf mit 10 Jahren zeigte weiterhin keine Fortschritte in der sprachlichen Entwicklung, sondern eine meist stereotype Beschäftigung mit Gegenständen und wenig Interesse an vorgegebenen Funktionsspielen. Verschiedene Strategien zur Verwendung unterstützter Kommunikation waren nicht erfolgreich. Die Untersuchung des Entwicklungsstands ergab trotz einzelner Stärken im visuellen Bereich ein Entwicklungsprofil mit einer Streuung zwischen 24 und 30 Monaten. Die günstigsten Ansatzpunkte fanden sich im Sprachverständnis und bei der Erfassung von visuellen Details, die deutlichsten Grenzen in der sprachlichen Imitation und in der sozialen Kommunikation.

1.2 Systematik der diagnostischen Klassifikation

Sowohl im Rahmen der Internationalen Klassifikation von Krankheiten (ICD-10) als auch im DSM-IV-TR wurde eine Triade von Symptomen beschrieben, die als gemeinsame Merkmale von Autismus-Spektrum-Störungen gelten. Diese Triade umfasste qualitative Beeinträchtigungen der wechselseitigen sozialen Interaktion, qualitative Beeinträchtigungen der Kommunikation sowie ein stereotypes Repertoire von Interessen und Aktivitäten. Zur Definition gehörte auch der Beginn der Störung in der frühen Kindheit vor dem 30. Lebensmonat. In der ICD-10 werden verschiedene Störungsbilder von Autismus unterschieden (Volkmar et al. 2014).

Als Kernsymptomatik von Autismus-Spektrum-Störungen wurden die qualitativen Störungen im sozialen und kommunikativen Verhalten gesehen. Da die Abgrenzungen zwischen Störungen der sozialen Interaktion und der sozialen Kommunikation nur graduell möglich sind, hat man sich in der Neuausgabe des DSM-5 (2013, deutsche Ausgabe Falkai/Wittchen 2015) entschieden, nur noch zwei Kernbereiche einer Autismus-Spektrum-Störung zu definieren.

Im DSM-5 werden frühkindlicher Autismus, atypischer Autismus, desintegrative Störung und Asperger-Syndrom unter dem diagnostischen Begriff Autismus-Spektrum-Störung zusammengefasst. Eine differentialdiagnostische Abgrenzung zwischen diesen Krankheitsbildern wird nicht mehr als sinnvoll angesehen (Tab. 1).

Tab. 1: Diagnostische Klassifikation von Autismus-Spektrum-Störungen in der ICD-10, dem DSM-5 und der ICD-11

Klassifikation in der ICD-10
F 84.0 Frühkindlicher Autismus (1) spezifische schwere und allgemeine Störung, Beziehungen einzugehen und eine wechselseitige soziale Kommunikation aufzubauen (2) spezifische Störung der sprachlichen/vorsprachlichen Kommunikation (3) eingeschränkte, sich wiederholende und stereotype Verhaltensmuster und Interessen
F 84.1 Atypischer Autismus Die diagnostischen Kriterien sind nicht in allen drei Störungsbereichen erfüllt oder das Alter des Krankheitsbeginns fällt aus dem üblichen Rahmen.
F 84.2 Rett-Syndrom Nach einer Phase von einigen Monaten weitgehend normaler frühkindlicher Entwicklung zeigt sich eine deutliche Entwicklungsregression mit Verlust erworbener Fähigkeiten im Bereich von Handmotorik, Sensomotorik und Sprache.
F 84.3 Sonstige desintegrative Störung des Kindesalters Nach einer längeren Phase normaler Entwicklung (mindestens zwei Jahre) findet sich ein deutlicher Verlust erworbener sprachlicher und kognitiver Fähigkeiten.
F 84.5 Asperger-Syndrom Auffälligkeiten im sozialen Verhalten betreffen die wechselseitige soziale Interaktion mit auffälligem Sozialverhalten vor allem gegenüber gleichaltrigen Kindern. Es besteht eine normale intellektuelle und sprachliche Begabung.

Klassifikation im DSM-5
Autismus-Spektrum-Störungen Frühkindlicher Autismus, atypischer Autismus, desintegrative Störung und Asperger- Syndrom werden unter dem diagnostischen Begriff „Autismus-Spektrum-Störung“ zusammengefasst. Komorbide Störungen sind parallel möglich. Es werden verschiedene Schweregrade von Autismus definiert.
Klassifikation in der ICD-11
Autismus-Spektrum-Störungen als Neuroentwicklungsstörungen (neurodevelopmental disorders) **6A02.0:** Autismus-Spektrum-Störung (ASS) ohne Intelligenzstörung sowie ohne oder nur milde Einschränkung der funktionellen Sprache **6A02.1:** ASS mit Intelligenzstörung sowie ohne oder nur milde Einschränkung der funktionellen Sprache **6A02.2:** ASS ohne Intelligenzstörung und mit eingeschränkter funktioneller Sprache **6A02.3:** ASS mit Intelligenzstörung und eingeschränkter funktioneller Sprache **6A02.4:** ASS ohne Intelligenzstörung und mit Abwesenheit funktioneller Sprache **6A02.5:** ASS mit Intelligenzstörung und Abwesenheit funktioneller Sprache

Anstelle der klassischen Trias von Symptombereichen (soziale Interaktion, Kommunikation und repetitives/stereotypes Verhalten) werden zwei wesentliche Entwicklungsbereiche definiert: Dazu gehören als erster Bereich die qualitativen Abweichungen in der sozialen Kommunikation – die Kategorien der wechselseitigen sozialen Interaktion und der Kommunikation werden zusammengefasst. Als zweiter Bereich werden die repetitiven Verhaltensweisen und restriktiven Interessen aufgeführt. Diese Kategorie wird ausgeweitet und bezieht auch Aspekte der sensorischen Verarbeitung (z.B. sensorische Hyperreagibiliät) mit ein. Die Störung muss weiterhin in der frühen Entwicklungsphase beginnen (vor dem dritten Lebensjahr). Gesondert beschrieben werden komorbide Störungen, die mit dem Autismus assoziiert sein können (z.B. Intelligenzstörungen, Sprachentwicklungsstörungen) (Falkai/Wittchen 2015) (Tab. 2).

Tab. 2: Definition der Störungsbereiche von Autismus-Spektrum-Störungen im DSM-5 und komorbide Störungen

DSM-5: Autismus-Spektrum-Störungen		
Störungen in der sozialen Kommunikation/sozialen Interaktion	sozio-emotionale Reziprozität	Evidenz in jedem Bereich aktuell oder in der Vorgeschichte
	nonverbale soziale Kommunikation	
	reziproke Beziehungen	
restriktive, repetitive Verhaltensmuster	repetitive Sprache, Bewegungen oder Verwendung von Objekten	Evidenz für Verhalten in zwei Bereichen aktuell oder in der Vorgeschichte
	Fixierung auf Routinen/Rituale	
	restriktive/intensive Interessen	
	ungewöhnliche sensorische Interessen/Reaktionen	
Symptome in der frühen Kindheit	früher Entwicklungsverlauf/Regression	aktuelle Evidenz/Ausprägung der Störung
Komorbide Störungen/parallel auftretende Entwicklungsstörungen	❑ mit/ohne kognitive Störung/Intelligenzstörung ❑ mit oder ohne Sprachstörung ❑ genetische Befunde / genetisches Syndrom ❑ komorbide psychiatrische Störung (z. B. Angst) ❑ mit oder ohne Regression	

Neben den Störungsbereichen hat das DSM-5 auch Schweregrade für Autismus-Spektrum-Störungen definiert. Dabei werden einerseits die Ausprägung der Eigenheiten in der sozialen Kommunikation beschrieben, die die soziale Integration und das kommunikative Verhalten beeinträchtigen. Zum anderen wird die Intensität von restriktiven und repetitiven Verhaltensmerkmalen differenziert. Die Schweregrade stehen sicherlich in engem, aber nicht in durchgängigem Zusammenhang mit Grenzen der Intelligenzentwicklung und der expressiven sprachlichen Kommunikation. Es finden sich z. B. Kinder und Jugendliche mit High-functioning-Autismus, die ein hohes Maß an sozialer Unterstützung benötigen und durch ihre restriktiven und rigiden Interessen und Eigenheiten im sozialen Alltag stark beeinträchtigt sind. Bei der Einschätzung der Entwicklungsprognose kann die Einstufung des Schweregrads hilfreich sein, bei der längerfristigen Prognose spielen aber auch der Verlauf der Intelligenzentwicklung, der Aufbau der expressiven Sprache, Stärken im Bereich der sozialen Kompetenzen und die positiven Einflüsse der sozialen Umwelt eine wesentliche Rolle (Lord et al. 2018, Falkai/Wittchen 2015).

Dabei sollte man sich bewusst machen, dass es durchaus fachliche Einwände gegen dieses neue Klassifikationssystem gab. So wurde von manchen Autoren der Begriff des frühkindlichen Autismus als einer eher schweren Form einer autistischen Störung mit einem chronischen Verlauf als hilfreich angesehen. Das Gleiche gilt für den Begriff des Asperger-Syndroms, der für leichtere Formen von Autismus-Spektrum-Störungen verwendet wird. Gleichzeitig haben Studien, die eine Abgrenzung zwischen diesen Störungsbildern zu definieren suchten, keine klaren Kriterien gefunden (Bennet et al. 2008). Manche Autoren diskutieren, ob es nicht eine Reihe von autistischen Syndromen gibt und inwieweit die Abgrenzung zwischen den Kernsymptomen und den komorbiden Formen von Entwicklungsstörungen überhaupt gelingt (Constantino/Charman 2016, Gillberg/Fernell 2014).

Im Rahmen der neuen Fassung der Internationalen Klassifikation der Krankheiten (ICD-11), eingeführt von der World Health Organization ab Januar 2022 (WHO 2021), werden die beiden Kernbereiche einer Autismus-Spektrum-Störung (Störung der sozialen Interaktion und Kommunikation sowie rigide, restriktive und repetitive Verhaltensmuster) analog zum DSM-5 verwendet. Zudem werden Untergruppen definiert, bei denen sich die Ausprägung der Intelligenzentwicklung und der Sprache unterscheidet (Freitag 2020).

Man spricht dementsprechend von Autismus-Spektrum-Störungen ohne oder mit einer Intelligenzstörung sowie ohne oder mit einer leichten oder sogar einer deutlichen Störung der funktionellen Sprache. Schließlich wird noch als weitere Unterkategorie der Sprache eine vollständig oder weitgehend fehlende funktionelle Sprache in Verbindung mit einer Intelligenzstörung genannt (Tab. 1).

Positiv an dieser Systematik ist, dass der Beobachtung Rechnung getragen wird, dass Intelligenz und Sprache variable Kategorien bilden können, die unterschiedlich miteinander kombiniert sein können. Eine Intelligenzstörung ist dabei eindeutig durch spezifische Intelligenzwerte (IQ-Wert < 70) definiert. Allerdings muss man sich bewusst machen, dass gerade in den ersten sechs bis sieben Lebensjahren eine standardisierte Intelligenzdiagnostik bei einer größeren Zahl von Kindern mit Autismus-Spektrum-Störungen nicht durchführbar ist.

Die Ausprägungen einer funktionellen Sprachstörung sind weniger eindeutig definiert und lassen sich nicht mit einem spezifischen Normwert verknüpfen. Der Verlauf der Sprachentwicklung lässt sich im Vorschulalter zudem oft nicht leicht vorhersagen (Brignell et al. 2018).

Das ICD-11 beschreibt die Veränderung der Entwicklungs- und Verhaltensmerkmale über unterschiedliche Altersspannen hinweg. Zudem werden Fragen der Differentialdiagnostik zu anderen Formen von Entwicklungsstörungen und psychischen Störungen im Kindes- und Jugendalter explizit behandelt (WHO 2021, Freitag 2021). In Deutschland ist der Zeitpunkt der offiziellen Einführung der ICD-11 noch nicht bekannt.

1.3 Soziale Kommunikationsstörung

Das DSM-5 hat als neue zusätzliche diagnostische Kategorie die soziale Kommunikationsstörung eingeführt. Mit dieser Kategorie werden Störungen der pragmatischen Entwicklung, also im sozialen Gebrauch der Sprache, beschrieben. Kindern mit diesen Störungen fällt es schwer, sich mit ihrer Sprache auf die sozialen Erwartungen in Alltagssituationen einzustellen. Es gelingt ihnen etwa nur unvollständig, auf ein wechselseitiges Gespräch einzugehen, weil sie die impliziten Erwartungen und Absichten des Gesprächspartners nicht angemessen verstehen oder berücksichtigen können (Swineford et al. 2014).

Im DSM-5 werden für die soziale Kommunikationsstörung vier Bereiche von typischen Entwicklungsauffälligkeiten beschrieben. An erster Stelle gehören dazu Schwierigkeiten, die Sprache für soziale Zwecke zu nutzen, z. B. bei sozialen Ritualen wie Begrüßungen oder informeller Kontaktaufnahme oder beim Austausch von Informationen. Als zweiter Bereich werden Schwierigkeiten aufgeführt, die Kommunikation an die Erwartungen und Bedürfnisse des Zuhörers anzupassen (z. B. dessen möglichen Vorkenntnisse und Erfahrungen zu berücksichtigen). Als Nächstes werden Kompetenzen in der Anwendung von Gesprächsregeln und beim Erzählen von sprachlichen Inhalten genannt, z. B. zu beachten, dass die Gesprächspartner im Wechsel an die Reihe kommen. Als vierter Bereich kommt schließlich das Verständnis für implizite Informationen und die Präsupposition hinzu, also was im Gespräch durch die Vorerfahrungen der Gesprächspartner vorausgesetzt wird. Zudem rechnet man schließlich das Verständnis für mehrdeutige oder übertragene Bedeutungen hinzu (Swineford et al. 2014, Norbury 2014).

Typisch für Kinder mit sozialen Kommunikationsstörungen sind ein verzögerter Aufbau der sprachlichen Kompetenzen und Schwierigkeiten, auf die soziale Interaktion auf der Ebene der Alltagssprache einzugehen. In Familien, in denen soziale Kommunikationsstörungen bei Erwachsenen oder Kindern auftreten, finden sich bei den anderen Familienmitgliedern häufiger Sprachentwicklungsstörungen oder sprachbezogene Lernstörungen (Swineford et al. 2014). Bei einem Kind mit einer sozialen (pragmatischen) Kommunikationsstörung finden sich als komorbide Störungen häufig kognitive Störungen, Aktivitäts- und Aufmerksamkeitsstörungen und Lernstörungen (Norbury 2014). In Familien mit einem Kind, bei dem eine Autismus-Spektrum-Störung diagnostiziert wurde, treten Störungen der sozialen Kommunikation häufiger auf (Tye et al. 2019).

Die Symptome treten im Laufe der Kindheit auf und führen zu Schwierigkeiten in der Alltagskommunikation, in der sozialen Interaktion und im schulischen Lernen. Eine Abgrenzung von Autismus-Spektrum-Störungen erfolgt anhand der qualitativen Auffälligkeiten in der wechselseitigen sozialen Interaktion und Kommunikation und den repetitiven und restriktiven Verhaltensweisen.

Da bei Kindern und Jugendlichen mit Autismus-Spektrum-Störungen oft auch eine Störung der semantisch-pragmatischen Entwicklung diagnostiziert wird, also eine breitgefächerte Störung der sozialen Kommunikation und des sozialen Gebrauchs der Sprache, ist die Abgrenzung dieser beiden Störungsbilder im Einzelfall nicht einfach und kann oft erst über Verlaufsbeobachtungen eingeschätzt und über eine entsprechende klinische Expertise gesichert werden (Swineford et al. 2014).

> !
>
> Im diagnostischen Klassifikationssystem DSM-5 und in der ICD-11 wird der Begriff Autismus-Spektrum-Störung zur einheitlichen Klassifikation von autistischem Verhalten eingeführt.
> Das DSM-5 unterscheidet zudem Schweregrade von Autismus-Spektrum-Störungen, die den Grad an sozialer Unterstützung und die Hindernisse für die soziale Integration beschreiben.
> Unter der diagnostischen Kategorie „Soziale Kommunikationsstörung“ wird die Entwicklung von Kindern beschrieben, die primär Schwierigkeiten mit der kommunikativen Verwendung der Sprache haben.

1.4 Heterogenität und Ursachen von Autismus-Spektrum-Störungen

Kinder mit Autismus-Spektrum-Störungen zeigen sehr heterogene Verhaltenssymptome. Der Entwicklungsverlauf ist sehr variabel und es ist oft schwer, das Entwicklungstempo z. B. der Sprache oder der kognitiven Entwicklung vorherzusagen. Dieses heterogene Bild findet sich unabhängig von der Bewertung der Intelligenzentwicklung, der sprachlichen Fähigkeiten und der kommunikativen Kompetenzen. Schließlich finden sich große Unterschiede im Verhalten und in den Anpassungsleistungen von Kindern mit Autismus-Spektrum-Störungen (Jones/Klin 2009). Wegen dieser Heterogenität bezweifeln manche Autoren, ob man überhaupt von einer einheitlichen Störung „Autismus" ausgehen kann (Waterhouse 2013).

Im **Bereich des sozialen Verhaltens** zeigen sich große Unterschiede über alle Entwicklungsphasen hinweg. Einzelne Kinder vermeiden sozialen Kontakt weitgehend, andere wirken im sozialen Verhalten lediglich steif und unbeholfen. Kommunikatives und sprachliches Verhalten zeigen eine große Spannweite: von Kindern, die gar keine gesprochene Sprache erwerben bis zu Kindern, die sich vor allem schwer tun beim Eingehen auf eine Gesprächssituation und auf soziale Erwartungen im Bereich der sprachlichen Kommunikation (Gerenser 2009).

Bei den repetitiven und restriktiven Verhaltensmerkmalen zeigen sich ähnlich große Variationen. Jüngere Kinder zeigen vor allem repetitive motorische Manierismen und eine primäre Beschäftigung mit nicht-funktionalen Teilen von Gegenständen. Bei älteren Kindern kommen eine Fixierung auf restriktive Interessen und nicht-funktionale Routinen oder Rituale hinzu (Leekam et al. 2011). Es finden sich Kinder, bei denen stereotype oder restriktive Verhaltensweisen wenig oder gar nicht beobachtet werden, andere Kinder sind auf ihre stereotypen Interessen so stark fixiert, dass diese das Lernen von anderen Entwicklungskompetenzen erschweren oder behindern.

Im langfristigen Verlauf von Autismus-Spektrum-Störungen erkennt man unterschiedliche Schweregrade der komplexen Entwicklungssymptomatik. Dieser Verlauf kann von der Ausprägung der Kernsymptomatik mitgeprägt sein, von großer Bedeutung sind zudem die langfristige Entwicklung der Intelligenz, des sozialen Anpassungsverhaltens und der Sprache. Bei Kindern und Jugendlichen mit einer minimalen Sprachentwicklung wirken Grenzen der Intelligenz und Sprache oft zusammen, die beiden Aspekte können sich aber bei einem Teil der Kinder ganz unterschiedlich gestalten. Tatsächlich zeigt sich in den Studien zur Wirksamkeit der Behandlung eine Tendenz, Kinder mit einem schweren

Verlauf der Autismus-Symptomatik deutlich weniger zu berücksichtigen (Stedmann et al. 2019).

In der frühen Entwicklung gibt es zwar Indikatoren für den Schweregrad und die langfristige Prognose (Lord et al. 2022), im Einzelfall ist eine genaue Vorhersage der Intelligenzentwicklung oder der Sprachentwicklung für die nächsten fünf Jahre aber meist schwierig.

Miles unterscheidet zwischen einem essentiellen Autismus – in einem anderen Zusammenhang wird auch von idiopathischem Autismus gesprochen – und einem komplexen Autismus. Beim essentiellen Autismus stützt sich die klinische Diagnose nur auf die Beschreibung der unterschiedlichen qualitativen Verhaltensmerkmale. Es finden sich keine dokumentierbaren körperlichen Auffälligkeiten. Beim komplexen Autismus werden Auffälligkeiten in der Morphogenese, z. B. generalisierte Zeichen von Dysmorphien – also von körperlichen Anomalien – oder Mikrozephalie gefunden. Die Häufigkeitsangaben für den komplexen Autismus liegen bei 10 bis 20 % (Miles 2011a).

In anderen Publikationen findet man die Begriffe **idiopathischer Autismus** und **syndromaler Autismus**. Bei idiopathischem bzw. nicht-syndromalem Autismus findet man lediglich bei einem kleinen Teil der Kinder Mikrodeletionen oder Reduplikationen auf der DNA, in der Regel sind hier keine genetischen Abweichungen nachweisbar. Bei diesen Autismusformen ist der Anteil von Jungen zu Mädchen stark erhöht (6,5:1 bis 3,5:1) und es wird oft auch eine stärkere familiäre Häufung der Symptomatik berichtet (Abrahams/Geschwind 2008). Aktuell wird ein Anteil des idiopathischen Autismus von etwa 75 % der untersuchten Patienten angenommen. Bei diesen Kindern fehlen konkrete neurologische oder morphologische Merkmale, die auf eine spezifische medizinische Diagnosestellung hindeuten (Bourgeron 2015).

Bei **syndromalem Autismus** kann man eine bekannte genetische Ursache finden, z. B. Autismus-Spektrum-Störungen bei fragilem X-Syndrom, beim Phelan-McDermid Syndrom oder bei tuberöser Sklerose. Bei syndromalem Autismus findet man einen hohen Anteil von Dysmorphiemerkmalen, anatomisch nachweisbare Gehirnmissbildungen, Intelligenzstörungen und Epilepsie. Bei diesem syndromalen Autismus ist der Anteil von Mädchen und Jungen fast identisch (Miles 2011a).

Bei syndromalem Autismus lassen sich die Chromosomenanomalien oft im Rahmen der genetischen Untersuchungen abklären. Warum bei manchen Kindern innerhalb eines spezifischen Syndroms eine Autismus-Spektrum-Störung auftritt und bei anderen nicht (z. B. im Rahmen des fragilen X-Syndroms), ist nicht im Einzelnen geklärt. Syndromale Formen von Autismus werden nicht als Autismus-Spektrum-Störungen bewertet, sofern eine genetische Ursache nachgewiesen wurde. Vielmehr geht man von speziellen klinischen Syndromen aus, für die sich der Entwicklungsverlauf und die Prognose vom idiopathischen Autismus unterscheidet (Miles 2011b).

Bei Kindern und Jugendlichen mit **fragilem X-Syndrom**, bei denen eine Autismus-Spektrum-Störung diagnostiziert wird, zeigen sich oft weniger stark ausgeprägte Symptome im Bereich der sozialen und kommunikativen Symptome als bei Patienten mit einer nicht-syndromalen Autismus-Spektrum-Störung. Kinder und Jugendliche mit fragilem X-Syndrom mit Merkmalen einer zusätzlichen Autismus-Spektrum-Störung zeigen dagegen eine Reihe von komorbiden Problemen, die sie von Kindern mit nicht-syndromalen Autismus-Spektrum-Störungen unterscheiden. Vor allem Probleme mit Ängsten und Hyperaktivität sind bei Kindern mit fragilem X-Syndrom deutlich stärker ausgeprägt (Abbeduto et al. 2014).

Solche Syndrom-typischen Verhaltensmerkmale zu verstehen, ist für die Behandlung eines Kindes überaus wichtig. Bei Kindern mit dem **Williams-Syndrom** ist etwa häufig eine geringe Modulation des Blickkontakts und das typische Anstarren anderer Personen zu beobachten. Zudem fällt oft ein ausgeprägtes distanzloses Verhalten gegenüber Kindern und Erwachsenen auf. Jedes Kind in der Vorschulgruppe wird sozusagen zum engen Freund erklärt und auch so behandelt. Es wurden in Studien Einschränkungen in der Gesichtswahrnehmung nachgewiesen, die ein möglicher Auslöser für das Anstarren sein könnten. Die Funktionsstörungen im sozial-kommunikativen Verhalten sind aber sehr viel weniger ausgeprägt als bei Kindern mit idiopathischem Autismus. Stereotype und restriktive Verhaltensweisen bilden sich vor allem in dem wenig flexiblen Spielverhalten ab (Klein-Tasman et al. 2009).

Unter den Kindern mit **Neurofibromatose Typ 1 (NF1)** wird in der Literatur ein erheblicher Anteil an zusätzlich diagnostizierten Autismus-Spektrum-Störungen beschrieben (die Angaben schwanken zwischen 10 % und 30 %). Typisch für diese Kinder sind ebenfalls das distanzlose Verhalten, ein flüchtiger und abschweifender Blickkontakt geprägt von Eigenheiten des Aufmerksamkeitsverhaltens und ein oft sehr diffuses Kontaktverhalten. Auf der Ebene des restriktiven und rigiden Verhaltens zeigen sich einzelne zwanghafte Muster, seltener auch ausgeprägte Stereotypien (Garg et al. 2015).

Die Unterscheidung zwischen idiopathischem und syndromalem Autismus ist von großer Bedeutung für die ätiologische Abklärung, für die Einschätzung der Entwicklungsprognose und auch für die Behandlungsplanung. Insofern ist es wichtig, sich über die zugrundeliegende Ätiologie genauer Gedanken zu machen, ehe man systematische Therapiemaßnahmen einleitet.

Bei syndromalen Formen von Autismus-Spektrum-Störungen im Kontext von einzelnen genetischen Syndromen finden sich Syndrom-typische Entwicklungsmerkmale und bei einem Teil der Kinder eine Abmilderung der Autismus-spezifischen Symptome, z. B. bei einer relativen Stabilisierung der kognitiven und sprachlichen Entwicklung. Bei Autismus-Spektrum-Störungen im Kontext von körperlichen Vorerkrankungen, z. B. Zustand nach extremer Frühgeburtlichkeit oder Epilepsie, kann sich ebenfalls eine deutliche Veränderung der Autismusspezifischen Merkmale im Schulalter zeigen. Diese Veränderungen sind im Laufe des Vorschulalters aber oft noch nicht abzuschätzen.

Das Bild wird nochmals komplizierter durch vorübergehende autistische Verhaltensmerkmale bei Entwicklungsstörungen mit anderen Leitsymptomen im langfristigen Verlauf. So kann sich bei einer Intelligenzstörung zunächst eine Autismus-Symptomatik in der frühen Entwicklung andeuten, die im langfristigen Verlauf aber keine wesentliche Rolle mehr spielt. Schließlich spielt die Komorbidität von Autismus-Spektrum-Störungen mit anderen Formen von Entwicklungsstörungen, z. B. Aktivitäts- und Aufmerksamkeitsstörungen, bei der längerfristigen Prognose eine Rolle. Diese Verknüpfung wirft aber wiederum eine Reihe von differentialdiagnostischen Fragen auf, nämlich welche Leitsymptomatik langfristig im Vordergrund steht.

Autismus-Spektrum-Störungen werden als neurobiologische Störungen verstanden, die primär durch heterogene genetische Faktoren beeinflusst werden. Zugleich wird eine multifaktorielle Ätiologie angenommen, bei der die spezifische Wirkung von Umweltfaktoren noch wenig verstanden wird. Die Ursachenanalyse hat einen engen Zusammenhang mit genetischen Variationen belegt. Dabei geht man davon aus, dass aktuell bei 20 bis 25 % der Kinder mit Autismus-Spektrum-Störungen eine konkrete genetische Veränderung als Ursache nachweisbar ist. Diese betreffen z. B. chromosomale Deletionen, Reduplikationen oder Veränderungen der Kopienzahl (copy number variations) (Bourgeron 2015).

Gleichzeitig sind eine Reihe von Umweltrisiken bekannt, die mit Autismus-Spektrum-Störungen assoziiert sind. Diese betreffen z. B. Risiken während der Schwangerschaft (etwa Alkoholexposition oder mütterliche Infektionen), extreme Frühgeburtlichkeit und perinatale Risikofaktoren. Ein weiterer Risikofaktor für autistische Störungen ist z. B. ein höheres Alter von Mutter und Vater, es ist aber nicht zuverlässig bekannt, wie diese Altersfaktoren wirksam werden (Bölte et al. 2019). Diskutiert werden bei Autismus zudem epigenetische Faktoren. Epigenetische Prozesse sind Wirkungsmechanismen, die dazu führen, dass Umwelteinflüsse lebenslange oder vererbbare Wirkungen auf die genetische Kodierung, also die Aktivierung oder Nichtaktivierung eines Gens haben (Waterhouse 2013).

> **!** Autismus-Spektrum-Störungen zeigen ein sehr heterogenes Bild im Verlauf der Entwicklung und in der langfristigen Prognose.
> Die Betonung der neurobiologischen Störungen lenkt den Blick auf die vielfältigen Einflüsse von genetischen und epigenetischen Faktoren.

1.5 Differentialdiagnostische Fragen

Obwohl man für die Diagnose Autismus-Spektrum-Störung stringente Kriterien formuliert hat, ist die Abgrenzung zu anderen Entwicklungsstörungen keineswegs eine leichte Aufgabe. Dies gilt besonders für die ersten Lebensjahre. Einzelne Verhaltensmerkmale finden sich sowohl bei Kindern mit Autismus-Spektrum-Störungen als auch bei Kindern mit anderen Formen von Entwicklungsauffälligkeiten. Zwanghafte und rigide Verhaltensmerkmale können nicht nur bei Autismus, sondern in einzelnen Entwicklungsphasen auch bei Aktivitäts- und Aufmerksamkeitsstörungen beobachtet werden. Defizite im sozialen Kontaktverhalten können auch durch eine ausgeprägte Sprachentwicklungsstörung begründet sein. Erhebliche Störungen der emotionalen Regulation können eine Autismus-Spektrum-Störung begleiten, aber auch Zeichen einer frühkindlichen Regulationsstörung oder emotionalen Störung bei belasteter Bindungssituation sein (Matson et al. 2007). Zur Verdeutlichung zeigt Tabelle 3 mögliche Differentialdiagnosen in den ersten sechs Lebensjahren, die mit bestimmten Entwicklungssymptomen assoziiert sein können.

Oft gelingt die differentialdiagnostische Abgrenzung nur durch die Verlaufsbeobachtung über einige Monate hinweg, manchmal erst nach einem Zeitraum von ein bis zwei Jahren. Es spricht eher für die Sorgfalt des diagnostischen Prozesses, wenn man sich in einzelnen Fällen unsicher ist, wie die genaue Diagnosezuordnung erfolgen kann und man deshalb im weiteren Verlauf alternative Hypothesen überprüft.

Tab. 3: Differentialdiagnostische Fragen bei Autismus-Spektrum-Störungen im Kleinkind- und Vorschulalter

Entwicklungs-symptome	andere Erklärungsmöglichkeiten	alternative Diagnose
später Sprechbeginn Stagnation der Sprachentwicklung auffälliges Kontaktverhalten in der sprachlichen Kommunikation	Rückstände der Sprachentwicklung vor allem im Sprachverständnis in der ersten 3 Lebensjahren und Phasen stagnierender oder leicht rückgängiger Sprachentwicklung Bei globalen Entwicklungsrückständen sind in der frühen Entwicklung Auffälligkeiten im sozialen Kontakt beobachtbar.	rezeptive Sprachentwicklungsstörung globaler Entwicklungsrückstand
Spezialinteressen / eingeschränkte Interessen	Spezialinteressen können Hinweise auf eine intensive Anregung eines Kindes durch das familiäre Umfeld abbilden, manchmal sind sie auch ein Hinweis auf eine hohe sprachliche und/oder intellektuelle Begabung. Stark eingeschränkte Interessen oder zwanghaftes Verhalten (z.B. das Einhalten einer strengen Ordnung) können Symptommerkmale einer obsessiven-zwanghaften Störung sein und kommen auch bei einzelnen Kindern mit ADHS vor.	Hochbegabung intensive familiäre Spezialisierung Aktivitäts- und Aufmerksamkeitsstörung zwanghaft-obsessives Verhalten

Entwicklungs-symptome	andere Erklärungsmöglichkeiten	alternative Diagnose
soziales Vermeidungs-verhalten wenig Kontakt zu Gleichalt-rigen	Soziales Vermeidungsverhalten kann durch ausgeprägte soziale Ängste bis hin zu elektivem Mutismus begründet sein. Geringer Kontakt zu Gleichalt-rigen kann durch eine relative soziale Isolation der Familie, vor allem begründet aus dem elter-lichen Verhalten, entstehen.	soziale Ängste elektiver Mutismus extreme Schüchternheit
sensorische Überempfind-lichkeit sensorische Verarbei-tungsproble-me	Störungen der sensorischen Integration sind Begleitsymp-tom einer umschriebenen Ent-wicklungsstörung motorischer Funktionen (UEMF) und kommen z. B. als Symptom nach einer ex-tremen Frühgeburtlichkeit (mit hirnorganischen Ursachen) vor. Hyperakusis und Misophonie können eine sensorische Über-reaktion auf der auditiven Ebene, Vermeidungsverhalten, emotio-nale Reaktionen und Abwehrver-halten auslösen. Sensorische Verarbeitungsprob-leme kommen bei einem Teil der Kinder mit Aktivitäts- und Auf-merksamkeitsstörungen vor.	umschriebene Entwick-lungsstörung motorischer Funktionen (UEMF) Hyperakusis/Misophonie Aktivitäts- und Aufmerk-samkeitsstörung

Entwicklungssymptome	andere Erklärungsmöglichkeiten	alternative Diagnose
auffälliges Aufmerksamkeitsverhalten, fehlende Reaktion auf soziale Ansprache, impulsives Verhalten	Ständiges Reden, fehlendes Eingehen auf eine Gesprächssituation und geringe Reaktion auf soziale Ansprache können Ausdruck einer Aktivitäts- und Aufmerksamkeitsstörung (ADHS) sein. Das Vermeiden von Aufgaben, bei denen man sich konzentrieren muss, kann ebenfalls Symptom einer ADHS sein.	Aktivitäts- und Aufmerksamkeitsstörung exekutive Störung Fetale Alkoholsyndrom-Spektrumstörung (FASD)
zwanghaftes und obsessives Verhalten	Zwanghaftes Verhalten kann durch ausgeprägte Ängste ausgelöst werden, die z. B. im Verlauf einer Bindungsstörung entstehen können. Ängste im Zusammenhang mit Bindungsstörungen betreffen eine intensivierte negative Affektivität, eine Hypervigilanz gegenüber Bedrohungen und die Wahrnehmung einer reduzierten Responsivität von Bezugspersonen.	reaktive Bindungsstörung zwanghaft-obsessives Verhalten
Defizite in der sozialen und sprachlichen Kommunikation, fehlendes Eingehen auf eine Gesprächssituation	Schwierigkeiten, auf die sozialen Erwartungen in der sprachlichen Kommunikation einzugehen können durch eine sozial-pragmatische Störung begründet sein. Bei einer Schallempfindungsschwerhörigkeit können solche Symptome durch einen langsamen Aufbau der psychosozialen Entwicklung und des sprachlichen Ausdrucks begründet sein.	sozial-pragmatische Kommunikationsstörung Schwerhörigkeit

Entwicklungs-symptome	andere Erklärungsmöglichkeiten	alternative Diagnose
stereotype Bewegungen, z. B. Wedelbewegungen Hin- und Her-wippen Fixierung auf Reize	isolierte stereotype Bewegungsstörung ohne Auffälligkeiten im sozialen Kontaktverhalten und in der sozialen Kommunikation stereotype Bewegungsstörungen bei Intelligenzstörungen im Rahmen von genetischen Syndromen	stereotype Bewegungsstörung genetisches Syndrom Jaktationen
Echolalie unmittelbares oder verzögertes Nachsprechen von Äußerungen Verwenden einer selbst-erfundenen Sprache	starke Einschränkungen im Wort- und Satzverständnis und Versuche, die Sprache über das automatische Wiederholen von Äußerungen zu lernen Kompensation der fehlenden sprachlichen Ausdrucksmöglichkeiten durch eine Privatsprache perseverierendes Verhalten bei Intelligenzstörungen mit gleichartigen Wiederholungen bestimmter Floskeln, z. B. um Aufmerksamkeit zu gewinnen	rezeptive Sprachentwicklungsstörung Intelligenzstörung

2 Entwicklungspsychologie von Autismus-Spektrum-Störungen

Über die Entwicklungspsychologie von Kindern mit Autismus-Spektrum-Störungen in den ersten beiden Lebensjahren gibt es erst wenige systematische Befunde. Viele Informationen stützen sich auf restrospektive Beobachtungen und Beschreibungen der Eltern. Eltern achten am ehesten auf das Ausbleiben von sprachlichen Entwicklungsfortschritten. Auffälligkeiten im Spielverhalten, im sozialen Kontakt oder in der Fähigkeit zur emotionalen Regulation werden seltener berichtet oder auf andere mögliche Einflüsse in der Entwicklung zurückgeführt (Herlihy et al. 2015). Verschiedene Studien belegen, dass Eltern in den ersten zwei Lebensjahren oft um die Entwicklung besorgt sind, aber es ist unklar, wie spezifisch diese Hinweise sind. Diese Beobachtung gilt auch für die retrospektive Analyse von Videoszenen, die die Eltern in früheren Entwicklungsphasen bei ihrem Kind aufgenommen haben. Es ist unklar, ob die Beobachtungen nicht im Sinne einer sich selbst erfüllenden Prophezeiung durch später verfügbares Wissen um die Eigenheiten der Störung beeinflusst werden (z. B. Maestro et al. 2005).

2.1 Frühe Entwicklungsmerkmale von Autismus-Spektrum-Störungen

Für das **erste Lebensjahr** wurden verschiedene Entwicklungsbereiche bei Kindern mit Autismus-Spektrum-Störungen systematisch untersucht. Hinsichtlich des Aufmerksamkeitsverhaltens werden einerseits Schwierigkeiten beschrieben, die Aufmerksamkeit von einzelnen Reizaspekten zu lösen, und zum anderen ein reduziertes Interesse an menschlichen Gesichtern im Vergleich zur verstärkten Aufmerksamkeit für Objekte und Reizmuster (Pierce et al. 2011).

Auffälligkeiten im Bereich des sensorischen und motorischen Systems werden auf verschiedenen Ebenen dokumentiert. So wurden auf der sensorischen Ebene entweder eine ausgeprägte Hypersensitivität gegenüber Berührungen oder Geräuschen beobachtet oder aber eine starke Hyposensitivität, also eine sehr geringe Reaktionsbereitschaft auf solche Reize. Dabei stützen sich die retrospektiven Studien oft auf kleine Stichproben. Bei den motorischen Auffälligkeiten werden ein langsameres Durchlaufen der motorischen Meilensteine in der Grob- und Feinmotorik beschrieben (Zwaigenbaum et al. 2015). Zudem werden atypische Bewegungen beobachtet, wie Zitterbewegungen, das Einnehmen bestimmter Körperhaltungen oder ein häufiges Wiederholen alterstypischer Handlungen (z.B. Geräusche mit der Zunge erzeugen) (Landa 2011). In vielen Untersuchungen wird darauf hingewiesen, dass die motorischen Symptome wahrscheinlich nicht spezifisch für Kinder mit Autismus-Spektrum-Störungen sind, sondern auch bei anderen Formen von Entwicklungsstörungen beobachtet werden (Zwaigenbaum et al. 2015).

Auf der Ebene des sozialen Verhaltens wird ein Mangel an sozialem Interesse bereits in den ersten Lebensmonaten beschrieben. Das Kind scheint weniger sozialen Kontakt aufzunehmen, geht auf einfache soziale Dialoge über Blickkontakt, Mimik und Gestik wenig ein. Das Interesse an Spielgegenständen und die Exploration der physischen Umgebung wirkt im Vergleich zu Kindern ohne Autismus-Spektrum-Störung wenig ausgeprägt (Maestro et al. 2005). In der zweiten Hälfte des ersten Lebensjahres scheinen diese sozialen Auffälligkeiten markanter zu werden. Die soziale Umgebung richtet höhere Erwartungen an das Kind. Am häufigsten werden seltenere Reaktionen auf sprachliche Äußerungen des Erwachsenen dokumentiert, vor allem wenig zuverlässige Reaktionen, wenn das Kind mit seinem Namen angesprochen wird. Das Kind erscheint in dieser Phase weniger an sozialem Kontakt und an anderen Personen interessiert. Es geht auf die typischen sozialen Spiele und Handlungsroutinen (z.B. Guck-guck-Spiel) nicht ein und kann seine Beschäftigung mit der gegenständlichen Welt nicht in den aktiven sozialen Austausch mit den Bezugspersonen integrieren (Landa 2011, Volkmar et al. 2008). Ein sozial gut entwickeltes Kind mit acht Monaten versucht sich über einen Gegenstand, mit dem es hantiert und den es interessant findet, unmittelbar mit dem Erwachsenen auszutauschen. Es kann den Gegenstand herzeigen oder ihn fallen lassen, um die Aufmerksamkeit des Erwachsenen zu bekommen. Diese soziale Initiative kann bei einem Kind mit einer Autismus-Spektrum-Störung komplett fehlen. Wenig Interesse scheint das Kind an sozialen Spielen zu zeigen, es drückt Gefühle gegenüber Erwachsenen oder Geschwistern nur wenig aus und zeigt auch reduzierten Blickkontakt, vor allem zur Regulation der sozialen Kontaktaufnahme (Zwaigenbaum et al. 2013).

Coleman und Gillberg sprechen von mindestens zwei Verlaufsformen der sozialen Entwicklung bei Kindern mit Autismus-Spektrum-Störungen im ersten Lebensjahr (Coleman/Gillberg 1985). Sie beschreiben einerseits ein „Modellkind", das sich pflegeleicht zeigt, wenig Anforderungen stellt, zum Teil auch passiv und lethargisch wirkt. Zum anderen finden sie extrem irritierbare Kinder, die sich durch Außenreize stark verunsichern lassen, sich kaum beruhigen lassen und anhaltende Schlafstörungen aufweisen. Solche Kleinkinder werden öfters in den Spezialsprechstunden für Schreibabys vorgestellt.

Es wird aber auch von einer größeren Gruppe von Kindern berichtet, welche die motorischen Meilensteine normal durchlaufen, die sich körperlich aktiv zeigen und oft sehr aufmerksam wirken, wenn auch manchmal eher auf die gegenständliche Welt fixiert. Weder für die Eltern noch für die untersuchende kinderärztliche Praxis erscheinen diese Kinder entwicklungsauffällig. Im ersten Lebensjahr zeigen sich sehr variable Temperamentsmerkmale bereits in der normalen Entwicklung, sodass einzelne soziale Eigenheiten nicht als ungewöhnlich wahrgenommen werden (Pierce et al. 2009).

Wegen der Stagnation im sozialen Verhalten wird in manchen Studien von einer möglichen Entwicklungsregression in der Alterspanne zwischen sechs und zwölf Monaten gesprochen. Ob man diese relative Stagnation tatsächlich als eine Form der Entwicklungsregression interpretieren soll, ist aber umstritten (Landa et al. 2013). Insgesamt bleibt die Frage, ob die beschriebenen Auffälligkeiten auf der sozialen Ebene spezifisch für Kinder mit Autismus-Spektrum-Störungen sind oder ob einige Merkmale auch bei schweren Sprachentwicklungsstörungen oder globalen Entwicklungsstörungen auftreten können.

Für das **zweite Lebensjahr** liegen sehr viel mehr systematische Untersuchungsbefunde vor, die sich sowohl auf retrospektive als auch auf erste prospektive Studien stützen (Übersicht bei Volkmar et al. 2008, Landa 2011). Im Übergang zum zweiten Lebensjahr zeigen sich oft erste signifikante Hinweise auf qualitative Auffälligkeiten im Kontaktverhalten. In der Studie von Osterling et al. wurden Videoaufnahmen von 20 1-jährigen Säuglingen, bei denen später die Diagnose Autismus-Spektrum-Störung gestellt wurde, verglichen mit den Aufnahmen von 14 Säuglingen, bei denen später eine Intelligenzstörung diagnostiziert wurde, sowie von 20 normal entwickelten Kindern (Osterling et al. 2002). Die Bewertung erfolgte durch unabhängige Beobachter, die keine Informationen zu den Diagnosen hatten. Es zeigte sich, dass sich Kinder mit Autismus-Spektrum-Störungen deutlich weniger sozial orientiert zeigten und weniger häufig auf Ansprache mit ihrem Namen reagierten.

Typisch für die Altersspanne zwischen 12 und 18 Monaten ist eine verringerte soziale Responsivität, wenig soziale Initiative und ein deutlich reduzierter emotionaler Ausdruck. Das kommunikative Verhalten zeigt sich – wenn es vorhanden ist – sehr viel weniger differenziert. Bei einzelnen Kindern werden repetitive und stereotype Spielhandlungen und Beschäftigungen berichtet. Oft zeigt sich aber erst in der Altersspanne zwischen 18 und 24 Monaten eine klarere Ausprägung der sozialen Auffälligkeiten. Dies betrifft den Blickkontakt, die Koordination des Blickverhaltens mit anderen nonverbalen kommunikativen

Verhaltensweisen, eine reduzierte soziale Initiative und eine wenig zuverlässige Reaktion auf Ansprache mit dem Namen (Wetherby et al. 2007).

Wetherby et al. haben in ihrer Studie drei Gruppen von Kindern in der zweiten Hälfte des zweiten Lebensjahres verglichen, bei denen später eine Autismus-Spektrum-Störung, ein globaler Entwicklungsrückstand oder ein normaler Entwicklungsverlauf diagnostiziert wurde (Wetherby et al. 2004). Zur Analyse wurden die Aufgabenbereiche der Communication and Symbolic Behavior Scales (CSBS) eingesetzt. Die Vergleichsgruppen bestanden jeweils aus 18 Kindern. Aus der Studie ergaben sich 9 Red flags, also kritische Merkmale, die Kinder mit Autismus-Spektrum-Störungen von den anderen Vergleichsgruppen unterschieden.

Als Beispiele für solche kritischen Merkmale wurden genannt: der Mangel an angemessenem Blickverhalten, fehlender emotionaler Ausdruck im Blick, fehlender Austausch von Freude oder Interesse, mangelnde Reaktion bei Ansprache mit dem Namen, fehlende Koordination von Blickverhalten, Gesten, Gesichtsausdruck und Lautieren, fehlendes Herzeigen eines Gegenstands, ungewöhnliche Prosodie, repetitive Bewegungen oder ungewöhnliche Haltungen mit Körper, Armen, Händen oder Fingern, repetitive Bewegungen mit Gegenständen.

Einzelne Merkmale unterschieden primär die Kinder mit Autismus-Spektrum-Störungen von Kindern mit globalen Entwicklungsrückständen. Diese Merkmale waren fehlendes Zeigen, geringes Spiel mit einer Vielzahl von Spielgegenständen, mangelnde Reaktion auf den sozialen Kontext und fehlende kommunikative Verwendung von Konsonanten. Aufbauend auf dieser Studie haben Wetherby et al. auch Verhaltensweisen identifiziert, die Hinweise auf den Schweregrad der Autismus-Spektrum-Störung geben. Sie sprechen von insgesamt fünf besonders hervorstechenden Verhaltensmerkmalen, die einen Kaskadeneffekt für die spätere Prognose von Autismus-Spektrum-Störungen ergeben können (Wetherby et al. 2007).

Landa fasst die Ergebnisse so zusammen, dass es eine Reihe von unterschiedlichen Systemen gibt, bei denen die Entwicklungsprozesse unterbrochen werden. Diese betreffen die

> *„motorische Entwicklung, die Aufmerksamkeit, Motivation und Initiative, emotionale Erregung und Selbstregulation, den Ausdruck von Emotionen, soziale Reziprozität, Muster der sozialen Orientierung und die Koordination und Integration von Bewegung, Affekt, Vokalisation und Blickverhalten." (Landa 2011, 218, Übersetzung des Autors)*

Frühe Entwicklungsauffälligkeiten bei Säuglingen im ersten Lebensjahr sind manchmal isoliert und lassen sich in ihrer Bedeutung zunächst schwer zuordnen. Sie sind nur ansatzweise mit den späteren klinischen Symptomen vergleichbar. Beobachtungen hierzu wurden vor allem in den Studien von Geschwistern von Kindern mit Autismus-Spektrum-Störungen gewonnen. Bei diesen Geschwistern erwartet man ein deutlich erhöhtes Risiko für eine Autismus-Spektrum-Störung, sodass eine Früherkennung und frühzeitige Behandlung wünschenswert ist. Während man in der Gesamtpopulation aller Kinder einen Anteil von 1,5 % mit Kindern mit Autismus-Spektrum-Störungen annimmt, soll sich bei einem Geschwister mit einer diagnostizierten Autismus-Spektrum-Störung das Risiko für das Auftreten einer Störung um den Faktor 10 erhöhen (Zwaigenbaum et al. 2013).

In den Studien von Rebecca Landa und ihren Mitarbeitern zeigte sich, dass für einzelne Kinder eine eindeutige diagnostische Zuordnung schon mit zwölf Monaten möglich war. Bei einer anderen Gruppe von Kindern konnte eine zuverlässige Diagnose dagegen erst im Alter zwischen 2 ½ und 3 Jahren gestellt werden (Landa et al. 2013). Landa verwendet in diesem Zusammenhang die Begriffe **„early onset autism spectrum diorder“** und **„late onset autism spectrum disorder“** (Landa et al. 2013, 431). Sie sieht bei der ersten Form eine schrittweise Beschleunigung der Auffälligkeiten oder eine Verschlechterung der sozialen Kommunikation: Zuerst zeigt ein Kind eine relativ normale Entwicklung, bis sich die Entwicklungskurve verlangsamt oder eine Entwicklungsstagnation stattfindet. Verhaltensweisen, die bis zu diesem Zeitpunkt leicht auffällig waren, intensivieren sich oder es zeigt sich ein Verlust oder eine deutliche Verstärkung von früher beobachteten Verhaltenseigenheiten. Der gleiche Prozess wird für Kinder mit dem „late onset“ Autismus angenommen, hier setzen die Entwicklungsunterbrechungen aber deutlich später ein (Landa 2011). Diese Verlaufsbeschreibung ist nur möglich, weil die Arbeitsgruppe um Rebecca Landa eine prospektive Studie geplant hat, also die Kinder mit Entwicklungsrisiken und/oder Entwicklungsauffälligkeiten über einen Zeitraum von zwei Jahren untersucht hat.

Für den Entwicklungsverlauf stellt sich die Frage, ob es eine wesentliche Zunahme der Symptomatik gibt oder aber ob das Verhalten auffälliger wird, weil sich die sozialen Erwartungen an den sozialen Austausch und das Kontaktverhalten des Kindes deutlich verändern. Landa neigt zu der Vorstellung, dass bei Kindern eine progressive Verschlechterung der Symptomatik den eigentlichen Übergang in eine Autismus-Spektrum-Störung bewirkt (Landa et al. 2007).

Für den **Altersbereich von drei bis fünf Jahren** zeigen sich oft sehr unterschiedliche Entwicklungsverläufe und die Wirkungsfaktoren sind noch recht unbekannt. Die Autismus-spezifische Diagnostik zeigt eine relativ hohe Stabilität bei der Klassifikation von Autismus-Spektrum-Störungen, wenn die Diagnose mit zwei Jahren gestellt wurde. Dies gilt sowohl für das klinische Urteil als auch für den Einsatz der Autismus-spezifischen Verfahren. In der frühen Entwicklungsphase um zwei Jahre werden das Eingehen auf die gemeinsame Aufmerksamkeit, soziale Orientierung, Spielverhalten, Imitation und das wechselseitige emotionale Verhalten erfasst (Charman/Baird 2002, Charman 2011). Wie sich der weitere Entwicklungsverlauf ausgestaltet, lässt sich zu diesem Zeitpunkt aber nur sehr schwer vorhersehen.

Sowohl Charman (Charman 2011) als auch Loveland (Loveland 2011) weisen darauf hin, dass Autismus-Spektrum-Störungen Formen von Entwicklungsstörungen sind, deren Entwicklungsmerkmale und Prognose erst in der längeren zeitlichen Beobachtung des Entwicklungsverlaufs genauer eingeschätzt werden können. Dies betrifft vor allem die Frage der Heterogenität von Autismus-Spektrum-Störungen hinsichtlich der sprachlichen und kognitiven Entwicklung. Bereits Ornitz et al. haben auf die qualitativen Veränderungen in der Symptomatik hingewiesen, auch wenn sie sich zu diesem Zeitpunkt auf retrospektive Daten verlassen haben (Ornitz et al. 1977).

Im Vorschulalter zeigen sich positive Veränderungen bei den sozialen Symptomen von Kindern mit Autismus-Spektrum-Störungen. Gleichzeitig findet sich wie in der kommunikativen und sprachlichen Entwicklung ein hohes Maß an Variabilität, sodass die individuelle Vorhersage des Entwicklungsverlaufs eines Kindes sehr schwer ist (Charman 2011, Charman/Baird 2002). Dabei werden bevorzugt Kompetenzen auf der Ebene der sozialen Interaktion, das Eingehen auf Gleichaltrige und die Erweiterung von sozial-kognitiven Fähigkeiten erfasst.

Interessant ist, dass sich auf der Ebene des sozialen Anpassungsverhaltens im Verlauf oft nur langsame Fortschritte zeigen. Dies ist vor allem für Kinder mit High-functioning-Autismus dokumentiert und wird oft in Zusammenhang gebracht mit speziellen Einschränkungen bei den exekutiven Funktionen. Zudem zeigen sich im Laufe des Vorschulalters oft charakteristische Verhaltensprobleme, z. B. stark selbstbezogenes Verhalten (Carter et al. 2005).

In der klinischen Beobachtung werden vor allem Auffälligkeiten im Bereich der sozialen Kommunikation als charakteristisch für die Diagnosestellung in den ersten Lebensjahren angesehen (Zwaigenbaum et al. 2015). Beobachtet werden Merkmale des sozialen Kontaktverhaltens sowie die Fähigkeit, gemeinsame Aufmerksamkeit herzustellen und die Handlungen der Erwachsenen zu imitieren. Dazu kommen qualitative Besonderheiten im Spielverhalten und im emotionalen Verhalten. Dabei darf der Entwicklungsaspekt nie aus den Augen verloren werden: Ein Kind mit einer Autismus-Spektrum-Störung zeigt mit zwei Jahren andere Verhaltensmerkmale als ein Kind mit drei oder fünf Jahren.

Im Verlauf erkennt man zudem, dass die Verhaltensmerkmale, die manchmal als besonders augenfällig für Autismus angesehen werden, sich stark verändern können. So kann es sein, dass ein Kind mit 18 oder 24 Monaten nur wenige stereotype Verhaltenseigenheiten zeigt, sich diese stereotypen und rigiden Verhaltensweisen im Laufe der nächsten beiden Lebensjahre aber deutlich verstärken. Im Alter von 5 oder 6 Jahren ist es wiederum möglich, dass diese markanten Verhaltensbesonderheiten viel seltener vorkommen (z. B. Lord et al. 2012). Symptome können sich also in ihrer Ausprägung und in ihrer relativen Bedeutung für die Verhaltenssymptomatik im Laufe des Vorschulalters wesentlich verändern. In ihrem Übersichtsartikel formuliert Landa zusammenfassend die folgenden Empfehlungen:

> *„Frühe Merkmale von Autismus-Spektrum-Störungen sind geringe soziale Orientierung, geringe Initiative zur sozialen Kontaktaufnahme, wenig stabiler und koordinierter Kontakt mit anderen Personen, eine begrenzte Vielfalt von Gesten und anderen Formen der Kommunikation und repetitive Verhaltensweisen. Die Entwicklung von Geschwistern von Kindern mit Autismus-Spektrum-Störungen und die Entwicklung von anderen Risikogruppen für Autismus-Spektrum-Störungen sollte ab einem Alter von sechs Monaten engmaschig beobachtet werden. Die Diagnose Autismus-Spektrum-Störung kann ab einem Alter von 14 Monaten gestellt werden, aber die Diagnose dürfte bei einem Drittel der Kinder bis zum Alter von 30 Monaten instabil bleiben." (Landa 2008, 145, Übersetzung des Autors)*

Zwaigenbaum et al. betonen, wie wichtig die Beobachtungen von Entwicklungssequenzen (developmental trajectories) sind (Zwaigenbaum et al. 2015). Die systematische Erfassung von Entwicklungssequenzen gelingt nur, wenn ein Kind engmaschig beobachtet wird, z. B. alle zwei bis drei Monate im Altersbereich zwischen 12 und 24 Monaten. Dann kann z. B. auffallen, dass sich das soziale Kontaktverhalten, die soziale Initiative und die soziale Kommunikation zunehmend auffällig zeigen.

2.1.1 Verlaufsstudien bei Autismus-Spektrum-Störungen

In der Studie von Lord et al. wurde der Entwicklungsverlauf von Vorschulkindern anhand der Standardinstrumente, speziell der Diagnostischen Beobachtungsskala für Autismus, bewertet (Lord et al. 2012). Dazu wurden 78 Kinder im Alter zwischen 18 und 36 Monaten mehrfach standardisiert beobachtet und die Diagnose klinisch bewertet. Für die Kinder, bei denen zu Beginn eine Autismus-

Spektrum-Störung diagnostiziert wurde, wurden vier Gruppen mit unterschiedlichem Entwicklungsverlauf beschrieben. Bei 21 % der Kinder bestand eine eher schwere Symptomatik, die sich über die Zeitspanne nicht veränderte, bei weiteren 21 % verschlechterte sich die autistische Symptomatik, bei 19 % fand sich eine Verbesserung, bei 40 % erfolgte im weiteren Verlauf keine Zuordnung zu einer Autismus-Spektrum-Störung mehr. Die Autoren betonen die erhebliche Variabilität der Entwicklung von Kindern mit Autismus-Spektrum-Störungen in der frühen Entwicklungsphase und die Notwendigkeit, die Entwicklung dieser Kinder engmaschig zu begleiten.

Die Studie von Kim et al. beobachtete den Entwicklungsverlauf von 149 Kindern (davon 103 mit Autismus-Spektrum-Störungen) im Alter zwischen 14 und 36 Monaten (Kim et al. 2018). Dazu wurde das Verhalten mehrfach anhand der Diagnostischen Beobachtungsskala für Autismus (ADOS) beobachtet. Es wurde ein spezieller Wert für den Schweregrad der Störung entwickelt. Die Verlaufsanalyse ergab ebenfalls vier Gruppen. Bei etwa 25 % der Kinder war im Verlauf keine Autismus-Spektrum-Störung zu beobachten, bei 27 % zeigte sich eine Verschlechterung der Symptome, bei etwa 25 % zeigte sich eine mäßige Verbesserung und bei 23 % war ein gleichbleibender Schweregrad zu beobachten. Es zeigte sich insgesamt eine erhebliche Variabilität in den Entwicklungsabläufen. So veränderten sich Merkmale der sozialen Kommunikation und der restriktiven und repetitiven Verhaltensweisen nicht immer parallel zueinander. Einzelne Verhaltensmerkmale zeigten nicht immer eine Übereinstimmung mit dem zugeordneten Schweregrad. Die Autoren betonen in der Zusammenfassung, dass individuelle Symptome eines Kindes innerhalb eines Indexbereiches genauer im Verlauf beobachtet werden sollten.

Die Variabilität der Entwicklungsverläufe von Kindern mit Autismus-Spektrum-Störungen setzt sich in der mittleren Kindheit und im Jugendalter fort. Für die Eltern stellt sich nach der Diagnosestellung die Frage, wie stark ihr Kind betroffen ist und welche Entwicklungsprognose langfristig zu erwarten ist.

In der Studie von Fountain et al. wurde versucht, systematisch Kinder und Jugendliche mit Autismus-Spektrum-Störungen zu erfassen, die zwischen 1992 und 2001 in Kalifornien geboren wurden (Fountain et al. 2012). In die Studie einbezogen wurden 6.975 Kinder im Alter von 2 bis 14 Jahren, für die mehr als 4 klinische Bewertungen der zuständigen Einrichtungen vorlagen. Es wurden 9 Bewertungskriterien für die soziale Entwicklung, die Kommunikation und das repetitive Verhalten konstruiert und die Entwicklungssequenzen anhand spezieller statistischer Modelle berechnet.

Die Autoren unterscheiden sechs typische Muster der sozialen und kommunikativen Entwicklung und des repetitiven Verhaltens. Es zeigten sich insgesamt sehr heterogene Entwicklungsverläufe. Man kann allgemein sagen, dass Kinder mit einer leichter ausgeprägten Symptomatik bei der Erstdiagnose im Verlauf auch am schnellsten Fortschritte machten. Es wurde zugleich eine Gruppe von Kindern beschrieben, die anfangs sehr schwer betroffen schienen und im weiteren Verlauf in den Bereich des High-functioning-Autismus eingestuft wurden (etwa 10 % der untersuchten Kinder).

„Kinder, die bei der Erstdiagnose hohe Werte im Bereich der sozialen Fertigkeiten erreichten, zeigen über die Zeit schnellere Fortschritte. Eine bedeutsame Ausnahme stellen die Kinder dar, die wir bloomers nennen: Diese Kinder beginnen mit sehr niedrigen Werten bei den sozialen Kompetenzen, sodass sie im Schweregrad zu den am stärksten betroffenen Kindern gehören. Sie machen dann bis zum Jugendalter substantielle Fortschritte und erreichen vergleichbare Werte wie die Kinder, die von Beginn an hohe soziale Fertigkeiten aufweisen.“ (Fountain et al. 2012 12, Übersetzung des Autors)

Bloomers zeigten im Verlauf in der Regel keine Einschränkungen der Intelligenzentwicklung und stammten eher aus sozial gut situierten Familien mit Müttern mit hoher Schulbildung. Langfristige positive Fortschritte in der Entwicklung hingen eng zusammen mit dem sozialen Status der Familie. Kinder aus weißen Mittelschichtfamilien mit Müttern mit einer hohen Schulbildung erzielten die günstigsten Ergebnisse. Bei den repetitiven und restriktiven Verhaltensweisen zeigten sich über eine längere Zeitspanne die geringsten Veränderungen. Fountain et al. betonen, dass manche der Entwicklungsverläufe mit unterschiedlichen ätiologischen Faktoren und sozialen Einflüssen im Zusammenhang stehen könnten. Gleichzeitig sind die deutlichen Auswirkungen sozio-ökonomischer Einflüsse sehr auffällig, es sei denn der soziale Status würde auch im Zusammenhang mit möglichen biologischen Risiken der Kinder stehen (Fountain et al. 2012).

Obwohl die Studie sicherlich aufgrund methodischer Grenzen nicht leicht generalisiert werden kann, zeigt sie einerseits die große Variabilität im Entwicklungsverlauf bei Kindern und Jugendlichen mit Autismus-Spektrum-Störungen. Zum anderen belegt sie nachdrücklich die Einflüsse von Bildungsstand und sozialem Status, was für die Bedeutung einer frühzeitigen und kontinuierlichen Förderung von Kindern mit Autismus-Spektrum-Störungen spricht.

> **!**
>
> Die Entwicklung von Kindern mit Autismus-Spektrum-Störungen im Vorschulalter zeigt sehr heterogene Verläufe. Diese können eine deutliche Verbesserung, eine relative Stagnation oder aber auch eine zeitlich anhaltende Verschlechterung einschließen.
>
> In der frühen Entwicklung bis 4 Jahre ist die prognostische Einschätzung für ein einzelnes Kind oft schwierig. Hinweise kann man aus dem Verlauf der kognitiven Entwicklung und aus dem Schweregrad der sozialen Kommunikationsstörung ableiten.
>
> Langfristige Verlaufsstudien zeigen ebenfalls heterogene Verläufe von Kindern, deren Entwicklung über mehrere Jahre stagniert, von Kindern, die sich im Verlauf deutlich verbessern können, und von Kindern, die auch eine relative Verschlechterung zeigen.

2.2 Soziale Entwicklung

Der Begriff „soziale Entwicklung" bezieht sich auf alle Ebenen der Interaktion und Kommunikation, die sich an andere Personen richtet. Säuglinge sind schon in den ersten Lebensmonaten aktiv an der sozialen Interaktion beteiligt. Sie sind nicht nur passive Teilnehmer, sondern beeinflussen von früh an die Interaktion. Das kleine Kind lenkt seine Aufmerksamkeit auf interessante visuelle und auditive Reize, es zeigt eine starke Vorliebe für das menschliche Gesicht und beginnt mit zwei bis vier Monaten aktiv an der Interaktion teilzunehmen. Mit seinem sozialen Lächeln, dem Vokalisieren und dem Ausdruck seiner Stimmung über ein Juchzen, beginnt der Säugling ein lebendiger Interaktionspartner zu werden, der die Erwachsenen zu weiteren spielerischen Interaktionen anregt. Im Altersbereich zwischen drei und sechs Monaten initiiert das Kind immer häufiger die Interaktion mit dem Erwachsenen und beginnt, das soziale Wechselspiel und den einfachen Dialog mit dem Erwachsenen zu verstehen. Das erste Lebensjahr ist also durch eine große Eigendynamik in der sozialen Entwicklung gekennzeichnet. Die frühen sozialen, kommunikativen und kognitiven Entwicklungsfortschritte hängen dabei eng zusammen. Deshalb ist es oft nicht möglich, einzelne Kompetenzen nur einem Entwicklungsbereich zuzuordnen (Westby 1998).

> *„Im ersten Lebensjahr werden Säuglinge Experten darin, wie der Fluß des sozialen Austauschs aufrechterhalten und moduliert werden kann. Sie erkennen*

Ursachen ihres emotionalen Zustands. Sie erwerben die Signale, um eine soziale Interaktion zu beginnen, zu vermeiden oder zu beenden und sie können an einer Sequenz von sozialen interaktiven Episoden teilnehmen." (Westby 1998, 168 f., Übersetzung des Autors)

Die soziale Entwicklung von Kindern mit Autismus-Spektrum-Störungen ist auf allen qualitativen Ebenen und Entwicklungsstufen sozialer Kompetenzen über die gesamte Altersspanne betroffen. Man darf sich also nicht nur auf die frühen sozialen Defizite im ersten Lebensjahr beziehen, wie etwa geringe Teilnahme an der wechselseitigen Interaktion, stark reduzierter Blickkontakt, wenig soziale Initiative im Ausdruck emotionaler Zustände und geringes Eingehen auf soziale Handlungsroutinen und frühe gestische Imitation. Qualitative Auffälligkeiten und eine deutlich verlangsamte Entwicklung finden sich in der frühen Entwicklung auch im Aufbau der gemeinsamen Aufmerksamkeit, in der Verwendung erster kommunikativer Äußerungen und im geringen emotionalen Austausch (Carter et al. 2005). Entgegen früherer Annahmen auch zu psychogenen Einflüssen bei Autismus ist es hingegen gut belegt, dass Kinder mit Autismus-Spektrum-Störungen trotz ihrer sozialen Defizite enge soziale Bindungen zu ihren Bezugspersonen oder vertrauten Personen in ihrem Alltag aufbauen (Dissanayake/Sigman 2001).

Im Vorschulalter fallen die Kinder oft dadurch auf, dass sie ganz auf sich bezogen agieren und zu Gleichaltrigen keinen oder wenig Kontakt aufnehmen. Anfangs kann der soziale Umgang mit Gleichaltrigen auch durch ausgeprägte Ängste vor anderen Kindern beeinflusst sein. Die geringe soziale Initiative wirkt sich dann negativ auf das Interesse an gemeinsamem Spiel und die Entwicklung von vertrauten Beziehungen oder Freundschaften aus. Hier wirken die fehlende soziale Reaktionsbereitschaft und die Defizite im sozialen Verständnis und in der sozialen Empathie im Laufe der nächsten Jahre eng zusammen (Williams et al. 2007).

Kinder mit Autismus-Spektrum-Störungen zeigen einen deutlich verzögerten Aufbau von sozialen Fertigkeiten, sie wissen aber zugleich oft nicht, wie sie erlernte soziale Kompetenzen in der konkreten sozialen Situation anwenden sollten. Bei Schulkindern und Jugendlichen erkennt man dies an der ausgeprägten sozialen Isolation, der fehlenden Bereitschaft, sich mit Gleichaltrigen zu treffen und an ungeschicktem Sozialverhalten, was manchmal auch Auslöser für Mobbing und soziale Konflikte ist (Carter et al. 2005).

Soziale Defizite sind auf allen Entwicklungsstufen zu beobachten. Man darf sich nicht auf einzelne isolierte Fertigkeiten oder Kompetenzen als „Kernsymptome" beschränken, sondern muss sich die vielfältigen quantitativen und qualitativen Unterschiede beim Aufbau verschiedener sozialer Kompetenzen im Laufe des Kindes- und Jugendalters bewusst machen.

In Tabelle 4 wird die normale soziale Entwicklung dem Verlauf der sozialen Entwicklung von Kindern mit Autismus-Spektrum-Störungen gegenübergestellt (Übersichten zur normalen Entwicklung bei Dosman/Andrews 2012, Pauen/Roos 2024, zur sozialen Entwicklung von Autismus-Spektrum-Störungen bei Lord 1993, Quill/Stansberry Brusnahan 2017, Watson/Marcus 1988).

Tab. 4: Soziale Entwicklung bei Kindern mit Autismus-Spektrum-Störungen im Vergleich zur normalen Entwicklung

Alter in Monaten	normaler Entwicklungsverlauf	soziale Entwicklung bei Autismus-Spektrum-Störungen
6	– antizipiert das Hochgenommen-Werden – wiederholt Handlungen im eigenen Repertoire, wenn es vom Erwachsenen imitiert wird – tauscht soziales Lächeln aus	– weniger aktiv und fordernd, manchmal passiv, manchmal extrem irritierbar – geringer Blickkontakt – keine antizipierenden sozialen Rektionen
8–12	– stellt eine gemeinsame Aufmerksamkeit her – unterscheidet Eltern von fremden Personen – Guck-guck-Spiel und andere soziale Handlungsabläufe – imitiert Händeklatschen und Winken – Herzeigen eines Gegenstands – Geben-und-Nehmen-Spiel – Blickkontakt wird zur Regulation der wechselseitigen Aufmerksamkeit eingesetzt – reagiert auf Emotionen und imitiert sie aufgrund des Gesichtsausdrucks – imitiert neue Handlungen	– bei Erregung schwer zu beruhigen – etwa ein Drittel der Kinder ist extrem zurückgezogen und verweigert unter Umständen sogar die soziale Interaktion (z. B. körperliches Abwehrverhalten) – etwa ein Drittel der Kinder akzeptiert die soziale Aufmerksamkeit des Erwachsenen, zeigt aber selbst keine soziale Initiative – intensive Fixierung auf nichtsoziale Reize

Alter in Monaten	normaler Entwicklungsverlauf	soziale Entwicklung bei Autismus-Spektrum-Störungen
12–18	– imitiert zunehmend soziale Spiele – sowohl aktive wie passive Rolle im sozialen Wechselspiel – zunehmender visueller Kontakt und wechselseitiger Blickkontakt – reagiert auf die Gefühlsausdrücke der Erwachsenen – Interesse an Gleichaltrigen und Beobachten ihres Verhaltens	– soziale Bereitschaft zur Kontaktsuche nimmt eher ab, wenn das Kind sich fortbewegen kann – keine Trennungsängste oder Fremdeln – Bindungsentwicklung beginnt verzögert, es wird aber auch eine enge Bindung zu den Bezugspersonen aufgebaut
18–24	– beginnendes Spiel mit Gleichaltrigen (zeigen, anbieten, nehmen) – zeigt interaktives Spiel mit Erwachsenen – häufig paralleles Spiel mit Gleichaltrigen – kurze Episoden des gemeinsamen Spiels mit Gleichaltrigen (häufig mit motorischen Aktivitäten verknüpft) – intensives Interesse für symbolisches Spiel – zeigt Freude an Dingen, die gelungen sind	– unterscheidet zwischen Eltern und fremden Personen, wenig Zuneigungsverhalten oder Empathie gegenüber den Eltern – mögliches Entstehen intensiver Ängste – zieht es eher vor, für sich alleine zu sein
Ab 36	– sozialer Austausch und Teilen mit Gleichaltrigen – längere Episoden gemeinsamen Spiels – hilft bei Alltagsaktivitäten mit – präsentiert sich gerne, um andere zum Lachen zu bringen	– exzessive Irritierbarkeit – akzeptiert Nähe anderer Kinder nicht oder hat Ängste vor ihnen – versteht die Bedeutung einer Strafe nicht, kann soziale Regeln nicht nachvollziehen
Ab 48	– handelt Rollen mit Gleichaltrigen aus, um ein gemeinsames Rollenspiel zu gestalten – hat bevorzugte Spielkameraden	– kann Spielregeln mit Gleichaltrigen nicht verstehen oder mitmachen

Alter in Monaten	normaler Entwicklungsverlauf	soziale Entwicklung bei Autismus-Spektrum-Störungen
60	– im Spiel eher an Gleichaltrigen als an Erwachsenen orientiert – Aufbau von intensiveren Freundschaften – Streiten, Schimpfen, verbale Auseinandersetzungen mit Altersgenossen – kann Rollenwechsel im Rollenspiel vornehmen (z.B. zunächst führende Rolle, dann eher passive Rolle)	– eher auf Erwachsene als auf gleichaltrige Kinder hin orientiert – an sozialen Kontakten mehr interessiert, die sozialen Beziehungen bleiben aber eher begrenzt und sehr einseitig auf die Interessen des Kindes bezogen

Für die Entwicklung von Kindern mit Autismus-Spektrum-Störungen sollte nochmals betont werden, dass sich soziale Kompetenzen extrem variabel entwickeln (Carter et al. 2005). So finden sich etwa Vorschulkinder mit starkem sozialen Vermeidungsverhalten und ganz selbstbezogenen Verhalten öfters assoziiert mit einer langsamen kognitiven Entwicklung. Umgekehrt findet sich auch distanzloses und grenzüberschreitendes Verhalten, geprägt von fehlendem sozialem Verständnis für den persönlichen Raum und soziale Regeln. Lord hat schon früh darauf hingewiesen, dass es nicht immer leicht ist zu unterscheiden, ob es sich bei sozialen Anapssungsproblemen um Autismus-spezifische Defizite handelt oder um sekundäre Verhaltensprobleme, die sich aus der familiären Interaktion oder der speziellen Struktur in einer Kindergartengruppe ergeben haben (Lord 1993).

2.3 Merkmale der frühen sozialen Kommunikation

In der zweiten Hälfte des ersten Lebensjahres beginnt im normalen Entwicklungsverlauf das Kind aktiver am sozialen Kontakt und an der Kommunikation teilzunehmen. Das Kind beginnt dem Blick der Erwachsenen zu folgen. Es versucht auf Dinge aufmerksam zu machen, die es faszinieren und bis zum Ende des ersten Lebensjahres ist das Prinzip der Triangulation fest etabliert. Ein Kind schaut vom Erwachsenen zum Gegenstand hin und her und verfolgt zugleich den Blick des Erwachsenen, es kann also drei Dinge miteinander verknüpfen.

Im Übergang zum 2. Lebensjahr beginnt ein Kind Gesten zu imitieren und sie passend für eine bestimmte soziale Situation einzusetzen. Das Kind zeigt intentionales Verhalten, versucht also dem Erwachsenen aktiv und zielgerichtet etwas mitzuteilen (Bruner 1983).

Ab einem Alter von 12 bis 14 Monaten beginnt ein Kind zunehmend mehr kommunikative Absichten zu erwerben. Grundlegend sind kommunikative Verhaltensweisen, mit denen das Kind um etwas bittet und mit denen es versucht, eine gemeinsame Aufmerksamkeit herzustellen (Mundy 2016). Jerome Bruner geht davon aus, dass Kinder die Prinzipien des sozialen Austauschs und der aktiven Teilnahme an der Kommunikation über soziale Handlungsroutinen (sich häufig wiederholende soziale Spiele und Interaktionsmuster) lernen. Diese zunehmende Differenzierung kommunikativer Möglichkeiten bereitet für Bruner den Übergang zur aktiven Sprache vor und ist wahrscheinlich auch eine notwendige Voraussetzung für das Einsetzen der sinnbezogenen Sprache (Bruner 1981).

Michael Tomasello sieht in der geteilten Intentionalität (shared intentionality) eine der wesentlichen Grundlagen für den Spracherwerb. Die Bedeutung einer kommunikativen Handlung lässt sich nur erfassen, wenn man eine gemeinsame Basis, ein gemeinsames Verständnis hat. Das Kind muss verstehen lernen, worauf der Erwachsene sich bezieht, dass er einen gemeinsamen Bezug herstellen möchte und dass er versucht, etwas absichtlich mitzuteilen. Symbolische Repräsentationen sind für Tomasello deshalb stets intersubjektiv (es findet ein sozialer Austausch statt) und perspektivisch (sie definieren eine bestimmten Blick auf einen Gegenstand oder ein Ereignis) (Tomasello 1999). Interessant ist auf der kognitiven Ebene, dass Kinder im Alter von elf bis zwölf Monaten beginnen, funktionelle Handlungen im Spiel zu verstehen. Sie können also ihre eigenen Handlungen unmittelbar auf die des Erwachsenen beziehen und sein Verhalten sofort imitieren oder zeitlich verzögert aktiv nachmachen.

Im Übergang zum zweiten Lebensjahr wird bei Kindern mit Autismus-Spektrum-Störungen ein geringeres soziales Interesse beobachtet und das kommunikative Verhalten verändert sich nur sehr begrenzt (Landa et al. 2007). Wenn ein Kind mit einer Autismus-Spektrum-Störung im zweiten Lebensjahr kommuniziert, dann in erster Linie, um andere Personen dazu zu bringen, etwas zu tun. Oft wird dies auch als **instrumentelle Kommunikation** bezeichnet, der Erwachsene wird an der Hand gezogen oder seine Hand wird weggeschoben. Damit versucht das Kind, seinen Wunsch nach einem bestimmten Gegenstand oder Ereignis oder seine Ablehnung auszudrücken. Das geringere soziale Interesse spiegelt sich auch darin wider, dass im zweiten Lebensjahr Alltagshandlungen der Erwachsenen sehr viel seltener imitiert werden (Landa et al. 2007).

Tabelle 5 stellt die normale kommunikative Entwicklung und die Entwicklung der sozialen Kommunikation bei Autismus-Spektrum-Störungen einander gegenüber (Übersicht bei Landa et al. 2007).

Tab. 5: Normale kommunikative Entwicklung in der vorsprachlichen Phase und die Entwicklung der Kommunikation bei Autismus-Spektrum-Störungen

Alter in Monaten	normale Entwicklung	kommunikative Entwicklung bei Autismus-Spektrum-Störungen
0 bis 2	erster sozialer Kontakt, soziales Lächeln	Eine Teilgruppe bevorzugt nicht-soziale Reize gegenüber sozialer Ansprache. Eine Teilgruppe verhält sich sozial passiv, zeigt keine Initiative im Kontakt.
2 bis 5	Blickverhalten und wechselseitiger Blickkontakt	
4 bis 5	beginnendes soziales Wechselspiel	
5 bis 8	Gegenstände als gemeinsames Thema der Interaktion (Referenz)	
8 bis 10	Verfolgen der Blickrichtung des Erwachsenen	
7 bis 9	Erkennen von Gesten und beginnende Kommunikation	
8 bis 10	gleichzeitige person- und objektgerichtete Handlungen als bewusste Kommunikation (z. B. Herzeigen eines Gegenstands, mit dem Finger auf einen Gegenstand zeigen)	kein Eingehen auf soziales Wechselspiel
7 bis 10	Intentionalität (bewusstes Wiederholen einer Handlung, um den Erwachsenen zu einem bestimmten Verhalten zu bringen)	
12 bis 14	einfacher Dialog mit Gesten, Vokalisationen, ersten Wörtern; Geben-und-nehmen-Spiel	Soziale Handlungsroutinen werden wenig aufgegriffen oder initiiert.

Alter in Monaten	normale Entwicklung	kommunikative Entwicklung bei Autismus-Spektrum-Störungen
12 bis 18	Differenzierung kommunikativer Funktionen (1) Steuern der Aufmerksamkeit des Erwachsenen z. B. durch Zeigen und Vokalisieren (2) Beeinflussen der Handlungen des Erwachsenen, z. B. an der Hand des Erwachsenen ziehen	Regulation der Handlungen des Erwachsenen durch instrumentelle Kommunikation (z. B. Ziehen an der Hand)
8 bis 16	geteilte Intentionalität (shared intentionality) und zunehmendes Verstehen der Absichten des Erwachsenen in vertrauten Situationen	Kommunikative Handlungen werden sehr viel seltener initiiert. Blickkontakt wird sehr selten zur Regulation der Aufmerksamkeit eingesetzt. Symbolisches Spiel wird nur wenig aufgegriffen, meist werden nur einzelne Handlungen imitiert.
8 bis 12	soziale Handlungsroutinen (Wiederholen von sozialen Spielen im vertrauten Handlungskontext, z. B. Guck-guck-Spiel, Schoßspiele)	
14 bis 18	symbolische Kommunikation mit beginnender Loslösung vom Handlungskontext, So-tun-als-ob-Spiele Zunahme der sprachlichen/gestischen Kommunikation und Aufbau des Wortschatzes	

Shumway und Wetherby beschreiben drei wichtige kommunikative Bereiche, welche die frühe soziale und kommunikative Interaktion wesentlich bestimmen (Shumway/Wetherby 2009). Diese Kategorien gehen auf die theoretischen Vorstellungen von Jerome Bruner (Bruner 1981) zurück.

Verhaltensregulation (behavior regulation) bezieht sich auf Handlungen, die darauf abzielen, das Verhalten einer anderen Person zu steuern, um ein bestimmtes Ergebnis zu erreichen. Das Kind will erreichen, dass die andere Person etwas tut oder damit aufhört, etwas zu tun. Ein wichtiger Aspekt ist dabei die Intentionalität des Verhaltens. Schon Bruner hat betont, dass Kinder bereits vor dem Erwerb der Sprache Gesten und Vokalisationen erwerben, denen die

Bezugspersonen Absichtlichkeit zuschreiben. Kinder setzen demnach aktiv verschiedene Verhaltensweisen ein, um das Verhalten des Erwachsenen zielgerichtet zu beeinflussen.

Soziale Interaktion bezieht sich auf Handlungen des Kindes, die darauf abzielen, die Aufmerksamkeit des Erwachsenen zu gewinnen und aufrechtzuerhalten.

> *„Ein Kind zeigt soziale Reziprozität, wenn es sich emotionaler und interpersoneller Hinweisreize bewusst wird, angemessen auf die eigene Interpretation reagiert und motiviert ist, an der sozialen Interaktion mit anderen Personen teilzunehmen."* (Leach/LaRoque 2011, 151, Übersetzung des Autors)

Blickkontakt, wechselndes Blickverhalten und das „Lesen" des Gesichtsausdrucks des Interaktionspartners sind wesentliche Voraussetzungen dieses frühen dialogischen Verhaltens.

Gemeinsame Aufmerksamkeit (joint attention): Fertigkeiten zur gemeinsamen Aufmerksamkeit sind koordinierte nonverbale sozial-kommunikative Interaktionen, die verwendet werden, um die Aufmerksamkeit mit anderen Personen zu teilen. Dazu muss das Kind der Blickrichtung oder einer Geste des Erwachsenen folgen. Es muss Blickkontakt und Gesten mit der anderen Person koordinieren und es muss Blickkontakt oder Gesten verwenden, um die Aufmerksamkeit einer anderen Person auf Gegenstände oder Ereignisse zu lenken. Mit diesem Verhalten wird oft der Begriff der Triangulation verbunden, weil das Kind mit seiner Aufmerksamkeit drei Dinge verknüpfen muss (Crais/Ogletree 2016).

Bezieht man sich auf die Übersichten von Shumway und Wetherby (2009) sowie Quill und Stansberry Brusnahan (2017), so erkennt man, dass Kinder mit Autismus-Spektrum-Störungen oft über deutlich eingeschränkte Fertigkeiten im Bereich der sozialen Kommunikation verfügen. Hinsichtlich der Verhaltensregulation wird beobachtet, dass die Kinder wenig Intentionalität in ihrem Verhalten erkennen lassen oder sie ihre Absichten in einer unkonventionellen und schwerer verständlichen Weise zeigen. Das Kind versucht zu kommunizieren, aber macht dies sehr viel weniger eindeutig und achtet kaum auf die soziale Situation. Soziale Reziprozität ist für ein Kind mit einer Autismus-Spektrum-Störung schwerer zu erreichen, weil es auf die Initiative einer anderen Person seltener reagiert oder nicht auf die wechselseitige Interaktion eingeht. Versteht das Kind den Ablauf der Interaktion nicht, reagiert es in einer ungewöhnlichen Weise oder steigt aus der Interaktion aus (Crais/Ogletree 2016).

Das Herstellen einer gemeinsamen Aufmerksamkeit fällt dem Kind schwer, weil es Blickkontakt, Gesten und Mimik nicht in differenzierter Weise einsetzen kann, um den sozialen Kontakt aufrechtzuerhalten. Manchmal hat das Kind Mühe, einen sozialen Kontakt zu initiieren. Umgekehrt erschweren auch seine fehlenden Reaktionen auf die Angebote von anderen Person die soziale Interaktion. Das Fehlen der gemeinsamen Aufmerksamkeit wiederum erschwert es dem Kind, die emotionalen Hinweise der anderen Person zu verstehen, darauf zu reagieren und sie für die Regulation der eigenen Gefühle zu nutzen (Mundy 2016).

2.4 Sprachentwicklung

In der Regel zeigen sich bei Kindern mit Autismus-Spektrum-Störungen ein deutlich verzögerter Sprechbeginn und ein langsameres Erreichen der weiteren Meilensteine der Sprachentwicklung. Die ersten aktiv verwendeten Worte werden oft erst ab einem Alter von 3 Jahren oder später beobachtet. Im zweiten Lebensjahr fällt nicht selten eine stagnierende Entwicklung im **Sprachverständnis** auf. Das Kind geht vielleicht auf einzelne vertraute Aufforderungen ein, es scheint aber wenig Interesse an der Sprache zu haben, zeigt weder Körperteile auf Nachfragen, noch hat es Interesse daran, ein Bilderbuch anzuschauen und einzelne Bilder zu zeigen (Überblick bei Gerenser 2009). Bei Kindern mit Autismus-Spektrum-Störungen sind deutliche Begrenzungen des Sprachverständnisses ein spezifisches diagnostisches Kennzeichen, wenn man sie mit Kindern vergleicht, die einen Sprachentwicklungsrückstand haben oder *late talker* sind (Davidson/Weismer 2017, Paul/Simmons 2019). Sprachverständnisprobleme im Wort- und Satzverständnis werden schon im zweiten Lebensjahr zunehmend erkennbar. Offenbar haben Kinder mit Autismus-Spektrum-Störungen von früh an Schwierigkeiten, nonverbale soziale Hinweise aus der Situation zu nutzen, die das Verständnis der sprachlichen Information mit erschließen helfen (Mundy 2016). Die Fortschritte im Sprachverständnis dürften auch grundlegend für den Aufbau der expressiven Sprache sein, dazu gibt es aber nur wenige systematische Befunde (Eigsti et al. 2011).

Bei einem Teil der Kinder mit Autismus-Spektrum-Störungen beobachtet man erste Worte im Alter zwischen 12 und 18 Monaten. Im Verlauf kann dann eine Stagnation oder auch ein Verlust dieser Fähigkeiten auffallen, es ist oft schwer, zwischen einer eindeutigen Entwicklungsregression und der fehlenden aktiven Verwendung der Worte zu unterscheiden (Lord et al. 2004). Offenbar stagniert die kommunikative Entwicklung oder ein Kind macht Rückschritte, sodass die Kinder die wenigen Worte, die sie schon gesprochen haben, nicht mehr aktiv einsetzen (Gerenser 2009).

Tabelle 6 stellt die Meilensteine der normalen sprachlichen Entwicklung und die Sprachentwicklung von Kindern mit Autismus-Spektrum-Störungen einander gegenüber (Lord et al. 2004, Gerenser 2009, Gernsbacher et al. 2016).

Tab. 6: Normale Sprachentwicklung und Verlaufsmerkmale der Sprache bei Kindern mit Autismus-Spektrum-Störungen

normale Entwicklung der Sprache	Sprachentwicklung bei Autismus-Spektrum-Störungen
Verständnis von einzelnen Wörtern und einfachen Satzmustern im vertrauten Kontext (12 bis 15 Monate) Gebrauch der ersten sinnbezogenen Wörter (12 bis 15 Monate)	geringe Responsivität auf die Sprache der Bezugspersonen (12 bis 18 Monate) keine Fortschritte im Wortverständnis in vertrauten Situationen (14 bis 18 Monate)
langsame Erweiterung des passiven und aktiven Wortschatzes (12 bis 18 Monate)	deutlicher Rückstand im Wort- und Satzverständnis (24 Monate)
Wortschatzspurt ab 18 Monate mit schneller Erweiterung des Wortschatzes auf 50 bis 100 Wörter Worte werden benutzt, um neue Informationen zu erfragen (18 bis 22 Monate)	Gebrauch erster Wörter im Altersbereich zwischen 12 bis 18 Monaten, die im Verlauf aber nicht aktiv eingesetzt werden bei 25 % der Kinder nachfolgende Stagnation oder Verlust der sprachlichen Kommunikation (Landa et al. 2006)
Nonverbale Hinweise werden verwendet, um die Intention des Erwachsenen zu lesen (16 bis 19 Monate).	erster sinnbezogener und kommunikativer Gebrauch von Wörtern (ab 3 bis 3 ½ Jahre) langsamer Wortschatzaufbau mit eingeschränkter Bedeutungserfassung (3 ½ bis 5 Jahre)

normale Entwicklung der Sprache	Sprachentwicklung bei Autismus-Spektrum-Störungen
beginnende Zweiwortkombinationen (18 bis 24 Monate) Wortbedeutungen beziehen sich auf Gegenstände, Handlungen, Personen (18 bis 24 Monate)	Phase mit verstärkter unmittelbarer und verzögerter Echolalie meist als Hilfe in sozialem Kontakt und in der Kommunikation (3 ½ bis 4 ¾ Jahre)
Eingehen auf eine wechselseitige Konversation (18 bis 24 Monate) Verwenden erster Frageformen und Beantworten von Fragen (20 bis 24 Monate)	Grammatik wird langsam aufgebaut (ab 3 ½ bis 4 ½ Jahre) Regelbildung in Grammatik und Phonologie folgt meist den Meilensteinen der normalen Entwicklung

Es gibt prognostisch wichtige Faktoren für die Fortschritte in der Sprachentwicklung, z. B. der systematische Erwerb von vorsprachlichen Fähigkeiten, eine intensiv einsetzende Phase des Nachsprechens oder eine Phase intensiver Wiederholung von sprachlichen Äußerungen des Erwachsenen (Echolalie) (Paul/Simmons 2019). In der Studie von Toth et al. wurden bei 60 Vorschulkindern gemeinsame Aufmerksamkeit, Imitationsverhalten, Spiel mit Gegenständen, Sprachentwicklung und kommunikative Fähigkeiten untersucht (Toth et al. 2006). Die Autoren berichten, dass das Initiieren der protodeklarativen gemeinsamen Aufmerksamkeit und die direkte Imitation in einem engen Zusammenhang mit den sprachlichen Fähigkeiten im Alter von 3 bis 4 Jahren standen. Das Spiel mit Gegenständen und die verzögerte Imitation hatten die höchsten Vorhersagewerte für die Kommunikationsentwicklung zwischen 4 und 6 ½ Jahren.

Für das Vorschulalter in der Altersspanne zwischen 2 und 5 Jahren zeigen sich bei Kindern mit Autismus-Spektrum-Störungen sehr große Diskrepanzen im Verlauf der Sprachentwicklung. Man findet oft einen engen Zusammenhang mit der Intelligenzentwicklung. Bei Kindern mit einem High-functioning-Autismus oder einem Asperger-Syndrom zeigt sich bei stabiler Intelligenzentwicklung oft ein völlig unauffälliger Verlauf der frühen Sprachentwicklung. Für die Gruppe der Kinder mit einem sehr langsamem Aufbau der sprachlichen Fähigkeiten hat man verschiedene Merkmale beschrieben, die den Verlauf der Sprachentwicklung vorhersagen können (Gernsbacher et al. 2016).

Baut ein Kind mit einer Autismus-Spektrum-Störung sprachliche Kompetenzen auf, so folgen diese oft den sprachlichen Strukturen und Meilensteinen, die in der normalen Entwicklung beobachtet werden, wenn auch sehr viel langsamer. Aus der Untersuchung der normalen Sprachentwicklung wissen wir, dass

Gesten den Verlauf der frühen Wortschatzentwicklung unterstützen und mitgestalten. Verschiedene kommunikative Fähigkeiten, in denen Blickverhalten und Gesten zusammenwirken, bereiten den Übergang für die Produktion der ersten Wörter vor. Gesten verändern sich im Laufe des zweiten Lebensjahres, werden immer besser auf die Kommunikation abgestimmt und haben auch eine Bedeutung beim Übergang zur symbolischen Entwicklung (Ozcaliskan/Goldin-Meadow 2005).

Kinder mit Autismus-Spektrum-Störungen zeigen eine verzögerte Entwicklung beim Gebrauch von Gesten, zudem weichen die Entwicklungssequenzen deutlich von der normalen Entwicklung ab (Paparella et al. 2011). Dabei entwickeln sich Gesten, die der Verhaltensregulation und der Beeinflussung der sozialen Umwelt dienen, offenbar früher. Sehr viel später im Laufe der Entwicklung entstehen Gesten, die primär einer sozialen Kommunikation dienen. Solche sozialen Gesten sind z.B. auf etwas Zeigen, um etwas zu verdeutlichen oder Gesten, die einen sozialen Kontakt initiieren oder die dem Austausch von unmittelbaren Interessen dienen. Diese Gesten entstehen bei Kindern mit Autismus-Spektrum-Störungen oft erst im Laufe des Vorschulalters und sind in der Häufigkeit stark verringert. Die deiktischen (= hinweisenden) Gesten, die dem „Informationsaustausch" dienen, kommen in der normalen Entwicklung dagegen schon sehr früh vor (in einem Altersbereich zwischen 8 und 14 Monaten) (Crais/Ogletree 2016).

Zwischen dem Herstellen der gemeinsamen Aufmerksamkeit und dem Spracherwerb wurden mehrfach Zusammenhänge dokumentiert. Die Frage ist dabei, ob diese sozialen Kompetenzen notwendige Vorläufer des Spracherwerbs sind. Solche zeitlichen Zusammenhänge zwischen Merkmalen der gemeinsamen Aufmerksamkeit und den Fortschritten in der Sprachentwicklung zu einem späteren Zeitpunkt wurden in mehreren Studien nachgewiesen (z.B. Charman et al. 2003). Akhtar und Gernsbacher sehen hingegen die Annahme nicht eindeutig belegt, dass gemeinsames Aufmerksamkeitsverhalten ein Vorläufer des Lernens von neuen Worten und des Aufbaus des Wortschatzes ist (Akhtar/Gernsbacher 2007). Ihre Argumente zeigen, wie vorsichtig man mit den Annahmen hinsichtlich notwendiger oder hinreichender Bedingungen für das Erlernen bestimmter Kompetenzen sein muss.

Eine Teilgruppe der Kinder mit Autismus-Spektrum-Störungen erwirbt keine funktionelle Sprache oder imitiert noch am ehesten einzelne Wörter oder Wendungen, ohne dass diese aktiv oder kontinuierlich zur Kommunikation eingesetzt werden. Der Anteil dieser nicht sprechenden Kinder wird inzwischen auf unter 20 % eingeschätzt (Lord et al. 2004). Hat ein Kind bis zum Alter von sechs oder sieben Jahren keine aktive Sprache erworben, lässt sich die expressive Sprache im weiteren Entwicklungsverlauf nur noch sehr schwer aufbauen. Es finden sich aber auch hier einzelne Ausnahmen (Paul/Simmons 2019).

Für die Entwicklung des Wortschatzes werden vor allem Eigenheiten im inhaltlichen Gebrauch von Wörtern dokumentiert, die soziale und emotionale Themen ansprechen. Dies wird für das Benennen von Gefühlen beschrieben. Das Gleiche gilt für die Beschreibung von bestimmten kognitiven Vorgängen (z. B. *ich weiß, ich erinnere mich, ich denke*) (Gerenser 2009). Der Gebrauch von idiosynkratischen Wortbedeutungen wird für verschiedene Altersgruppen beschrieben, kann aber auch bei Kindern mit Intelligenzstörungen vorkommen. Der Gebrauch von Worterfindungen oder eigenartigen Phrasen wird oft als Kennzeichen von Kindern mit Autismus-Spektrum-Störungen angesehen, ist aber kein durchgängiges Symptom.

Eine Thematik, die kaum systematisch untersucht wurde, ist der Gebrauch einer eigenen, selbst erfundenen oder **idosynkratischen Sprache** (Neologismen), die der Muttersprache in keiner Weise zu ähneln scheint (Volden/Lord 1991). Diese Privatsprache kommt auch bei anderen Formen von Entwicklungsstörungen vor und ist wohl ein vorübergehender Versuch, eine fehlende expressive sprachliche Kommunikation zu kompensieren. Bei Kindern mit Autismus-Spektrum-Störungen bleibt diese Privatsprache oft sehr viel länger bestehen. Eine Besonderheit der Sprachentwicklung im Vorschulalter ist schließlich, dass manche Kinder eine Zweitsprache – z. B. erlernt mithilfe von Videofilmen auf YouTube – aktiv zu sprechen beginnen, die in der Familie sonst nicht verwendet wird und diese Sprache sogar öfter benutzen als die Muttersprache.

Auch im Schulalter zeigen sich weiterhin sehr heterogene Gruppen. Einerseits gibt es Kinder mit sehr guten formalen sprachlichen Kompetenzen, zum anderen aber auch Kinder mit deutlichen Defiziten der rezeptiven und expressiven Sprache sowie schließlich eine dritte Gruppe, bei der eine funktionale Sprache weitgehend fehlt. Diese Systematik ist vorläufig, eine genaue Klassifikation von möglichen Subgruppen der Sprachentwicklung bei Kindern mit Autismus-Spektrum-Störungen steht noch aus (Rapin et al. 2009, Gerenser 2009, Weismer et al. 2011, Vogindroukas et al. 2022).

Symptome der **Echolalie** werden aus der heutigen Perspektive des DSM-5 nicht mehr als durchgängiges Merkmal von Autismus-Spektrum-Störungen beschrieben. Echolalie begleitet oft eine bestimmte Phase des Spracherwerbs. So erkennt man etwa bei Kindern mit Autismus-Spektrum-Störungen in einer Phase mit sehr langsamen Fortschritten im sozialen Kontakt und im Sprachverständnis eine verstärkte Phase der Echolalie. Mit dem Erwerb der funktionalen Sprache geht die Echolalie dann stark zurück. Prizant und Duchan haben versucht, mehrere Funktionen der Echolalie im Verlauf des Spracherwerbs zu klassifizieren (Prizant/Duchan 1981).

Echolalische Äußerungen scheinen dem Kind dabei zu helfen, die sprachlichen Informationen zu speichern und weiter zu analysieren. Dies wird auch bei anderen Formen von Entwicklungsstörungen beobachtet, z.B. bei rezeptiven Sprachentwicklungsstörungen. Helen Tager-Flusberg geht davon aus, dass die Echolalie eine wichtige Rolle beim Aufbau der Grammatik spielt (Tager-Flusberg 1993). Echolalie dürfte aber auch eine wichtige Rolle im sozialen Kontakt und in der Kommunikation des Kindes einnehmen. Echolalie kann als selbststimulierendes oder stereotypes Verhalten vorkommen, oft scheint sie aber wichtige kommunikative Funktionen zu erfüllen (Rydell/Prizant 1995).

Auch die Schwierigkeiten im **Gebrauch der deiktischen Begriffe**, bei denen der Bezug zwischen Sprecher und Zuhörer beachtet werden muss, wird oft als typisch für Autismus angesehen. Dies betrifft z.B. die Umkehrung von Personalpronomen (Verwendung von *ich* und *du*) oder die Verwendung von räumlichen Hinweisen (Brehme 2014). Zugleich sind diese Symptome nicht durchgängig bei Kindern mit Autismus-Spektrum-Störungen beobachtbar und sollten deshalb nicht als syndromtypisches Merkmal klassifiziert werden.

Eigenheiten in der **Sprachmelodie und Prosodie** wurden über die letzten Jahrzehnte bei Kindern und Jugendlichen mit Autismus-Spektrum-Störungen beschrieben, sind aber nicht leicht überprüfbar. Auffällige prosodische Merkmale wurden auch schon bei Vorschulkindern beobachtet. Gemeint sind Eigenheiten der Intonation, eine eher monotone oder pedantische, manchmal nasal gefärbte Sprache. Solche Merkmale sind detaillierter für Kinder und Jugendliche mit einem High-functioning-Autismus dokumentiert (z.B. Shriberg et al. 2001).

Zum Thema **Hyperlexie** werden immer wieder besondere Symptome berichtet. So zeigt ein Teil der Kinder mit Autismus-Spektrum-Störungen frühzeitig Interesse an Buchstaben und Ziffern und kann auch Wortbilder bereits ab einem Alter von 2 bis 3 Jahren lesen. Zudem sind sie von diesem visuell geprägten Können lange fasziniert. Dieses hyperlexische Verhalten wird aber nicht als charakteristisch nur für das autistische Syndrom angesehen (Grigorenko et al. 2003).

2.5 Spiel und Spielverhalten

Im **Funktionsspiel** entdeckt ein Kind Funktionen und Eigenschaften von Alltagsgegenständen. Oft imitiert das Kind dabei das Erwachsenenverhalten. Mit dem Funktionsspiel erwirbt das Kind den sozial und kulturell angemessenen Umgang mit bestimmten Gegenständen. In der normalen Entwicklung zeigen sich erste Funktionsspiele frühestens ab einem Alter von zehn bis zwölf Monaten (Casby 2003).

Williams et al. haben ein Beobachtungsschema für Funktionsspiele beschrieben, um die Komplexität der Handlungsschemas abzubilden (Williams et al. 2001). Diese Schemata verdeutlichen verschiedene Facetten des Funktionsspiels, die man im Alltag genauer beobachten kann. In den funktionellen Handlungen des Kindes zeigt sich, wie es verschiedene Handlungsschemas miteinander oder mit einem Gegenstand verknüpfen kann. Aus den Handlungen lassen sich auch Hinweise auf den Entwicklungsstand der kognitiven Entwicklung ablesen (Tab. 7).

Tab. 7: Formen des Funktionsspiels nach der Systematik von Williams et al. (2001)

<table>
<tr><th colspan="2">Kategorisierung des Spiels</th><th colspan="2">Verhaltensbeschreibung</th></tr>
<tr><td colspan="2">funktionelle Assoziation</td><td colspan="2">Zwei Gegenstände werden in eine funktionelle Beziehung gebracht.</td></tr>
<tr><td colspan="2">funktionelle Verwendung eines Gegenstands</td><td colspan="2">Handlung mit dem Gegenstand, die seiner konventionellen Verwendung entspricht.</td></tr>
<tr><td colspan="2">funktionelle Verwendung von mehreren Gegenständen</td><td colspan="2">Zwei oder mehr Gegenstände werden in angemessener Form verwendet.</td></tr>
<tr><td colspan="2">funktionelle Verwendung eines Gegenstands unterstützt kommunikatives Verhalten</td><td colspan="2">Handlung mit dem Gegenstand in konventioneller Weise in Verbindung mit angemessener Vokalisation oder eindeutiger Geste</td></tr>
<tr><td colspan="2">funktionelle Handlung, die sich auf eine Spielfigur bezieht</td><td colspan="2">Ausführen einer funktionellen Handlung, bei der die Spielfigur beteiligt ist.</td></tr>
<tr><th colspan="4">Merkmale des Funktionsspiels hinsichtlich Vielfalt und Integration</th></tr>
<tr><td colspan="2">Neuartigkeit</td><td colspan="2">Integration</td></tr>
<tr><td>neu</td><td>wiederholt</td><td>einfache Handlung</td><td>multiple Handlungen</td></tr>
<tr><td>Eine funktionelle Handlung, die zum ersten Mal gezeigt wird.</td><td>Eine funktionelle Handlung, die schon früher beobachtet wurde.</td><td>Zwei oder mehr aufeinanderfolgende Handlungen werden auf unterschiedliche Objekte angewandt.</td><td>Zwei oder mehr Handlungen werden auf das gleiche Objekt angewandt.</td></tr>
</table>

Kinder mit Autismus-Spektrum-Störungen zeigen ein variables Interesse für Funktionsspiele, das Spiel kann aber in der Häufigkeit und in der Vielfalt der Spielaktivitäten deutlich reduziert sein. Wichtig kann auch sein, ob das Spiel selbst initiiert wird und ob das Kind den Erwachsenen oder andere Kinder in das Spiel einbezieht. Funktionsspiele können unterschiedlich komplex sein, je nachdem welche motorischen und kognitiven Fertigkeiten das Kind im Spiel benötigt. Den Kindern fällt nicht nur der soziale Kontakt schwer, sondern auch die Beziehung zu den Spielgegenständen (Williams et al. 1999).

Die Studien zur Spielentwicklung von Kindern mit Autismus-Spektrum-Störungen im Vergleich zu normal entwickelten Kindern und zu Kindern mit globalen Entwicklungsstörungen zeigen, dass Kinder mit Autismus-Spektrum-Störungen einfachere funktionelle Handlungen ausführen und dass sie seltener vorsymbolische Handlungen (z. B. aus einer Tasse trinken) verwenden (Williams et al. 2001). Offenbar sind also die Vielfalt und die Integration des Funktionsspiels weniger ausgeprägt.

Oft findet man auch ein stärker repetitives und stereotypes Spiel bei Kindern mit Autismus-Spektrum-Störungen. Markant sind zudem nicht-funktionelle Verwendungen von Gegenständen, etwa das Drehen der Reifen eines Spielzeugautos anstelle des Hin- und Herfahrens. Zum stereotypen Spiel gehört auch das Aneinanderreihen von ähnlichen Spielobjekten, z. B. von Autos oder Bausteinen. Zudem zeigt sich auch eine Begrenzung oder Fixierung auf einige wenige Spielgegenstände (Watt et al. 2008).

Bei einzelnen Kindern mit Autismus-Spektrum-Störungen zeigt sich ein weitgehendes Fehlen des Funktionsspiels oder ein eindeutiges Desinteresse an Tätigkeiten des Erwachsenen. Dieses Fehlen des Funktionsspiels kann entweder auf eine starke soziale Kontaktabwehr des Kindes zurückgehen oder auf deutliche Begrenzungen der kognitiven Entwicklung hindeuten. Manchmal finden sich auch Kinder, die extrem unruhig und erethisch wirken und sich kaum auf ein Spiel einlassen können. Die klinische Erfahrung zeigt, dass dieses Desinteresse einen eher schweren Verlauf der autistischen Symptomatik nahelegt, es finden sich allerdings auch Ausnahmen davon (Williams et al. 1999).

Im **symbolischen Spiel** beschäftigt sich ein Kind mit der inneren Vorstellung (Repräsentation) von Handlungsabläufen und Ereignissen. Es durchlebt Ereignisse, die nur in seiner Vorstellung oder Fantasie präsent sind. Dabei spielt das Kind soziale Ereignisse nach und versteht den Ablauf von Handlungen und die zugrundeliegenden Regeln zunehmend besser. Im symbolischen Spiel ersetzt das Kind Gegenstände durch ein fiktives Objekt – dies ist ein wichtiger Teil der symbolischen Entwicklung im zweiten und dritten Lebensjahr. Das symbolische Spiel erfordert vom Kind eine komplexe Denkleistung, es stellt sich etwas vor, das von der Realität verschieden ist (ein Spielgegenstand wird für eine andere Aufgabe „umfunktioniert“) (McCune-Nicolich 1981).

In Studien zur symbolischen Spielentwicklung bei normal entwickelten Kindern wurden verschiedene Stufenmodelle erarbeitet, um die strukturellen Veränderungen im Spiel zu beschreiben. Das bekannteste Modell stammt von McCune-Nicolich (McCune-Nicolich 1981). Die Entwicklung des symbolischen Spiels hat vor allem in den 1970er und 1980er Jahren in der Entwicklungspsychologie großes Interesse geweckt, weil man einen zeitlichen und möglicherweise ursächlichen Zusammenhang zur Entwicklung der Sprache angenommen hat.

Kinder mit Autismus-Spektrum-Störungen beschäftigen sich auf eigene Initiative wenig mit symbolischen Spielhandlungen. Kommt symbolisches Spiel vor, besteht es am ehesten in der Substitution von Gegenständen (Jarrold 2003). Begründet wird das seltene Auftreten von symbolischem Spiel durch Grenzen der kognitiven Entwicklung, mangelnde soziale Motivation oder Schwierigkeiten in der Handlungsplanung (Kasari/Chang 2014). Interessant ist die Beobachtung, dass symbolische Spielhandlungen mit einem Kind eingeübt oder konkret angeleitet werden können, obwohl das Kind selbst keine symbolischen Spiele von sich aus gestalten würde (Ingersoll/Jelinek 2013). Es gibt schließlich auch Kinder, die sich eine Film- oder Videoszene als Ganzes einprägen und diese Szene einschließlich der Dialoge und begleitenden Geräuschen nachspielen können. Es ist umstritten, ob dieses inszenierte Spiel mit dem kreativen symbolischen Spiel vergleichbar ist oder eher eine gestalthafte Reproduktion darstellt (Jarrold 2003).

> **!**
> Das Spielverhalten hat eine zentrale Bedeutung für die kindliche Entwicklung.
> Funktionsspiel entsteht bei Kindern mit Autismus-Spektrum-Störungen oft stark verzögert oder es zeigt sich nur eine begrenzte Vielfalt.
> Viele Kinder mit Autismus-Spektrum-Störungen haben im Vorschulalter kein oder wenig Interesse an symbolischem Spiel. Es gibt verschiedene Erklärungsmodelle für dieses fehlende Interesse. Diese Modelle dienen oft als Ausgangspunkt für Therapiekonzepte.

2.6 Regression in der frühen Entwicklung

Die Bedeutung der frühen Entwicklungsregression bei Kindern mit Autismus-Spektrum-Störungen im Altersbereich zwischen 1 und 3 Jahren wird sehr kontrovers diskutiert. Für einen Teil der Kinder mit später diagnostizierter Autismus-Spektrum-Störung wird eine normale oder weitgehend normale Entwicklung für die Altersspanne von 15 bis 24 Monate berichtet. Danach durchlaufen die Kinder eine erhebliche Entwicklungsregression, meist mit einem weitgehenden Verlust der bisher erworbenen Fähigkeiten in der Kommunikation, in der Sprache und im Spielverhalten. Die Häufigkeitsangaben für diese Entwicklungsregression sind sehr unterschiedlich. Werner und Dawson nennen z. B. Werte zwischen 20 und 47 % (Werner/Dawson 2004), häufig finden sich in der Literatur Angaben zwischen 20 und 30 % (Kurita 1985, Pearson et al. 2018).

Für die Bewertung dieser Entwicklungsregression wurde lange Zeit als problematisch angesehen, dass sich die Verlaufsbeschreibung in der Regel nur auf die retrospektiven Beobachtungen der Eltern stützen kann, manchmal auch auf die Analyse der Dokumentation im Rahmen pädiatrischer Untersuchungen. Eine Entwicklungsregression findet sich in diesen retrospektiven Studien bei ungefähr 20 bis 30 % der Kinder mit Autismus-Spektrum-Störungen und kommt bei Mädchen und Jungen im gleichen Verhältnis vor (Pearson et al. 2018). In den prospektiven Studien, die den Entwicklungsverlauf von Kindern über einige Jahre verfolgen, wurde erkennbar, dass der Verlust von einzelnen Kompetenzen in verschiedenen Entwicklungsphasen vorkommt und dass die Ausprägung der Regression sehr stark variiert (Parr et al. 2011).

Eine frühe Entwicklungsregression wird definiert als Verlust von Fähigkeiten vor dem dritten Lebensjahr, der Beginn der Regression wird oft für das Alter zwischen 18 und 24 Monaten berichtet. Für einige Kinder, die älter waren als drei Jahre, wurde der Verlust von Sprache oder nonverbalen Fähigkeiten beschrieben (Parr et al. 2011). Parr et al. berichteten über Regressionsphasen bei 124 Kindern aus einer Gesamtstichprobe von 458 Kindern mit Autismus-Spektrum-Störungen, das entspricht einem Anteil von 23 % (Parr et al. 2011).

Die schweren Formen von Entwicklungsregressionen sind oft sehr eindrucksvoll, im weiteren Entwicklungsverlauf bauen die Kinder ihre Kompetenzen nur sehr langsam wieder auf oder aber es gibt lange Phasen der Stagnation in der Entwicklung. Selten lassen sich bislang medizinische Befunde finden, die eine Erklärung für den Verlust der Fähigkeiten liefern (Baird et al. 2018). Viele Eltern schildern einen zeitlichen Zusammenhang zwischen Entwicklungsregressionen und einem belastenden Erlebnis (z. B. Geburt eines Geschwisters oder eine akute Erkrankung). Manchmal wird auch ein zeitlicher Zusammenhang mit Impfungen diskutiert, obwohl diese Behauptungen durch eine Vielzahl von Studien widerlegt wurden (Waterhouse 2013). Die neuropädiatrische Abklärung dieser Entwicklungsregressionen ergibt meist keine Hinweise auf die Ursache. Um andere neurologische Störungen auszuschließen, z. B. ein Epilepsiesyndrom, muss aber trotzdem stets eine umfassende neuropädiatrische Untersuchung erfolgen (Iyama-Kurtycz 2020).

Interessant ist, dass das Phänomen der Entwicklungsregression auch bei anderen Formen von Entwicklungsstörungen (z. B. Sprachentwicklungsstörungen) und bei syndromalen Erkrankungen (z. B. Down-Syndrom, Phelan-McDermid-Syndrom) berichtet wird. In den letzten Jahren wurde versucht, anhand von prospektiven Studien speziell von Risikopopulationen (z. B. Geschwistern von Kindern mit Autismus-Spektrum-Störungen) zu verstehen, welche Form und welchen zeitlichen Ablauf solche Entwicklungsregressionen zeigen. Aus den Beobachtungen prospektiver Studien ergeben sich Hinweise, dass eine Entwicklungsregression kein plötzlich einsetzendes Phänomen ist, sondern dass vielmehr frühe qualitative Entwicklungsauffälligkeiten beschrieben werden können und eventuell ein längerer Entwicklungsprozess der beobachteten Regression zugrunde liegt (Pearson et al. 2018). Manche Arbeitsgruppen haben aus diesen Beobachtungen die Schlussfolgerung gezogen, dass es für den Beginn oder das Einsetzen einer Autismus-Spektrum-Störung verschiedene Formen gibt, deren Klassifikation weiter vertieft werden muss (z. B. Barger et al. 2013).

In der Übersicht von Barger et al. wird anschaulich dokumentiert, dass man bislang keine einheitliche Definition des Phänomens der Entwicklungsregression gefunden hat (Barger et al. 2013). Ein Verlust von Fähigkeiten wird für die Bereiche der sozialen Entwicklung, der Sprache, des Spiels und der Kognition beschrieben. Bei dem Verlust einzelner Fähigkeiten wie der Sprache gibt es zudem unterschiedliche Angaben, wie viel an Fertigkeiten ein Kind verloren hat. Sind es nur einzelne Wörter oder ist es ein Verlust der kompletten bislang erworbenen Sprache auf Wort- und Satzebene? Zudem ist oft nicht klar, über welchen Zeitraum ein Kind über die verloren gegangenen Fertigkeiten verfügt hat. Auch für den Verlust von sozialen Kompetenzen sind die Beschreibungen oft zu wenig spezifisch.

Um das Phänomen noch komplizierter zu machen, sprechen einige Arbeitsgruppen von einer „präsymptomatischen“ Phase in der Entwicklung von Autismus-Spektrum-Störungen, in der sich Veränderungen in der Gehirnentwicklung und im sozialen Verhalten vollziehen, diese aber nur subklinisch auffallen oder noch nicht über bislang verfügbare Beobachtungsmethoden erfasst werden können (z. B. Shen/Piven 2017). Ob sich in den nächsten Jahren biologische Indikatoren für Autismus-Spektrum-Störungen bereits im ersten Lebensjahr nachweisen lassen, ist im Moment aber noch offen.

Oft kommt es zu einer Verwechslung mit einem ganz anderen Krankheitsbild, nämlich der desintegrativen Störung des Kindesalters. Früher ging man davon aus, dass es sich dabei um eine desintegrative Psychose handelt, ausgelöst durch eine körperliche Erkrankung. Tatsächlich sind die Ursachen dieser desintegrativen Störungen in der Regel bis heute nicht zu klären. Zur Abgrenzung zu Autismus-Spektrum-Störungen hat man den Beginn der Störung ab 3 Jahren oder älter definiert. Typisch für dieses Störungsbild, das früher auch als Heller-Syndrom bezeichnet wurde, ist ein normaler Entwicklungsverlauf in den ersten Lebensjahren (mindestens für einen Zeitraum von 2 Jahren), danach werden soziale, kognitive und sprachliche Kompetenzen dann weitgehend verloren. Im DSM-5 wurde diese diagnostische Kategorie nicht mehr aufgenommen (Mehra et al. 2019). Dennoch soll dieses Störungsbild wegen der noch unklaren klinischen Bedeutung nachfolgend beschrieben werden.

Charakteristisch für desintegrative Störungen des Kindesalters sind sehr deutliche Regressionsphasen im Altersbereich zwischen 3 und 4 Jahren. Deshalb müsste also von einer spät einsetzenden Regression gesprochen werden. Tatsächlich wird der Beginn dieser Störung im Altersbereich von 2 bis 3 Jahren, teilweise zwischen 4 und 5 Jahren und manchmal sogar bis in die mittlere Kindheit hinein beschrieben (Volkmar et al. 2005). Die Störung weist eine niedrige Prävalenz auf. In der Literatur werden Angaben von 1,7 von 100.000 Kindern gefunden (Fombonne, 2002), die Störung sei demnach sehr viel seltener als Autismus-Spektrum-Störungen. Meistens macht die differentialdiagnostische Einordnung große Probleme. Zum Verlauf dieser Störung findet man in der Fachliteratur einzelne Fallstudien, die die Langzeitprognose berichten. Oft finden sich eine Stagnation der Entwicklung mit langsamem Aufholen von Kompetenzen und dann einer Stagnation über eine lange Zeitspanne. Für die beschriebenen Einzelfälle ist die Ätiologie meist nicht geklärt (Mehra et al. 2019, Tuchmann/Rapin 1997).

> **!**
>
> Das Phänomen der Entwicklungsregression bei Kindern mit Autismus-Spektrum-Störungen wird noch wenig verstanden.
> Für Kinder mit einer sehr weitreichenden Regression der sozialen, kognitiven und sprachlichen Entwicklung im Alter zwischen 18 Monaten und 3 Jahren wird oft eine sehr ungünstige Prognose abgegeben.
> Regression in einzelnen Kompetenzen werden bei Kindern mit Autismus-Spektrum-Störungen auch im Laufe des Vorschulalters in verschiedenen Entwicklungsphasen beschrieben.

2.7 Intelligenzentwicklung bei Kindern mit Autismus-Spektrum-Störungen

Die Angaben zu Intelligenzstörungen bei Kindern mit Autismus-Spektrum-Störungen schwanken sehr stark zwischen den verfügbaren epidemiologischen Studien, wahrscheinlich abhängig von dem durchgeführten Verfahren, der Stichprobenauswahl (klinische Stichprobe vs. Gesamtpopulation) und der untersuchten Altersspanne (Vivanti et al. 2013). Die Angaben zur Häufigkeit von Intelligenzstörungen haben sich in den letzten Jahrzehnten wesentlich verändert. Im Zeitraum zwischen 1970 und 1990 finden sich meist Angaben von 70 bis 80 % für das Auftreten von Intelligenzstörungen bei Autismus-Spektrum-Störungen von Kindern und Jugendlichen. Natürlich wurde in diesem Zeitraum Autismus anders klassifiziert als heute (Fombonne 1999).

Im Rahmen der SNAP (Special Needs and Autism Project)-Studie, in der versucht wurde, die Epidemiologie von Autismus-Spektrum-Störungen systematisch neu zu bewerten, wurden bei 156 Kindern im Alter zwischen 10 und 14 Jahren umfassende klinische diagnostische Untersuchungen durchgeführt. Von 75 Kindern mit Autismus-Spektrum-Störungen hatten 55 % eine leichte Intelligenzstörung (mit einem Intelligenzwert < 70), nur 16 % hatten eine mittelgradige bis schwere Intelligenzstörung (IQ-Wert < 50). Bei 28 % fand die Studiengruppe durchschnittliche Intelligenzwerte (IQ-Wert zwischen 85 und 115), bei 3 % deutliche überdurchschnittliche Intelligenzleistungen (IQ-Wert > 115) (Charman et al. 2011).

In den Darstellungen des US-amerikanischen Center for Disease Control (CDC) findet sich eine sehr viel positivere Gruppenzusammensetzung. Die Hälfte oder mehr als die Hälfte der Kinder und Jugendlichen mit Autismus-Spektrum-Störungen weisen danach durchschnittliche oder überdurchschnittliche Intelligenzwerte auf. Bei weniger als einem Drittel werden Intelligenzstörungen mit IQ-Werten von unter 70 beschrieben, 23 % lagen im Intelligenzbereich zwischen 71 und 85 (Baio et al. 2010). Die Annahme ist, dass in den letzten beiden Jahrzehnten mehr Störungsbilder mit leichtergradig ausgeprägten Symptomen von Autismus-Spektrum-Störungen diagnostiziert wurden (Baio et al. 2010).

In der Studie von Christensen et al. mit einer sehr großen Stichprobe wurde bei 32 % der untersuchten Kinder eine Intelligenzstörung (IQ < 70), bei 24 % eine Intelligenz im unterdurchschnittlichen Bereich sowie bei 44 % eine durchschnittliche bis überdurchschnittliche Intelligenz gefunden (Christensen et al. 2016). Interessant ist in diesem Zusammenhang, dass bei Mädchen eine höhere Prävalenzrate für Autismus-Spektrum-Störungen mit assoziierter Intelligenzstörung als bei Jungen beschrieben wurde. Da sonst die Prävalenzraten für das gesamte Spektrum der autistischen Störung bei Jungen sehr viel höher liegen als bei Mädchen, schließen eine Reihe von Autoren daraus, dass Mädchen im Bereich der leichtergradig ausgeprägten Autismus-Spektrum-Störungen unterrepräsentiert sind (Vivanti et al. 2019).

Die Annahme **unterschiedlicher Intelligenzprofile** wird immer wieder kontrovers diskutiert. Im Vorschulalter kann es besonders schwierig sein, das Begabungsprofil zu bewerten, auch weil Kinder sich bei ausgeprägten Schwächen ausweichend bis verweigernd verhalten. Eine Klassifikation nach typischen Intelligenzprofilen bei Kindern und Jugendlichen mit Autismus-Spektrum-Störungen hat sich in den letzten Jahren kaum bestätigen lassen. So ging man früher z. B. von einer typischen Diskrepanz zwischen nonverbaler Intelligenz und sprachlicher Intelligenz zugunsten der sprachfreien Kompetenzen aus. Dies hat sich aber nicht durchgängig belegen lassen. Solch ein Intelligenzprofil mit exzellenten und weit überdurchschnittlichen sprachlichen Fähigkeiten findet man bei einem Teil der Kinder und Jugendlichen mit einem Asperger-Syndrom oder einem High-functioning-Autismus (Soulieres et al. 2011).

Umgekehrt gibt es eine Teilgruppe von Kindern mit Autismus-Spektrum-Störungen, die exzellente Leistungen in den visuell gebundenen kognitiven Fähigkeiten zeigen, in der sprachlichen Intelligenz aber deutliche Defizite aufweisen (Siegel et al. 1996).

In der klinischen Praxis muss man davon ausgehen, dass es sehr unterschiedliche Intelligenzprofile mit starken Altersdiskrepanzen zwischen Stärken und Schwächen eines Kindes gibt. Aufgabe der Untersuchungsleitung ist es, dieses heterogene Bild im Einzelfall sorgfältig zu erfassen und zu dokumentieren. Es zeigen sich sehr heterogene Intelligenzleistungen, sowohl beim Vergleich unterschiedlicher Fähigkeiten eines einzelnen Kindes als auch im Vergleich zwischen Kindern.

Auch der Besitz von besonders herausragenden Begabungen wurde nur für einen Teil der Kinder mit Autismus-Spektrum-Störungen belegt. Dies sind manchmal exzellente Fähigkeiten etwa im visuellen Gedächtnis oder in der visuellen Verarbeitung oder aber in sprachlichen Gedächtnisleistungen. Besondere Begabungen sind manchmal auch Folge einer intensiven und rigiden Fixierung auf ein ausgewähltes Thema, in dem das Kind durch die ständige Beschäftigung eine große Expertise erwirbt (Waterhouse 2013).

Gleichzeitig muss man sich bewusst machen, dass das parallele Auftreten von Autismus-Spektrum-Störungen und Intelligenzstörungen das Risiko für zusätzliche Belastungen der psychischen Gesundheit stark erhöht (Emerson et al. 2010). Hinsichtlich der Zusammenhänge zwischen Intelligenzstörungen und Autismus-Spektrum-Störungen gibt es verschiedene Hypothesen. Die häufigste Annahme ist, dass es sich um komorbide Störungen handelt, die bei einem Teil der Personen mit Autismus-Spektrum-Störungen hinzukommt. Zudem wird auf die These hingewiesen, dass beiden Entwicklungsstörungen die gleiche Ätiologie zugrunde liegen könnte, etwa bei bestimmten genetischen Syndromen (Emerson/Hatton 2007).

Eine Hypothese, die zuletzt mehr an Gewicht bekommen hat, ist die Vorstellung, dass eine Folge von schweren Formen von Autismus-Spektrum-Störungen eine erhebliche Erfahrungsdeprivation im Lernen ist. Man nimmt also an, dass das Fehlen der typischen sozialen Einbettung die Differenzierung einer normalen kognitiven Entwicklung in den frühen sensiblen Phasen der Entwicklung massiv beeinträchtigt. Solche theoretischen Annahmen finden sich in den Publikationen von Greenspan und von Hobson (Greenspan/Wieder 1997, Hobson 2004).

Ob fehlende soziale Erfahrungen in der frühesten Kindheit dazu führen können, dass die kognitive Organisation und Spezialisierung des Gehirns nicht in der normalen Weise aufgebaut wird, wird kontrovers diskutiert. Rutter hat im Zusammenhang mit Studien zu rumänischen Heimkindern in den 1990er Jahren darauf hingewiesen, dass eine Form von sekundär erworbenem autistischem Verhalten bei schwerer Erfahrungsdeprivation beobachtet werden kann (Rutter et al. 1999).

Vivanti et al. argumentieren, dass schwere Symptommerkmale einer Autismus-Spektrum-Störung zur Entwicklung einer Störung der Intelligenz beitragen können (Vivanti et al. 2013). Sie haben dazu bei zwei Stichproben unter Vorschulkindern den Zusammenhang zwischen dem Gesamtscore der Diagnostischen Beobachtungsskala für Autismus (ADOS-G) aus sozialer Kommunikation und sozialer Interaktion zu zwei Zeitpunkten mit den Intelligenzwerten korreliert. Das Risiko einer Intelligenzstörung nimmt demnach mit der relativen Häufigkeit der Kernsymptome und dem Schweregrad der sozial-kommunikativen Störung zu. Allerdings kann man kritisch einwenden, dass es eine kleine Gruppe von Kindern mit einer Autismus-Spektrum-Störung gibt, die eine eher schwere Symptomatik in der frühen Entwicklungsphase zeigen, später aber einen sehr positiven Verlauf nehmen.

Es gibt eine Reihe von theoretischen Vorstellungen zu den speziellen Eigenheiten der kognitiven Entwicklung bei Autismus-Spektrum-Störungen. Einige charakteristische Merkmale der kognitiven Verarbeitung sind die Tendenz, Informationen in einer fragmentierten Weise zu sehen, sich auf Details zu konzentrieren und auf bestimmte kognitive Strategien fixiert zu bleiben (Kuschner et al. 2007). Besonders hervorgehoben werden immer wieder auch die Probleme in der sozialen Kognition und Empathie, also in der Fähigkeit, sich auf die Perspektive anderer einzustellen (Theory of Mind) (Baron-Cohen 2009). Die kognitiven Probleme sind graduell ausgeprägt und wirken in variabler Weise zusammen. Francesca Happé vertritt die These, dass verschiedene dieser kognitiven Verarbeitungsprobleme in unterschiedlichem Maße bei Autismus-Spektrum-Störungen zusammenwirken (Brunsdon/Happe 2014). Insgesamt sind die psychologischen Theorien zur Entwicklung von Kindern mit Autismus-Spektrum-Störungen überaus interessant, manche Thesen können für die konkrete Therapieplanung von großer Bedeutung sein. Gleichzeitig werden die empirischen Belege für viele der Theorien nicht als ausreichend angesehen (Überblick bei Waterhouse 2013).

> **!**
>
> Ein Teil der Kinder mit Autismus-Spektrum-Störungen weist eine Intelligenzstörung auf. Diese kann wesentlich über den weiteren Verlauf der sprachlichen Entwicklung und der sozialen Anpassung entscheiden.
> Für Kinder mit Autismus-Spektrum-Störungen werden unterschiedliche individuelle Intelligenzprofile beschrieben, die für das konkrete Vorgehen in der Frühförderung wichtig sind.
> Gleichzeitig lassen sich diese Profile nicht verallgemeinernd auf alle Kinder mit Autismus-Spektrum-Störungen übertragen.

3 Frühdiagnostik bei Autismus-Spektrum-Störungen

Im diagnostischen Prozess werden verschiedene Entscheidungsebenen unterschieden, abhängig vom fachlichen Hintergrund und vom zeitlichen Rahmen, über den die Untersuchungsleitung verfügt. Informationen können von den Bezugspersonen erfragt oder aus der direkten Beobachtung und Bewertung des kindlichen Verhaltens gewonnen werden. Wegen des hohen zeitlichen Aufwands der komplexen Autismus-spezifischen Diagnostik ist ein gestaffeltes Vorgehen in der diagnostischen Bewertung sinnvoll. Ziel der Diagnostik sollte es insgesamt sein, Autismus-Spektrum-Störungen frühzeitig zu erkennen und sobald als möglich Therapiemaßnahmen einzuleiten (Landa 2018, Hyman et al. 2020, Zwaigenbaum et al. 2015).

In Tabelle 8 wird das Schema der verschiedenen Untersuchungsebenen dargestellt. Differenziert wird in der Übersicht zwischen den Ebenen des Screenings, der Basisdiagnostik und der umfassenden interdisziplinären und mehrdimensionalen Diagnostik. Das Übersichtsschema wurde schon in einer anderen tabellarischen Anordnung publiziert (Voigt 2020).

Tab. 8: Diagnostische Ebenen bei der Untersuchung von Kindern mit Autismus-Spektrum-Störungen

erste Ebene: Screening und Anamnese (qualitative Beschreibung) **Gibt es Hinweise auf das Vorliegen einer Autismus-Spektrum-Störung?**			
Autismus-spezifische Symptome (Red flags)	anamnestische Hinweise	Hinweise zum Entwicklungsstand der Sprache/Kognition	Anpassungsprobleme

zweite Ebene: Basisdiagnostik Liegt eine klinisch relevante Störung im Sinne einer Autismus-Spektrum-Störung vor?			
Autismus-Screening	**Beobachtung des sozialen Verhaltens**	**orientierende Einschätzung des Entwicklungsstands**	**Gruppensituation/ Kindergarten/ Schule**
M-CHAT-R FSK DCL-ASKS aus dem DYSYPS-III	Spielsituationen	ET 6-6-R MFED 1-4 Bayley-III Screening	Berichte aus der Einrichtung soziales Verhalten gegenüber Gleichaltrigen Anpassung an soziale Erwartungen
dritte Ebene: Autismus-spezifische Diagnostik **Lässt sich die Verdachtsdiagnose durch Autismus-spezifische Verfahren belegen?**			
Autismus-Fragebögen	**halbstandardisierte Verhaltensbeobachtung**	**kognitive/sprachliche Entwicklung**	**organische Befunde**
ADI-R, FSK, SRS CSBS, CARS	ADOS-G ADOS-2	Intelligenzprofil (Relative Stärken Sprache/ Wahrnehmung) (KABC-II, WISC-IV, WNV) neuropsychologische Befunde (FEW-2, FEW-JE, SET5-10, Beery VMI)	genetisches Syndrom? Epilepsiesyndrom? Zustand nach Frühgeburtlichkeit?
vierte Ebene: Beratung der Familie/Behandlungsplanung Welche aktuellen und langfristigen Behandlungsziele sollen verfolgt werden und wie ist die Entwicklungsprognose?			
Interpretation der **Autismus-spezifischen Verhaltensmerkmale**	**Störungsspezifische Beratung** Konsequenzen für die aktuelle und längerfristige Entwicklung	**Behandlungsplan**/Autismus-spezifische Therapien Verlaufsuntersuchung	**pädagogische Maßnahmen** Kindergarten- und Schulfrage Eingliederungshilfe Schulbegleitung

3.1 Screening

Als Screeningmerkmale von Autismus-Spektrum-Störungen werden von den Fachgesellschaften der Pädiatrie und Kinderpsychiatrie sogenannte Red flags aufgeführt, die als erste Orientierungspunkte für die weitere Entwicklungsabklärung dienen (Johnson/Myers 2007).

Red flags (kritische Merkmale) sind im frühen Entwicklungsverlauf bis 24 Monate z. B.

- fehlendes Plappern mit 12 Monaten
- kein kommunikatives Zeigen oder Verwenden natürlicher Gesten mit zwölf Monaten
- kein sinnbezogenes Wort mit 16 Monaten
- keine spontane Verwendung von Zweiwortverbindungen mit 24 Monaten
- Verlust von sprachlichen oder sozialen Kompetenzen zu irgendeinem Zeitpunkt der Entwicklung

Hyman et al. nennen weitere Red flags, die eher unspezifisch für die Altersstufen sind (Hyman et al. 2020). Diese Entwicklungsmerkmale sind keine garantierten Indikatoren für Autismus-Spektrum-Störungen. Sie können auch Hinweise auf spezifische Sprachstörungen oder globale Entwicklungsstörungen sein.

Für die kinderärztliche Praxis gibt es zudem Checklisten für auffällige Verhaltensmerkmale, die das ärztliche Fachpersonal im Rahmen der Vorsorgeuntersuchungen gemeinsam mit den Eltern durchgehen kann. Diese Entwicklungs- und Verhaltensmerkmale werden in der Regel von den Eltern erfragt. Sie können also durch die subjektive Bewertung der Bezugspersonen beeinflusst sein. Solche Checklisten liegen für die Vorsorgeuntersuchungen im Kleinkind- und Vorschulalter vor. Beispiele von Verhaltensbeschreibungen für die einzelnen Vorsorgeuntersuchungen im Rahmen der kinderärztlichen Praxis sind in den Tabellen zur Früherkennung im Rahmen der Vorsorgeuntersuchungen in den Online-Materialien zugänglich. Betont wird dabei stets, dass einzelne Entwicklungsmerkmale nicht spezifisch für die Diagnose einer Autismus-Spektrum-Störung sind.

Als standardisierte Screeninginstrumente werden im deutschsprachigen Raum vor allem die **Modifizierte Checkliste für Autismus (M-CHAT-R)** (Robins et al. 2009) für das Alter von 24 Monaten und der **Fragebogen zur sozialen Kommunikation (FSK)** (Bölte/Poustka 2006) ab einem Alter von 4 Jahren (bzw. einem Entwicklungsalter ab 2 Jahren) eingesetzt. Kritische Indikatoren im M-CHAT sind soziales Interesse, kommunikatives Verhalten, Reaktion auf Sprache und das Verständnis für symbolische Spielhandlungen. Hilfreich zur ersten Einschätzung des sozialen Verhaltens sind auch die **Communication and Symbolic Behavior Scales (CSBS)** von Wetherby und Prizant, die aber im deutschsprachigen Raum nur wenig bekannt ist (Wetherby/Prizant 2002).

Zur Befragung der Eltern durch die kinderärztliche Praxis wurde von Swinkels et al. das Verfahren **Early Screening of Autistic Traits (ESAT)** entwickelt, um frühe Hinweise auf soziale Besonderheiten und stereotype Verhaltensmerkmale zu erfassen (Swinkels et al. 2006). Das Verfahren diente zunächst der Bewertung des Verhaltens in einem Alter von 14 bis 15 Monaten. Die M-CHAT erfasste mehr Kinder mit einem positiven Screening, die ESAT führte gleichzeitig zu mehr klinischen Überweisungen und zu mehr Hinweisen auf mögliche medizinische Fragestellungen und Auffälligkeiten auf der sprachlichen und der Verhaltensebene. Beuker et al. sahen es als sinnvoll an, beide Verfahren zu kombinieren, um auffällige Kinder im Alter von 18 Monaten zu erkennen (Beuker et al. 2014). Das Risiko von Screeningverfahren ist prinzipiell, dass die beobachteten Entwicklungsauffälligkeiten häufig auch auf eine andere Leitsymptomatik hindeuten können. Man vermutet also zunächst als Verdachtsdiagnose eine Autismus-Spektrum-Störung, im weiteren Verlauf stellt sich als Diagnose aber eine andere Form der Entwicklungsstörung heraus (McCarty et al. 2020).

Die American Academy of Pediatrics hat eine Systematik erstellt, die die **Planung des Screeningprozesses** unterstützen soll. Zudem wurden systematisch Materialien zusammengestellt, die den Kinderarzt bzw. die Kinderärztin in die Materie einführen (Johnson/Myers 2007). Diese wurden in einer Publikation von Hyman et al. aktualisiert (Hyman et al. 2020).

Im ersten Schritt wird die Familiengeschichte sorgfältig erfragt und vor allem eruiert, ob bei Familienmitgliedern bzw. speziell Geschwistern die Diagnose Autismus-Spektrum-Störung gestellt wurde. Liegt eine Diagnose bei einem Geschwister vor, soll sich das Risiko für eine Diagnose beim untersuchten Patienten um den Faktor 10 erhöhen. Daneben soll bei Geschwistern nicht nur auf Autismus, sondern auch auf andere Formen von Entwicklungsstörungen geachtet werden.

Im Säuglingsalter werden die folgenden Merkmale als Hinweiszeichen bewertet, die man weiter beobachten sollte (Johnson/Myers 2007, Hyman et al. 2020):

- extreme Reaktionen im Temperament und Verhalten (die von ausgeprägter Irritierbarkeit bis zu beunruhigender Passivität reichen kann)
- wenig Blickkontakt
- geringe Reaktion auf die Stimmen anderer Personen, vor allem bei Ansprache mit dem Namen
- wenig Initiative zu interaktivem Spiel
- mehr Interesse daran Gegenstände als Personen zu betrachten

- reduziertes wechselseitiges Plappern und Experimentieren mit der Sprache
- Mangel an freudigem, wechselseitigem emotionalen Austausch

Im zweiten Schritt werden die Eltern befragt, inwieweit sie sich über die Entwicklung ihres Kindes Gedanken oder Sorgen machen. Dazu werden typische Meilensteine der Entwicklung überprüft und vor allem Aspekte der sprachlichen und nonverbalen Kommunikation, der wechselseitigen sozialen Interaktion und das Interesse für symbolische Spiele abgefragt. In diesem Zusammenhang wird auf die Red flags für Risiken einer Autismus-Spektrum-Störung Bezug genommen. Besonders beachtet wird das Thema möglicher Entwicklungsregressionen, also der Verlust von Fähigkeiten auf der sozialen, sprachlichen und kognitiven Ebene.

Im dritten Schritt wird die Zahl der Risikofaktoren summiert (von 0 bis 4). Die **vier Risikofaktoren** sind die Besorgnis der Eltern, die Beobachtung einer Entwicklungsregression, auffällige Red flags und Geschwister mit der Vordiagnose Autismus.

Im vierten Schritt wird bei auffälligen Risikofaktoren die Verwendung eines Screeninginstruments – speziell der M-CHAT – im Alter zwischen 18 und 24 Monaten empfohlen, im fünften Schritt bei Auffälligkeiten zu jedem Zeitpunkt der Entwicklung im Sinne einer autistischen Symptomatik ebenso der Einsatz eines adäquaten Screeningverfahrens. Bei konkreten Verdachtsdiagnosen erfolgt im nächsten Schritt die Überweisung zur Abklärung der Diagnose durch ein interdisziplinäres Team mit ausgewiesener Expertise in der Autismusdiagnostik. Besteht eine globaler Entwicklungsrückstand, werden weitere spezifische ätiologische Fragen überprüft, etwa die Verdachtsdiagnose eines fragilen X-Syndroms, die Durchführung einer weiteren sequentiellen genetischen Diagnostik zur Zuordnung eines genetischen Syndroms oder die Abklärung einer neurologischen Störung.

Die Systematik des Vorgehens soll darauf abzielen, eine frühere Diagnosestellung und damit auch eine frühere Einleitung von Frühfördermaßnahmen zu erreichen. Tatsache ist aber, dass sowohl in den USA als auch in Deutschland der typische Diagnosezeitpunkt bei vier Jahren oder später liegt, obwohl eine Diagnosestellung spätestens ab zwei Jahren und bei einer Verdachtsdiagnose zumindest die Einleitung von präventiven Frühfördermaßnahmen möglich wäre (Daniels/Mandell 2014).

Die **Ursachen dieser späten Diagnosestellung** liegen unter anderem in der mangelnden Berücksichtigung der oben genannten Risikofaktoren für Autismus-Spektrum-Störungen, in der geringen Vertrautheit mit den Früherkennungszeichen und in der begrenzten Verfügbarkeit von Einrichtungen, die eine qualifizierte Autismusdiagnostik durchführen können.

Wünschenswert ist es, dass vor allem Kinderärzte und Kinderärztinnen zu den speziellen Früherkennungszeichen von Autismus-Spektrum-Störungen und zu den Verlaufsmerkmalen systematisch fortgebildet werden. Hilfreich wäre sicherlich die Etablierung von Frühsprechstunden mit dem Schwerpunkt Autismus-Spektrum-Störungen in allen kinderpsychiatrischen Kliniken und in vielen sozialpädiatrischen Zentren in Deutschland. Voraussetzung dafür ist auch die weitere Qualifizierung von von ärztlichen und psychologischen Fachkräften in der Autismus-spezifischen Diagnostik.

Die Abfrage der Red flags ist ein erster Hinweis auf Entwicklungsauffälligkeiten und kann auch zur Früherkennung von Autismus-Spektrum-Störungen beitragen.
Risikofaktoren, die man bei der Vorsorgeuntersuchung stets abklären sollte, sind: die Besorgnis der Eltern, Hinweise auf eine Entwicklungsregression, auffällige Red flags und Geschwister mit der Diagnose Autismus.
Als Screeninginstrumente sind im deutschsprachigen Raum vor allem die M-CHAT, evtl. die ESAT und bei älteren Kindern der FSK verwendbar. Wegen der niedrigen Prävalenz von Autismus-Spektrum-Störungen sind Screeningverfahren fehleranfällig und können oft auch Hinweise auf andere Formen von Entwicklungsstörungen ergeben.

3.2 Autismusspezifische Diagnostik

Die Autismus-spezifische Diagnostik hat zum Ziel, die Kernsymptome von Autismus-Spektrum-Störungen standardisiert zu erfassen und eindeutige Regeln für die Diagnosestellung und die mögliche Abgrenzung zu anderen Entwicklungsstörungen systematisch zu definieren.

BEISPIEL

Anna zeigte eine regelrechten Verlauf der frühen motorischen Entwicklung. Erste Worte habe sie mit 2 Jahren gesprochen, die Sprachentwicklung macht seitdem nur langsame Fortschritte. Mit drei Jahren beginnt das Kind Sätze zu wiederholen, die die Eltern vorsprechen. Anna wiederholt zuerst Fragen oder Aufforderungen, später beginnt sie Sätze auch verzögert zu wiederholen.

Bei der Erstuntersuchung im sozialpädiatrischen Zentrum im Alter von 4 Jahren berichten die Eltern, dass das Kind in den letzten Monaten vermehrt erethisches und extrem unruhiges Verhalten zeigt. Es wandert ziellos durch die Wohnung und findet keine Ruhe, um sich mit irgendeinem Spiel zu beschäftigen.
Beim Essen zeigt sich das Mädchen extrem wählerisch und will nur bestimmte Speisen zu sich nehmen. Änderungen der Textur oder des Geschmacks führen zu sofortiger Ablehnung. Besteht die Mutter darauf, dass das Kind einen Löffel voll isst, so entwickelt das Mädchen lang anhaltende Schreianfälle, die sich bis zu einer Stunde hinziehen können. In den letzten Wochen hat das Kind tageweise das Essen ganz verweigert.
Alle bisherigen Versuche zum Toilettentraining sind erfolglos verlaufen.
Wünsche zeigt das Mädchen durch Ziehen an der Hand, durch Wegschieben der Hand oder durch anhaltendes Schreiverhalten an. Die Eltern betonen, dass sie das Verhalten des Kindes und seine Absichten und Wünsche oft nicht verstehen.

Abbildung 1 zeigt ein systematisches Entwicklungsprofil des Mädchens im Alter von 4;0 Jahren.

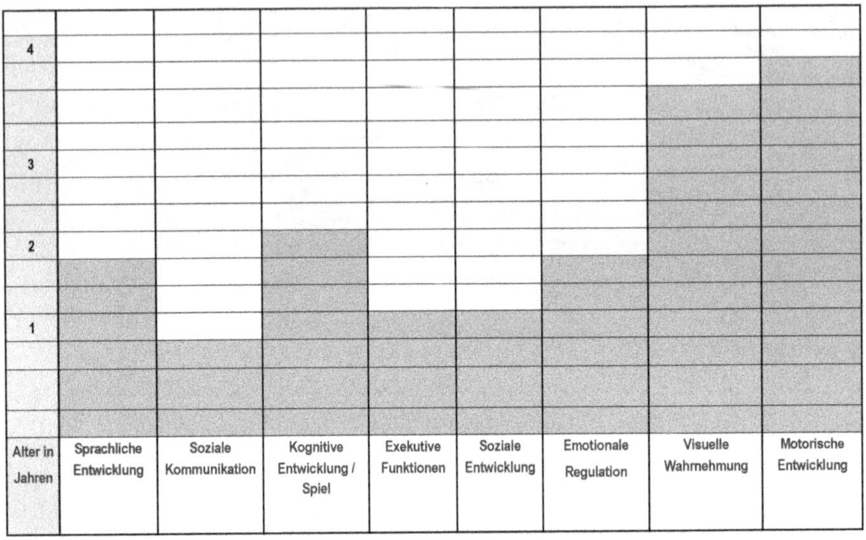

Abb. 1: Entwicklungsprofil im Vorschulalter bei Autismus-Spektrum-Störungen

Autismus-Spektrum-Störungen sind eine klinische Diagnose. Diese stützt sich auf die sorgfältige Beschreibung von Entwicklungs- und Verhaltensmerkmalen (Zwaigenbaum et al. 2015). Die variablen Verlaufsmerkmale erschweren die Diagnosestellung. Einzelne Symptome können in der Ausprägung stark schwanken, z. B. Stereotypien, deren Topographie, qualitative Merkmale und emotionale Bedeutung sich im Laufe des Vorschulalters verändern können (Lord et al. 2012). Manche typischen Verhaltensmerkmale können in der Häufigkeit im Alltag im Verlauf der Entwicklung in den ersten Lebensjahren deutlich zurückgehen, sodass die Diagnosestellung erschwert wird.

Die **diagnostischen Verfahren**, die als Standards verwendet werden, haben Grenzen in der Spezifität und Sensitivität. Zudem wurden sie oft nicht für differentialdiagnostische Fragen konzipiert. Innerhalb der Normstichproben kommen also bestimmte komorbide Störungsbilder eher selten vor. Dies erschwert die Einordnung der qualitativen Symptomatik. So ist etwa die Abgrenzung zwischen Aktivitäts- und Aufmerksamkeitsstörungen und Autismus-Spektrum-Störungen nicht einfach und die qualitative Einschätzung autistischer Symptome bei Kindern mit genetischen Syndromen deutlich erschwert. Das klinische Urteil und die Beobachtung des Kindes in mehreren sozialen Anforderungssituationen und im Alltag bilden den übergeordneten Rahmen, in den die verfügbaren diagnostischen Beobachtungen eingeordnet werden sollten (Zwaigenbaum et al. 2015).

Die **Diagnostische Beobachtungsskala für autistische Störungen-2 (ADOS-2)** (Poustka et al. 2018) ist die deutsche Übersetzung und Bearbeitung der *Autism Diagnostic Observation Schedule-2* von Catherine Lord, Michael Rutter et al. (Lord et al. 2012). Die Beobachtungsskala versucht in einem standardisierten Format unterschiedliche Situationen zu gestalten, in denen das soziale und kommunikative Verhalten des Kindes und eine Reihe von Verhaltenseigenheiten von Kindern, Jugendlichen und Erwachsenen beobachtet und qualitativ eingeschätzt werden können. Die Skala besteht aus fünf Modulen, in denen unstrukturierte und strukturierte Situationen gestaltet werden, die der Untersuchungsleitung die Möglichkeit geben, das Verhalten des Kindes im Rahmen der sozialen Interaktion zu beobachten. Da bei älteren Kindern und Jugendlichen soziale Wahrnehmung, soziale Kognition und das Verständnis von sozialen Situationen nicht aus der direkten Beobachtung erschlossen werden können, dienen konkrete Interviewfragen dazu, das soziale Verständnis, die Gefühle und Sichtweisen eines Kindes und Jugendlichen zu verstehen.

Die Diagnostische Beobachtungsskala für Autismus (ADOS-2) ist kein vollständig objektives Testverfahren, anders als z. B. in einem Intelligenztest können nicht alle Fragen und Reaktionen im Detail festgelegt werden. Zudem ist die Skala kein normorientiertes Verfahren, sie erlaubt es also nicht, die Entwicklung des Kindes mit einer Autismus-Spektrum-Störung anhand von Standardscores mit normal entwickelten Kindern zu vergleichen. Vielmehr versteht man die Skala als ein kriteriumsorientiertes Verfahren. Das Verhalten des Kindes wird mit den normalen sozialen Reaktionen in der konkreten Situation verglichen, wobei die große Variabilität auch im normalen sozialen Verhalten mitgedacht werden muss.

Die ADOS-2-Skala besteht aus fünf Modulen: dem Kleinkindmodul und den Modulen 1 bis 4. Die Auswahl der einzelnen Module erfolgt anhand der Altersspanne und der sprachlichen Kompetenzen des Kindes. Für die Durchführung der Module wird eine Zeitspanne von 40 bis 60 Minuten angegeben. In Tabelle 9 wird die Auswahl der jeweiligen Module übersichtlich dargestellt (Poustka et al. 2018, 23).

Tab. 9: Auswahl der Untersuchungsmodule der Diagnostischen Beobachtungsskala für Autismus (ADOS-2)

Diagnostische Beobachtungsskala für Autistische Störungen – 2 (ADOS-2)			
Niveau der expressiven Sprache		**chronologisches Alter**	**ADOS-2-Modul**
Minimum	**Maximum**		
keine Sprache	einfache Sätze	12–30 Monate	T (Kleinkind-modul)
keine Sprache	einfache Sätze	31 Monate und älter	1
Sprache in Sätzen (Sprachentwicklungsalter < 4 Jahre)	fließende Sprache	alle Altersstufen	2
fließende Sprache	–	Kinder/junge Jugendliche	3
fließende Sprache	–	ältere Jugendliche/ Erwachsene	4

Das Instrument erfordert von der Untersuchungsleitung eine flexible und kreative Gestaltung der Spielsituationen. Während die Untersuchungsleitung den Kontakt zum Kind in immer wieder neuen halbstandardisierten Aktivitäten zu gestalten sucht, muss sie gleichzeitig verschiedene Verhaltensmerkmale beobachten. Deshalb wird eine intensive Einarbeitung und Übung mit den Materialien empfohlen, sodass man mit dem Ablauf auf das Engste vertraut wird. Die Interpretation einzelner Verhaltensweisen führt sogar zwischen erfahrenen Fachkräften immer wieder zu Diskussionen. Deshalb wird eine intensive Schulung, die regelmäßige Supervision im Team und wenn möglich auch die Dokumentation per Video empfohlen, um Beobachtungen und Bewertungen nochmals überprüfen und diskutieren zu können (Poustka et al. 2018).

In der klinischen Praxis zeigen sich bei manchen Klein- und Vorschulkindern mit Autismus-Spektrum-Störungen erhebliche Schwierigkeiten, die ADOS-2-Skala einzusetzen, z. B. wenn ein Kind lediglich im Raum herumläuft und sich auf keinerlei Aktivitäten einlässt. Natürlich kann man dann einzelne Spielsequenzen aus der ADOS-2-Skala einsetzen und bewerten. Da das Kind aber auf viele Aktivitäten gar nicht eingeht, ist die Interpretation des Gesamtbefunds und die Einschätzung des Schweregrads nur begrenzt möglich. Problematisch kann auch sein, wenn ein Kind keinerlei Interesse am Funktionsspiel und am symbolischen Spiel zeigt und auch unter Anleitung keine Funktionsspiele umsetzen möchte. Dieses Verhalten deutet oft auf eine eher schwere Einschränkung der kognitiven Entwicklung hin. Dennoch ist die Bewertung einzelner Bereiche der ADOS-2-Skala in solchen Fällen erschwert.

Detaillierte Angaben zu Ergebnissen zur inhaltlichen Validität, Reliabilität, Sensitivität und Spezifität der Diagnostischen Beobachtungsskala für Autismus werden in den AWMF-Leitlinien zur Diagnostik autistischer Störungen dokumentiert und sollen hier nicht gesondert diskutiert werden (Freitag 2016).

Das **Diagnostische Interview für Autismus (ADI-R)** geht in der ursprünglichen Version auf Lord, Rutter und LeCoutuer zurück (Lord et al. 1994). Das Interview dient dazu, die Eltern detailliert zur Entwicklungsgeschichte, zu Merkmalen der sozialen Interaktion, Sprache und Kommunikation sowie zu repetitiven und stereotypen Verhaltensweisen zu befragen.

Die Durchführung des Interviews ist zeitlich aufwendig und erfordert ein stringentes und durchdachtes Vorgehen. Die Untersuchungsleitung wird sich bei vielen Fragen nicht mit einer Ja- oder Nein-Antwort zufriedengeben (Bölte et al. 2006). Vielmehr wird er bzw. sie bei einzelnen Punkten nachfragen und sich das Verhalten erläutern lassen. Gleichzeitig sollte man sich nicht auf die allgemeinen Bewertungen der befragten Bezugspersonen verlassen, sondern immer wieder auf die Ebene des beobachtbaren Verhaltens eingehen. Das Interview in einer überschaubaren Zeit durchzuführen und einen roten Faden zu verfolgen, gleichzeitig präzise zu protokollieren und geduldig auf die Anliegen der Eltern einzugehen, erfordert einiges an Übung und Routine (Bölte et al. 2006). Der hohe zeitliche Aufwand eines solchen Interviews führt dazu, dass es in der Praxis nicht immer parallel zur ADOS-2-Skala eingesetzt wird. Es finden sich mehrfache Anpassungen und Überarbeitungen der einzelnen Algorithmen, die für den Anwender eher unübersichtlich sind.

Es wird in den Studien wiederholt darauf hingewiesen, dass sich die diagnostische Klassifikation anhand der Algorithmen im ADI-R und die klinische Diagnose, die verschiedene Informationsebenen zusammenfasst, voneinander unterscheiden (Kim et al. 2013). Dies ist auch darin begründet, dass die Angaben zur Spezifität und Sensitivität für das Diagnostische Interview für Autismus vor allem bei den älteren Kindern nicht so hoch sind, wie dies für eine eindeutige Diagnosestellung wünschenswert wäre. Deshalb empfehlen Kim und Lord den kombinierten Einsatz von ADI-R und ADOS-2, weil sich in der Konvergenz der Verfahren die Angaben für Sensitivität und Spezifität erhöhen (Kim/Lord 2012).

Mit dem ADI-R lässt sich im Vorschulalter die Diagnose Autismus zuverlässig stellen. Bei Kindern mit leichtgradig ausgeprägten Störungsbildern im Sinne eines Asperger-Syndroms und bei Kindern, bei denen nur eine Teilsymptomatik dokumentiert werden kann, ist die Aussagekraft aber weniger eindeutig. Für den frühen Altersbereich bis 47 Monate scheinen die revidierten Algorithmen eine Autismus-Spektrum-Störung relativ gut zu erfassen. Für die ausführliche Diskussion der aktuellen Studienlage wird auf die AWMF-Leitlinien zur Diagnostik von Autismus-Spektrum-Störungen verwiesen (Freitag 2016). Detaillierte Angaben zu Ergebnissen zur inhaltlichen Validität, Reliabilität, Sensitivität und Spezifität des Diagnostischen Interviews für Autismus (ADI-R) und weiterer Fragebogenverfahren finden sich ebenfalls in den AWMF-Leitlinien für Diagnostik von Autismus-Spektrum-Störungen (Freitag 2016). In der Praxis werden Fragebogenverfahren und Verfahren zur Verhaltensbeobachtung meist kombiniert, um Informationen aus unterschiedlichen sozialen Settings und Anforderungssituationen zu gewinnen.

Die Standardverfahren zur Autismusdiagnostik sind sehr hilfreich für die Diagnosestellung, sie müssen aber immer in ein übergeordnetes klinisches Bild eingeordnet werden. In der diagnostischen Situation muss man stets einzelne Bewertungen kritisch reflektieren und offen für weitere Hypothesen bleiben. Ist man sich der diagnostischen Zuordnung unsicher, sollte man dies den Eltern erläutern. Am besten ist es in diesem Fall, denkbare alternative Entwicklungsverläufe und Einflussfaktoren zu beschreiben und bei Folgeterminen mit den Eltern die Merkmale der Entwicklung erneut zu besprechen und das konkrete Vorgehen schrittweise abzustimmen.

BEISPIEL

Fabienne ist das erste Kind einer Mutter aus einem afrikanischen Land. Bei den Vorsorgeuntersuchungen der Mutter wird ein unauffälliger Verlauf von Schwangerschaft und Geburt dokumentiert. Das freie Laufen wurde mit zwölf Monaten erreicht, erste Worte kamen zum gleichen Zeitpunkt. In der Muttersprache fand sich eine unauffällige Sprachentwicklung bis zum Alter von zwei Jahren mit einem Wortschatz von mehr als 50 Worten. Die Betreuung erfolgte zunächst zunächst durch die Mutter, nach deren psychischer Erkrankung durch den Vater. Wegen der akut auftretenden psychischen Erkrankung der Mutter, vermutlich im Kontext von familiärer Gewalterfahrungen, war das Kind kurzzeitig in eine Bereitschaftspflege gekommen, bis der Vater seine Berufstätigkeit so umstellen konnte, dass er das Kind zu sich nehmen konnte.

Bei der Erstuntersuchung im Alter von 3 ½ Jahren zeigen sich die folgenden Beobachtungen: Das Mädchen folgt ganz seinem eigenen Spielrhyth-

mus, verhält sich gegenüber Fremden distanzlos und setzt sich spontan auf deren Schoß. Es lebt wie in seiner eigenen Welt, reagiert nicht auf Ansprache mit dem Namen oder auf sprachliche Aufforderungen. F. antwortet auf Wahlfragen weder durch Nicken noch durch Kopfschütteln noch durch Worte, spreche aber Mehrwortsätze im Sinne einer Echolalie nach, plappere oft in sinnlosen Worten vor sich hin, mache brummende Geräusche oder singe für sich eine Melodie.
Das Kind wehre sich gegen Grenzsetzungen mit massiven Schreianfällen, vor allem in der Öffentlichkeit, und zeige dann auch autoaggressives Verhalten. Es zeigen sich keine Bewegungsstereotypien. F. spiele mit Kindern imitierend, also schaukele neben anderen Kindern oder schiebe wie ein anderes Kind den Puppenwagen. F. habe Interesse für Ziffern und Buchstaben und könne die Zählreihe auf Deutsch und Englisch aufsagen.
Bei der Erstuntersuchung im Alter von 3;5 Jahren in einer kinderpsychiatrischen Klinik wurden im Diagnostischen Interview für Autismus (ADI-R) die Cut-off-Werte für die Indexbereiche reziproke soziale Interaktion, Kommunikation und repetitives, stereotypes und restriktives Verhalten deutlich überschritten. In der Diagnostischen Beobachtungsskala für Autismus (ADOS) zeigten sich ebenfalls sehr deutliche qualitative Auffälligkeiten, die die Diagnose eines frühkindlichen Autismus nahelegten.
Als vorläufige Diagnose wurde gestellt:
Autismus-Spektrum-Störung im Sinne eines frühkindlichen Autismus in Verbindung mit einer globalen Entwicklungsstörung
Unklare Bewertung der möglichen Auswirkungen einer frühkindlichen Deprivation
Die Entwicklungsdiagnostik mit den Bayley Scales of Infant Development (Bayley-III) legt einen Entwicklungsstand der kognitiven Entwicklung um 2 ½ Jahre, der sprachlichen Entwicklung um 18 Monate nahe.

Bei der Nachuntersuchung mit 5;8 Jahren zeigten sich sehr erfreuliche Entwicklungsfortschritte in der sprachlichen, sozialen und kognitiven Entwicklung. Die früher beschriebenen qualitativen Auffälligkeiten in der sozialen Interaktion und im kommunikativen Gebrauch der Sprache haben sich weitgehend aufgelöst. Das Kind ist freundlich und sozial leicht zugänglich, es geht mühelos auf die diversen Aufgabenstellungen ein, versteht humorvolle Äußerungen und zeigt eine dem Gespräch vollkommen angemessene Verwendung der sprachlichen Äußerungen.
Sensorische Stereotypien und Bewegungsstereotypien kommen nicht vor. Das Mädchen überrascht durch Stärken in einzelnen kognitiven Bereichen, insbesondere im Erfassen von visuellen Symbolen und visuellen

Zusammenhängen. Der Entwicklungsverlauf bestätigt nicht die früher geäußerte Verdachtsdiagnose einer Autismus-Spektrum-Störung. Es besteht sicherlich eine Sprachentwicklungsstörung, die sowohl rezeptive als auch expressive Leistungen betrifft. Zudem finden sich Entwicklungsrückstände in einzelnen kognitiven Bereichen.
Der positive Entwicklungsverlauf deutet darauf hin, dass das Kind durch die Belastungen im Zusammenhang mit den Eheproblemen, der zeitweisen schweren psychischen Erkrankung der Mutter sowie der Trennung von dieser stark belastet war. Mit zunehmender Stabilität in ihrer Lebenssituation hat es sich immer mehr geöffnet und zeigt jetzt eine Reihe von altersadäquaten sozialen Kompetenzen.

3.3 Psychologische Diagnostik/Entwicklungs- und Intelligenzdiagnostik

Die Entwicklungsdiagnostik in den ersten Lebensjahren und eine vertiefende Intelligenz- und Sprachdiagnostik ab dem 3. bis 4. Lebensjahr sind wichtige Informationsquellen zum Entwicklungsverlauf und zur Einschätzung der Prognose bei Kindern mit Autismus-Spektrum-Störungen. Dabei sollte man die Verfahren nach dem subjektiv geschätzten kognitiven Entwicklungsalter des Kindes auswählen. Wenn sich kein Intelligenzwert berechnen lässt, so kann man Informationen aus den Testalteräquivalenten, also dem geschätzten Entwicklungsalter in bestimmten Aufgaben oder Indexbereichen gewinnen.

Eine Untersuchung sollte langsam angebahnt werden, das Kind mit dem Raum und den Anforderungen vertraut gemacht und zunächst ein spielerischer Einstieg erlaubt werden. Oft reagieren Kinder mit Autismus-Spektrum-Störungen mit ausgeprägten Ängsten und werden in einer nicht vertrauten Situation vermehrt stereotype Aktivitäten zeigen oder ganz auf sich bezogen agieren. Die Untersuchungsleitung muss also erst eine Eingewöhnungsphase zulassen, für die Entwicklungsdiagnostik einen günstigen Rahmen sichern oder aber die standardisierte Untersuchung vorläufig zurückstellen. Bei Vorschulkindern wird man auf komorbide Störungen achten, z.B. auf eine ausgeprägte Aktivitäts- und Aufmerksamkeitsstörung, welche die Untersuchungssituation wesentlich beeinflussen kann. Man muss ein Gespür dafür entwickeln, wie sich Verhaltensmerkmale eines Kindes auf die konkrete Untersuchungssituation auswirken.

Die Untersuchungsleitung wird sich zunächst ein vorläufiges Bild machen, wie er bzw. sie den Entwicklungsstand des Kindes einschätzen kann und einen Einstieg suchen, der den Entwicklungskompetenzen des Kindes angemessen erscheint. Manche Kinder mit Autismus-Spektrum-Störungen zeigen ausgeprägte Spezialinteressen oder Vorlieben, die man als Ausgangspunkt nutzen kann. Zeigt ein Kind etwa besondere Stärken in der visuellen Beobachtung, kann man als Einstieg Zuordnungsaufgaben in einem Entwicklungstest wählen, bei denen das Kind Farben, Formen oder Muster erkennen soll. Bei Vorschulkindern mit Autismus-Spektrum-Störungen mit Stärken in der visuell-räumlichen Planung sprechen Aufgaben zum Nachlegen von Puzzles oder Mosaikaufgaben das Kind besonders gut an. Solche Aufgaben gelingen dem Kind oft leichter und motivieren es, bei der Sache zu bleiben.

Die starke Fixierung des Kindes auf einzelne Themen kann eine Hilfe sein, umgekehrt aber auch die Mitarbeit bei anderen Aufgaben erheblich erschweren. Typisch ist eine sehr stark schwankende Motivation des Kindes abhängig von den motivierenden Interessen und zugleich eine nachlassende Aufmerksamkeit bei Aufgaben, deren Anforderung das Kind nur schwer versteht. Diese Hindernisse machen es oft sehr schwer, das intellektuelle Potenzial des Kindes zuverlässig einzuschätzen. Bei manchen Kindern können unter Umständen zwei bis drei Jahre vergehen, bis man schließlich eine zuverlässige standardisierte Untersuchung durchführen kann. Davor lässt das Kind sich auf einen vorgegebenen standardisierten Untersuchungsablauf womöglich noch gar nicht ein.

3.3.1 Intelligenzdiagnostik

Bei Vorschulkindern mit mittelgradiger bis schwerer Intelligenzstörung sollte stets mit an eine komorbide Autismus-Spektrum-Störung gedacht werden. In der Fachliteratur spricht man vom „**diagnostic overshadowing**" (diagnostische Überschattung), wegen der Fokussierung nur auf eine Diagnose übersieht man die parallel auftretende (komorbide) Symptomatik (Kanne 2013).

Diagnostische Kriterien liefern für beide Störungsbereiche Überschneidungen, eine systematische Intelligenzdiagnostik sowie eine Autismus-spezifische Diagnostik ist bei globalen Entwicklungsstörungen stets wünschenswert. Der Verlauf der Intelligenzentwicklung sollte mehrfach überprüft werden, weil sich Einschränkungen in den sozialen Kompetenzen und in der emotionalen Regulation negativ auf Mitarbeit und Begabungseinschätzung auswirken können.

Das „diagnostic overshadowing" verliert an Bedeutung, wenn das Verhalten des Kindes oder Jugendlichen in einer mehrdimensionalen Betrachtung analysiert wird und verschiedene Hypothesen für die Erklärung eines Verhaltens durchgespielt werden (Jopp/Keys 2001). Dies gilt auch für den Zusammenhang zwischen Intelligenzstörungen und Autismus-Spektrum-Störungen. Einzelne Fachleute gehen davon aus, dass einer der Gründe für die Zunahme der Prävalenz von Autismus-Spektrum-Störungen darin liegt, dass bei einem größeren Teil der Kinder mit Intelligenzstörungen eine Autismus-Spektrum-Störung als Leitsymptomatik diagnostiziert wird (Shattuck 2006).

Die Problematik des „diagnostic overshadowing" stellt sich in sehr eindringlicher Weise bei Kindern mit genetischen Syndromen. Bei diesen Kindern werden oft die schwere globale Entwicklungsstörung bzw. die erheblichen Einschränkungen der Intelligenz als vorrangig angesehen. Entwicklungsmerkmale, die auf eine autistische Symptomatik oder eine emotionale Störung hindeuten, werden hingegen leicht übersehen (Klein-Tasman et al. 2009).

Das „diagnostic overshadowing" hat in der klinischen Praxis unmittelbare Auswirkungen auf die Behandlungsplanung. Die Behandlung wird an einer wahrgenommenen Leitsymptomatik ausgerichtet, während andere Therapieschwerpunkte zurückgestellt werden. Bei Kindern und Jugendlichen mit Autismus-Spektrum-Störungen wird z. B. häufig darauf hingewiesen, dass die Fokussierung auf die autistische Leitsymptomatik dazu führt, dass sekundäre psychische Anpassungsstörungen nicht erkannt und diagnostiziert und dementsprechend auch nicht behandelt werden.

Die **Intelligenzdiagnostik** mit aktuellen standardisierten Verfahren ist im Vorschulalter prinzipiell möglich, kann aber am mangelnden Aufgabenverständnis und an der fehlenden Motivation des Kindes scheitern. Um einen günstigen Einstieg zu finden, ist es sinnvoll, zunächst Aufgaben auszuwählen, die besondere Stärken des Kindes oder Spezialinteressen aufgreifen. Gelingt die Untersuchung nicht standardisiert, kann man unter Umständen die kognitiven Kompetenzen eines Kindes vorläufig einschätzen und muss die Bewertung der Intelligenzleistungen zurückstellen.

Ist das Intelligenzprofil extrem heterogen, ist eine Interpretation des durchgeführten Intelligenztests unter Umständen nicht sinnvoll. Dies kann einerseits die Diskrepanz zwischen nonverbalen und sprachlichen Leistungen betreffen, aber auch innerhalb einzelner Intelligenzfunktionen wirksam werden. Im Zweifelsfall sollte die Untersuchungsleitung eine Gesamtbewertung zurückstellen und beschreiben, dass aktuell weder eine zuverlässige Einschätzung noch eine prognostische Bewertung möglich ist.

Im Vorschulalter kann man auf **nonverbale Skalen**, z. B. auf die nonverbalen Skalen der Wechsler Preschool and Primary Scale of Intelligence Fourth Edition (WPPSI-IV) oder der Kaufman Assessment Battery for Children-II (KABC-II) ausweichen, wenn man den Eindruck hat, dass ein Kind die sprachlichen Instruktionen nicht versteht oder auf sprachliche Aufgaben wenig zuverlässig reagiert. Dabei muss man sich bewusst machen, welche Intelligenzfunktionen der jeweilige Intelligenztest abbildet (Bishop et al. 2015). Bei allen kognitiven Aufgabenstellungen ist es wichtig einzuschätzen, wie gut das Sprachverständnis und Instruktionsverständnis des Kindes ist. Lässt sich das Kind für die konkreten Aufgaben motivieren und hat es die Aufgabenstellungen auch korrekt verstanden?

Thurm et al. diskutieren in kritischer Form Fragen zur **Differentialdiagnostik** von Autismus-Spektrum-Störungen und Intelligenzstörungen (Thurm et al. 2019). Für die Diagnosestellung ist eine standardisierte Untersuchung oder, wenn dies nicht möglich ist, eine informelle Einschätzung des Entwicklungsstands eines Kindes sehr wichtig, um qualitative Besonderheiten im Bereich des Verhaltens, der Motorik oder der Wahrnehmungsverarbeitung angemessen einordnen zu können. Das Verhalten muss einerseits auf das Entwicklungsniveau des Kindes bezogen werden. Eine Autismusdiagnose schließt im Grunde ein, dass die soziale Kommunikation stärker beeinträchtigt ist als dies der allgemeine Entwicklungsstand des Kindes erwarten ließe. Die Symptome müssen sozusagen aus dem Entwicklungsbild deutlich hervortreten. Zum anderen muss man aber das chronologische Alter als wichtigen Bezugspunkt einbeziehen. Durch eine lange Phase der Förderung oder stabile Alltagserfahrungen kann auch ein Kind mit einer schweren Intelligenzstörung spezifische Kompetenzen erwerben, die man ihm zunächst vom Entwicklungsstand her gesehen nicht zutraut (Thurm et al. 2019).

Bei jüngeren Kindern ist es nach Ansicht von Thurm et al. umgekehrt oft nicht möglich, eine Symptomatik zuverlässig einzuschätzen (Thurm et al. 2019). Erst wenn bestimmte Entwicklungskompetenzen erworben sind, kann man auf mögliche Auffälligkeiten schließen. Hat ein Kind z. B. noch nicht die Voraussetzungen für ein einfaches Funktionsspiel erworben, so kann man noch keine qualitativen Besonderheiten im Spielverhalten beobachten. Erst wenn diese Spielfähigkeiten zugänglich werden, wird sichtbar, ob sich das Kind im Spiel extrem rigide oder stereotyp verhält.

Bei der Auswahl von Autismus-spezifischen Untersuchungsverfahren muss man sich bewusst machen, dass ein Verfahren unter Umständen nicht für eine spezielle Störung geeignet ist. Möchte man z. B. die autistischen Verhaltensmerkmale eines zehnjährigen Kindes mit Angelman-Syndrom beschreiben, bei dem der Entwicklungsstand der kognitiven und sprachlichen Fähigkeiten zwischen 14 und 22 Monaten liegt, so ist die Frage, ob die Standardverfahren zur Bewertung autistischen Verhaltens die Symptome hier angemessen abbilden (Baker et al. 2018). Bei der Verwendung von Fragebögen, die die Eltern verwenden, muss man sich den bisherigen Verlauf der Förderung und Therapie sowie die familiäre Erwartungen und Belastungen mit vor Augen führen. Man sollte also stets Informationen aus unterschiedlichen Informationsquellen sytematisch zusammenführen.

3.3.2 Psychodiagnostische Untersuchung im Vorschulalter

Neben der Intelligenzentwicklung sollte die Psychodiagnostik weitere Entwicklungsfunktionen systematisch erfassen. Dies betrifft sprachliche Kompetenzen, die motorische Koordination, das Aufmerksamkeitsverhalten und weitere neuropsychologische Funktionen. Aufgabe der psychodiagnostischen Untersuchung ist es zudem, komorbide Störungen zu erkennen, die mit der Autismus-Spektrum-Störung assoziiert sind.

Oft findet man schon im Vorschulalter charakteristische **neuropsychologische Profile**, die bei nur begrenzter Mitarbeit eines Kindes aber nicht ohne Weiteres generalisiert werden dürfen. So zeigen manche Kinder ausgeprägte visuell-kognitive Stärken, die die Funktionen des visuellen Gedächtnisses und der visuellen Planung betreffen, umgekehrt aber auch erhebliche Rückstände in den rezeptiven und expressiven sprachlichen Kompetenzen. Die Fähigkeiten eines Kindes im Alter von 6 Jahren können so zwischen geschätzten Entwicklungsaltern von 2 bis 6 Jahren streuen. Bei solch einem extrem heterogenen Leistungsprofil ist eine prognostische Aussage zunächst nicht möglich (Thurm et al. 2019). Bei Kindern, die man dem Asperger-Syndrom oder High-functioning-Autismus nach der früher gültigen Klassifikation zuordnen würde, findet man umgekehrt öfter das Profil einer hohen sprachlichen Intelligenz, geprägt von einer starken Faszination für einzelne Wissensthemen und Spezialinteressen. Zugleich bestehen spezifische Funktionseinschränkungen in der motorischen Koordination und in visuell-räumlichen Funktionen, die sich auch in den entsprechenden Indexbereichen der Intelligenzverfahren abbilden (Soulières et al. 2011).

Nicht-sprachliche Fähigkeiten können umgekehrt relative Stärken eines Kindes mit Autismus-Spektrum-Störung sein. Dies kann z. B. beim Nachbauen von Mosaikaufgaben oder bei der Lösung von Matrizenaufgaben im Rahmen der Wechsler-Testverfahren beobachtet werden.

In Tabelle 10 wird eine Reihe von Verfahren systematisch aufgeführt, die man im deutschsprachigen Raum zur Abklärung von Intelligenz, neuropsychologischen Funktionen, Aufmerksamkeitsverhalten und Motorik im Kleinkind- und Vorschulalter einsetzen kann.

Tab. 10: Psychodiagnostik bei Autismus-Spektrum-Störungen im Vorschulalter – ausgewählte Verfahren

Funktion	Indexbereiche	ausgewählte Testverfahren
Intelligenz	sprachliche Intelligenz visuell-räumliche Funktionen fluide Intelligenz Verarbeitungsgeschwindigkeit Arbeitsgedächtnis	Wechsler Preschool and Primary Scale of Intelligence Fourth Ed. (WPPSI-IV) Kaufmann Assessment Battery for Children-II (KABC-II)
Sprache	Wortschatz Wort- und Satzverständnis Grammatik sprachliches Gedächtnis	Sprachentwicklungstests (SETK2, SETK3-5, SET3-5, SET5-10)
Aufmerksamkeitsverhalten	Wachsamkeit Daueraufmerksamkeit geteilte Aufmerksamkeit selektive Aufmerksamkeit	BUEVA-III Aufmerksamkeit Verarbeitungsgeschwindigkeit (WPPSI-IV)
Verarbeitungsgeschwindigkeit	motorische Geschwindigkeit kognitive Verarbeitung	Verarbeitungsgeschwindigkeit (WPPSI-IV)
exekutive Funktionen	Hemmung Arbeitsgedächtnis Aktualisierung von Gedächtnisinhalten Planen/Handlungsplanung kognitive Flexibilität	BRIEF-P Aufgabe Rover (KABC-II) Tower of Hanoi
soziale Kognition	Emotionswahrnehmung Theory of Mind Attributionsstil soziale Wahrnehmung soziales Wissen	IDS-P IDS
motorische Koordination Dyspraxie sensorische Verarbeitung	feinmotorische Koordination Graphomotorik zeichnerische Fertigkeiten Dyspraxie sensorische Verarbeitung	FEW-2 Beery Buktenika Visuomotorischer Test (BEERY VMI)

Im Vorschulalter ist die Diagnostik von spezifischen Funktionsstörungen bei Autismus-Spektrum-Störungen oft überaus schwierig, wenn sich ein Kind nur begrenzt auf die speziellen Untersuchungsverfahren einlässt. Es lassen sich anhand einzelner Untertestbereiche aber Hinweise auf Schwächen in der Aufmerksamkeit, in den motorischen Leistungen, in Gedächtnisleistungen und in exekutiven Funktionen erarbeiten. Idealerweise wird ein systematisches Entwicklungsprofil erstellt, in das möglichst viele standardisierte Beobachtungen der Entwicklungskompetenzen eines Kindes mit einer Autismus-Spektrum-Störung eingehen.

> **!**
>
> Die Entwicklungs- und Intelligenzdiagnostik liefert wichtige Hinweise für die Förderschwerpunkte und die Einschätzung der Entwicklungsprognose.
> Ist die Mitarbeit eines Kindes nicht optimal, wird man ein vorläufiges Entwicklungsprofil erstellen und die konkreten Entwicklungsfunktionen im Verlauf erneut überprüfen.
> Obwohl einige charakteristische Intelligenzprofile bei Kindern mit Autismus-Spektrum-Störungen beobachtbar sind, dürfen diese nicht ohne Weiteres verallgemeinert werden. Spezialinteressen erlauben keine zuverlässige prognostische Aussage über die Gesamtintelligenz.

3.4 Diagnostik von Kommunikation und Sprache

Bei Kindern mit Autismus-Spektrum-Störungen muss man davon ausgehen, dass das kommunikative und sprachliche Verhalten sehr stark von den konkreten Umständen und der Vertrautheit einer Situation geprägt ist. Es genügt also nicht, in einer konkreten diagnostischen Untersuchungssituation die kommunikativen und sprachlichen Kompetenzen eines Kindes zu erfassen, vielmehr benötigt man ergänzende Informationen aus der familiären Situation und betreuenden Tageseinrichtungen.

Informationen sollte man über verschiedene methodische Zugänge gewinnen – dazu gehören standardisierte Testverfahren z. B. zur Sprachdiagnostik, die Beobachtung in Alltagssituationen und die Befragung von Bezugspersonen. Diese unterschiedlichen methodischen Zugänge erlauben es, qualitative Unterschiede im kommunikativen Verhalten zu verstehen und gleichzeitig vorläufige Bewertungen abzusichern (Prizant/Wetherby 1993).

Die Untersuchungsmethoden sollten auf den Entwicklungsstand des Kindes und die Zielsetzung der Diagnostik abgestimmt werden (Prizant/Wetherby 1993). Zudem muss es die Methodik ermöglichen, konventionelles Verhalten ebenso zu erfassen wie idiosynkratische Facetten des kindlichen Verhaltens. Dies betrifft bei Kindern mit Autismus-Spektrum-Störungen Merkmale wie eine selbsterfundene Sprache oder einen eigenen Jargon sowie verschiedene Formen der Echolalie.

Eltern und Bezugspersonen werden als Experten für die kommunikativen Fähigkeiten des Kindes befragt. Man sollte also Beobachtungen außerhalb der Untersuchungssituation und Beschreibungen des Verhaltens in natürlichen Situationen sehr wichtig nehmen.

Für die systematische Erfassung kommunikativer Fähigkeiten bei Kindern mit Autismus-Spektrum-Störungen wird in Tabelle 11 ein Überblick über die wichtigsten Bereiche gegeben, für die man eine eingehende Beobachtung anstreben kann. Das Schema bezieht sich auf die drei Stufen des Kommunikationsverhaltens von Dodd et al.: Kinder mit vorsprachlicher Kommunikation, Kinder mit basaler Kommunikation und Kinder mit atypischer Kommunikation (Dodd et al. 2014). Das Schema wird erweitert durch Kinder mit minimaler Sprache und Kinder mit assoziierter Sprachstörung. Für die einzelnen Niveaus der Sprache und Kommunikation werden diagnostische Fragen aufgeführt, die man anhand von standardisierten Sprachentwicklungstest und unterstützenden informellen Verfahren erfassen kann (Spreer 2018). Überblicke zu den Ebenen der sozial-kommunikativen und sprachlichen Entwicklung findet man z. B. bei Prizant und Schuler (Prizant/Schuler 1987) und Prizant et al. (Prizant et al. 1997).

Tab. 11: Entwicklungsniveau von Kommunikation und Sprache (modifiziert nach Dodd et al. 2014) und darauf abgestimmte diagnostische Aufgaben bei Autismus-Spektrum-Störungen

Stufe der Kommunikation	Kommunikations- und Sprachprofil	diagnostische Beobachtungsebenen
Autismus-Spektrum-Störung mit vorsprachlicher Kommunikation	– verwendet nicht-symbolische Formen der Kommunikation (Vokalisationen, Gesten, Verhalten) – Kommunikatives Verhalten dient primär der Regulation des Verhaltens anderer, um unmittelbar Bedürfnisse erfüllt zu bekommen – Kommunikation ist primär nicht-intentional – nur begrenzte Initiative zur Kommunikation – minimale Reaktionen auf soziale Kontaktaufnahme von anderen	– Vielfalt der kommunikativen Funktionen – Wort- und Satzverständnis – idosynkratische Gesten oder Wörter – Eingehen auf soziale Routinen – Verstehen von sozial-affektiven Signalen
Autismus-Spektrum-Störung mit grundlegender Fähigkeit zur Kommunikation	– verwendet symbolische Formen der Kommunikation (Bilder, Symbole, einzelne Worte, kurze Satzmuster) für einen erweiterten Bereich kommunikativer Ziele – Kommunikation ist intentional und richtet sich an verschiedene Personen – erhebliche Defizite in verbalen und nonverbalen kommunikativen Fähigkeiten – begrenzte Initiative zur sozialen Interaktion – reduzierte oder abweichende Reaktionen auf die Kontaktaufnahme von anderen	– Echolalie mit unterschiedlichen kommunikativen Funktionen – Wort- und Satzverständnis in der sozialen Situation – Schwierigkeiten im sozialen Verständnis – Schwierigkeiten im Eingehen auf eine Gesprächssituation

Stufe der Kommunikation	**Kommunikations- und Sprachprofil**	**diagnostische Beobachtungsebenen**
Autismus-Spektrum-Störung mit atypischer Kommunikation	– verwendet komplexe und kreative Satzmuster angemessen für die Altersstufe – Sprache ist pedantisch oder gestelzt, verwendet sehr gewählte Ausdrücke, verbalisiert ständig – Defizite in der sozialen Kommunikation führen zu erheblichen Störungen im sozialen Bereich – Schwierigkeiten, soziale Interaktionen zu initiieren – atypische und wenig erfolgreiche Reaktionen auf die soziale Kontaktaufnahme von anderen Personen	– Verwenden von Neologismen (Wörter mit selbst definierter Bedeutung) – Schwierigkeiten mit der Präsupposition und Rollenübernahme – Schwierigkeiten im Eingehen auf eine Gesprächssituation
Autismus-Spektrum-Störung mit assoziierter Sprachstörung	– zeigt Einschränkungen im sprachlichen Gedächtnis und in der Grammatik – Sprachverständnis auf Wort und Satzebene sind sehr begrenzt – Wortschatz und sprachlicher Abruf sind deutlich verzögert gegenüber der kognitiven Entwicklung – zeigt Schwierigkeiten im sprachlichen Ausdruck und in der sozialen Initiative – Spricht undeutlich, überhastet oder mit komprimierter Sprache	– starke Diskrepanz zwischen kognitiven und sprachlichen Kompetenzen – systematische Bewertung einzelner funktioneller Bereiche der Sprache (z. B. Grammatik, Phonologie, Abruf) – Sprachgedächtnis/auditives Kurzzeitgedächtnis

Stufe der Kommunikation	Kommunikations- und Sprachprofil	diagnostische Beobachtungsebenen
Autismus-Spektrum-Störung mit stark begrenzter sprachlicher Kommunikation (minimally verbal)	– langfristig nur begrenzter Wortschatz (< 20 Worte) oder fehlende expressive Sprache – starke Diskrepanz zwischen Sprachverständnis und expressiver Sprache – eventuell starke Diskrepanz zwischen kognitiven Fähigkeiten vor allem im Rahmen von Spezialinteressen und der sprachlichen Kommunikation	– Wort- und Satzverständnis – Fähigkeit zur Imitation von Gesten und Wörtern – idiosynkratische Kommunikation – Ebenen der unterstützten Kommunikation

3.5 Untersuchung von Kleinkindern und nonverbalen Kindern mit Autismus-Spektrum-Störungen

Kleinkinder und Vorschulkinder mit einem eher schweren Verlauf einer Autismus-Spektrum-Störung sowie Kinder mit einem syndromalen Autismus im Rahmen einer globalen Entwicklungsstörung zeigen oft eine Reihe von Entwicklungseigenheiten, welche die entwicklungsdiagnostische Untersuchung zusätzlich erschweren. Dazu gehören ein stark selbstbezogenes Verhalten mit sehr eingeschränkten Spielinteressen, ausgeprägte stereotype Verhaltensweisen, ein nicht-funktioneller Gebrauch von Spielmaterialien sowie ein oft sehr umtriebiges bis erethisches Verhalten. Auf der Ebene der sozialen Kommunikation erkennt man, dass das Kind sich noch auf der Ebene der präintentionalen Entwicklung bewegt oder dass primär Formen instrumenteller Kommunikation vorkommen. Das Sprachverständnis ist an vertraute Situationen und Kontexte gebunden und das Kind zeigt oft weder Körperteile noch Bilder im Bilderbuch. Meist fehlt die expressive Sprache, es zeigen sich keine Ansatzpunkte zur sprachlichen Imitation und manchmal der Gebrauch einer eigenen, selbsterfundenen Sprache (Keen et al. 2016).

Zusätzlich findet sich bei diesen schweren Entwicklungsverläufen eine Reihe von Verhaltens- und Anpassungsproblemen, die Schlafverhalten, Essen und die geringe Mitarbeit im Bereich der Selbstständigkeit betreffen können. Oft fehlt das Interesse an funktionellem Spiel, was es dem Erwachsenen schwer macht, mit dem Kind in Kontakt zu kommen. Das Kind zeigt unter Umständen keine soziale Initiative und wehrt eine Kontaktaufnahme eher ab (Keen et al. 2016).

Bei diesen Kindern ist eine standardisierte entwicklungsdiagnostische Untersuchung oft nicht möglich. Die Untersuchungsleitung muss sich auf eine informelle Beobachtung beschränken oder kann versuchen, einzelne Items aus einem entwicklungsdiagnostischen Verfahren einzusetzen. Ziel ist es dabei, eine erste Einschätzung zu gewinnen, in welchem Entwicklungsalter sich das Kind im Bereich der kognitiven, sozialen und kommunikativen Entwicklung befindet. Interessant ist oft eine erste Zuordnung zu Entwicklungsphasen, um zu erfassen, ob das Kind bestimmte Vorläuferfunktionen etwa für die Sprache schon erworben hat (z. B. Thurm et al. 2019).

Für eine übersichtliche Einschätzung der frühen Entwicklungsfunktionen kann Abbildung 2 zur frühen sozialen und kognitiven Kompetenzen herangezogen werden. Der Begriff der interaktiven Kompetenzen beschreibt den aktiven kommunikativen und kognitiven Austausch des Kindes mit seiner sozialen und physikalischen Umwelt, um Wissen und Erfahrungen zu verstehen, zu beeinflussen und zu verändern und um Wissen über die Umwelt zu erwerben.

Interaktive Kompetenzen

„spiegeln die Fähigkeit des Kindes in einer sozial adaptiven Weise Kontrolle über seine Umwelt auszuüben, insbesondere im Sinne des Erwerbs und der Verwendung von konventionalisierten Verhaltensweisen (d. h. Verhalten, das sozial und kulturell wirksam ist.“ (Dunst/McWilliam 1988, 215, Übersetzung des Autors).

Interaktive Kompetenzen	Spielentwicklung	Soziale Kommunikation	Niveau des Sprachverständnisses	Soziale Entwicklung
Geplante symbolische Interaktion	Multiple Handlungssequenz symbolischen Spiels	Kommunikation mit sinnbezogenen Worten	Versteht Sätze im vertrauten Kontext	Intensives Interesse an symbolischem Spiel und Fantasiespiel
Symbolische Interaktion	Einfache Schemata des symbolischen Spiels	Imitation des Erwachsenen-verhaltens	Versteht Wörter unabhängig vom Kontext	Paralleles Spiel
Konventionelle Interaktion	Autosymbolisches Spiel	Zeigen	Versteht Wörter im vertrauten sozialen Kontext	
Differenzierte Interaktion	Funktionsspiel	Triangulation (Aufmerksamkeit für Gegenstände und Objekte)	Reagiert auf soziale Routinen	Interessiert sich für Aktivitäten der Erwachsenen/imitiert
Kontingente Interaktion	Funktionelle Beziehungen	Soziales Wechselspiel (turn-taking)	Reagiert auf vertraute Stimmen	Unterscheidet Eltern und fremde Personen
Aufmerksamkeits-fokussierung	Exploration eines Gegenstands	Soziale Aufmerksamkeit	Reagiert auf Prosodie der Stimme	Antizipiert, hochgenommen zu werden

Abb. 2: Beobachtungsschema zur Übersicht der frühen sozialen, kommunikativen und kognitiven Entwicklung

Ergänzend werden Spielinteressen, soziale Kommunikation, das Sprachverständnis und das soziale Interesse des Kindes bewertet. Die beschriebenen Entwicklungsstufen sind vorläufige Zuordnungen, die auf wichtigen entwicklungspsychologischen Meilensteinen beruhen. Die grau schattierten Flächen sollen jeweils Entwicklungskompetenzen anzeigen, die das ausgewählte Kind in der Beobachtungssituation gezeigt hat. Wichtig ist, dass sich die Untersuchungsleitung auf seine bzw. ihre eigenen unmittelbaren und wenn möglich standardisierten Beobachtungen verlässt und Beschreibungen der Eltern nur in Ausnahmefällen (z. B. bei den expressiven sprachlichen Fähigkeiten) heranzieht (Prizant/Wetherby 2005, Dunst/McWilliam 1988).

!

Kinder mit einer schweren Ausprägung der autistischen Symptomatik und mit einer erheblichen globalen Entwicklungsstörung sind oft besonders schwer im Rahmen der Entwicklungsdiagnostik untersuchbar. Vorläufige Entwicklungsprofile helfen dabei zu erkennen, wo Entwicklungsbereiche stagnieren oder sich positiv beeinflussen lassen, und bilden die Grundlage für erste Förderschwerpunkte.

3.6 Medizinische Themen zur weiteren Abklärung

Medizinische Fragen, die mit Autismus-Spektrum-Störungen assoziiert sind, werden nach vier Themenbereichen geordnet:

- **neuropädiatrische Themen** wie Epilepsie, Stoffwechselstörungen oder weiterführende ätiologische Fragen
- **komorbide Entwicklungsstörungen**, z.B. Sprachentwicklungsstörungen, Intelligenzstörungen
- **assoziierte psychische Störungen** wie Ängste oder depressive Störungen
- **genetische Syndrome** mit assoziierten Autismus-Spektrum-Störungen

Im Folgenden werden einige Stichpunkte zu weiteren medizinischen Fragen und zur Abklärung der Ätiologie aufgeführt (Bolton 2009, Hyman/Johnson 2012, Iyama-Kurtycz 2020). Bei Verdacht auf ein genetisches Syndrom oder eine neurologische Störung erfolgt eine weitere ätiologische Abklärung, vor allem bei bekannter Assoziation mit einer Autismus-Spektrum-Störung (z.B. fragiles X-Syndrom, Neurofibromatose Typ 1).

Es gibt bei Autismus eine stark erhöhtes Risiko für Epilepsie, sodass eine EEG-Kontrolle im Vorschulalter Standard sein sollte. Die EEG-Untersuchungen sind in der Regel nicht notwendig für die ätiologische Abklärung (Tye et al. 2019).

Eine pädaudiologische Abklärung des Hörens bei erheblichen Rückständen der Kommunikation und/oder des Sprachverständnisses ist zwingend. Dazu gehört ebenso eine Abklärung der Sehfunktion (Demopolous/Lewine 2016).

Ätiologische Erklärungen im Zusammenhang mit allergischen Reaktionen, Auffälligkeiten des Immunsystems oder Stoffwechselstörungen sind nicht belegt, obwohl in diesem Bereich sehr viele interessante Hypothesen vorliegen. Untersuchungen auf Nahrungsmittelallergien, auf spezielle Eigenheiten der Diät und auf Auffälligkeiten des Immunsystems können symptomorientiert erfolgen, sie sind aber nicht Teil der ätiologischen Abklärung einer Autismus-Spektrum-Störung (Hyman/Johnson 2012).

Auf komorbide Störungen sollte im Verlauf geachtet werden, dazu gehört vor allem die Frage der Intelligenzentwicklung und das Auftreten einer Aktivitäts- und Aufmerksamkeitsstörung. Die zusätzlichen Belastungen durch psychische Störungen sollte bei Kindern mit Autismus-Spektrum-Störungen besonders beachtet werden (z.B. die Themen Ängste/depressive Symptome) (Simonoff et al, 2008). Bislang noch zu wenig beachtet werden umschriebene motorische Störungen (Licari et al. 2020).

Im Bereich des Alltagsverhaltens wird man speziell auf das Thema Schlafstörungen achten, die besonders häufig und anhaltend in der Vorschulzeit auftreten können. Das Thema Fütter- und Essstörungen hat bei Kleinkindern und Vorschulkindern eine wichtigen Stellenwert und wird stets im Detail erfragt und weiter abgeklärt.

Gastrointestinale Probleme auch im Zusammenhang mit von den Eltern beschriebenen Verhaltensänderungen sollten stets weiter abgeklärt werden. Kinder mit Autismus-Spektrum-Störungen können körperliche Symptome oft nur schwer kommunizieren, z. B. Schmerzsymptome. Ungewöhnliche Verhaltensänderungen, z. B. eine Zunahme von autoaggressivem Verhalten, zunehmend erethisches Verhalten oder starke Stimmungsschwankungen sollten auch im möglichen Zusammenhang mit einer körperlichen Erkrankung gesehen werden (Tye et al. 2019).

> **!** Eine systematische neuropädiatrische und kinderpsychiatrische Abklärung von Autismus-Spektrum-Störungen sollte im Vorschulalter stets erfolgen.
> Die Klärung der Ätiologie ist dabei bislang nur bei einem Teil der Kinder möglich.
> Die medizinische Betreuung und kontinuierliche Begleitung der Familien sollte stets ein interdisziplinäres Vorgehen einschließen.

4 Behandlungsplanung in der Frühtherapie von Autismus-Spektrum-Störungen

Die frühe Förderung in den ersten Lebensjahren beeinflusst nach unserem aktuellen Verständnis die Entwicklung von Kindern mit Autismus-Spektrum-Störungen in eine positive Richtung. Es findet sich eine Reihe von theoretischen Erklärungen und empirischen Hinweisen, dass eine intensive Förderung vor dem dritten Lebensjahr einen günstigeren Entwicklungsverlauf ermöglicht als eine Therapie erst ab dem vierten oder fünften Lebensjahr (Landa 2018). Eine Reihe der intensiven Förderprogramme, die empirisch untersucht wurden, zeichnen sich durch ein hohes Maß an zeitlicher Intensität aus, sie werden oft über eine lange Behandlungsphase durchgehalten und die Genauigkeit in der Umsetzung der Therapieprinzipien wird laufend bewertet. Ob sich diese Studienergebnisse auf den familiären Alltag oder auf zeitlich weniger intensive Frühförderprogramme übertragen lassen, ist umstritten (Mottron 2017).

Vivanti et al. diskutieren in kritischer Form die aktuellen Forschungsansätze zur Behandlung von Autismus-Spektrum-Störungen (Vivanti et al. 2014). Es stellen sich hier grundlegende Fragen, die auch die Psychotherapieforschung als Ganzes lange Zeit schon beschäftigen. Werden bestimmte Entwicklungsmerkmale erhoben, die Unterschiede zwischen Behandlungsgruppe und Kontrollgruppe abbilden sollen, so ist nicht immer gesichert, ob diese auch die langfristige Entwicklungsprognose abbilden. Erfasst man z. B. Fortschritte in den Intelligenzwerten, so kann sich in diesen Werten eine bessere Kooperation oder ein neu hinzugewonnenes Verständnis von spezifischen kognitiven Aufgaben widerspiegeln – die Frage ist, ob der Intelligenzwert auch die Prognose für die nächsten fünf oder zehn Jahre abbildet. Zudem stellt sich die Frage, inwieweit sich Entwicklungsfortschritte beim Kind auf die konkrete Behandlungsstrategie zurückführen lassen. Warum bestimmte Verhaltensmerkmale als Vorhersagemerkmale für die weitere Entwicklung bewertet werden, ist nicht immer klar und es fehlt oft eine theoretische Begründung (Vivanti et al. 2014).

Oft werden die erhobenen Merkmale einheitlich für eine gesamte Gruppe erhoben, obwohl in der aktuellen Literatur sehr stark die Heterogenität von Kindern mit Autismus-Spektrum-Störungen betont wird. Erfasst man relativ globale Werte wie die Ergebnisse von standardisierten Intelligenz- oder Sprachtests, bildet sich in den untersuchten Variablen nicht ab, welche konkreten Veränderungen sich bei einem Kind vollzogen haben.

Bei den meisten Untersuchungen wird nur die Wirksamkeit eines spezifischen Programms bewertet, nur selten werden Vergleiche zwischen unterschiedlichen Behandlungsprogrammen vorgenommen. Vivanti et al. sehen es als plausibel an, dass interindividuelle Unterschiede im Lernprofil oder in der Lernmotivation von Kindern mit Autismus-Spektrum-Störungen mit dazu führen, dass Behandlungsstrategien unterschiedlich wirksam sind (Vivanti et al. 2014). Welches sind aber die konkreten Faktoren, die bei einer Behandlung zu Fortschritten in der Entwicklung des Kinds führen?

Familiäre Faktoren werden aus der Sicht von Vivanti et al. zu wenig in der Behandlungsplanung berücksichtigt (Vivanti et al. 2014). Eine wichtige Rolle dürfte demnach die Motivation der Eltern spielen, ein Behandlungsprogramm umzusetzen und an den Behandlungsvorgaben festzuhalten. Wie präzise und anhaltend versuchen die Eltern, bestimmte Übungsaufgaben oder Behandlungsschritte regelmäßig anzuwenden? Wie sehr fühlen sie sich zu einer kontinuierlichen Mitarbeit verpflichtet? Dabei spielen sowohl Persönlichkeitsfaktoren der Eltern als auch externe Ressourcen und Belastungen eine bedeutsame Rolle.

Bei der Auswahl eines Behandlungsverfahrens, spezifischer Lernziele und den konkreten Behandlungsstrategien müssen Merkmale des Kindes und der Familie eine zentrale Rolle spielen (Vivanti et al. 2014). Auf Seiten des Kindes ist dazu die sorgfältige Erhebung eines komplexen Entwicklungsprofils der kognitiven, motorischen, sprachlichen und sozialen Entwicklung notwendig. Hinzu kommen konkrete Beobachtungen zu den Temperamentsmerkmalen eines Kindes, speziellen Interessen und Stärken, dem Lernstil und eine Definition aktueller Entwicklungsaufgaben.

Auf Seiten der Familie müssen Prioritäten in der Familie, besondere Belastungsfaktoren, Verständnis und Akzeptanz der Diagnose sowie familiäre Ressourcen berücksichtigt werden. Schließlich muss die Behandlungsmethode auf die konkreten Entwicklungsziele und Entwicklungsthemen abgestimmt sein und eventuelle Hindernisse im kindlichen Verhalten sowie das Verständnis und die Erwartungen der Familie für die spezielle Methodik mit einbeziehen (Roberts/Prior 2006).

4.1 Beschreibung von spezifischen Behandlungszielen

Standardisierte Untersuchungsverfahren eignen sich nur sehr begrenzt zur Definition von Behandlungszielen. Deshalb werden Ziele in der Regel durch eine informelle Beobachtung und diagnostische Bewertung gewonnen (Hogan/Marcus 2018). Ausgangspunkt ist ein systematisches Entwicklungsprofil, in dem Stärken und Schwächen eines Kindes mit einer Autismus-Spektrum-Störung in verschiedenen Entwicklungsbereichen zusammengestellt werden. Anhand des Entwicklungsprofils und der Verhaltensbeobachtung kann man sich ein Bild davon machen, welche Entwicklungsaufgaben bei einem Kind aktuell im Vordergrund stehen und welche Kompetenzen sich im Moment neu ausbilden oder stimulieren lassen. Man sollte versuchen, sich nicht auf einzelne Defizite von Fertigkeiten zu fokussieren und diese dann abzuarbeiten, sondern vielmehr auf Interessen und Stärken des Kindes eingehen oder aber leichter stimulierbare Kompetenzen aufbauen (Fernell et al. 2010, Prizant/Wetherby 2005).

Beim Formulieren von Therapiezielen ist es wichtig, sich an konkreten Beschreibungen zu orientieren, die eine spätere Überprüfung ermöglichen. Hogan und Marcus betonen, dass Therapieziele in verschiedenen Settings und bei verschiedenen Aktivitäten eingeübt werden sollten, um eine Festigung und Generalisierung von Entwicklungskompetenzen zu erreichen (Hogan/Marcus 2018).

Für die systematische Zusammenstellung von Behandlungszielen eignen sich verschiedene methodische Ansätze. Solche übergeordneten und komplexen Behandlungsschemas helfen dabei, von der eindimensionalen Sichtweise wegzukommen, dass eine einzelne Behandlungsmethode oder das Üben einzelner Kompetenzen für alle Kinder und Jugendliche mit Autismus-Spektrum-Störungen angemessen und stets wirkungsvoll ist.

Therapieziele sollten auf den kognitiven und sozialen Entwicklungsstand und das ungefähre Entwicklungsalter eines Kindes abgestimmt werden. Diese Anpassung ist nicht leicht umzusetzen, weil es bei Kindern mit Autismus-Spektrum-Störungen im Altersbereich zwischen zwei und vier Jahren oft schwierig ist, den Entwicklungsstand genau zu bewerten. Dies kann z. B. durch stark selbstbezogenes Verhalten oder die Fokussierung auf einzelne Interessen begründet sein.

Entwicklungsschritte in der sozialen und sprachlichen Kommunikation durchlaufen bei Kindern mit Autismus-Spektrum-Störungen charakteristische, qualitative Veränderungen. Diese Entwicklungsschritte sind nicht leicht zu definieren, weil im Unterschied zur regelrechten Entwicklung viele Entwicklungskompetenzen langsamer aufgebaut werden und phasenweise zu stagnieren scheinen. Die Reihenfolge, in der einzelne Fertigkeiten aufgebaut werden, kann von der Stufenfolge der regelrechten Entwicklung abweichen (Lord et al. 2018).

Im Folgenden werden wichtige Punkte zusammengestellt, die bei der Planung von Behandlungszielen helfen sollen. Aufbauend auf der Bewertung des aktuellen Verlaufs der sozialen, sprachlichen und kognitiven Entwicklung im Rahmen einer standardisierten Entwicklungsdiagnostik und/oder einer Autismus-spezifischen Diagnostik sowie der vorläufigen Einschätzung der Prognose für die nächsten zwölf Monate sollen **realistische Behandlungsziele** für ein Kind formuliert werden. Bewertet werden sollte vor allem, ob die notwendigen Voraussetzungen erworben wurden, um eine bestimmte Fertigkeit einzuüben. Weitere Punkte können sein: Sind die Erwartungen und Ziele der Eltern/Bezugspersonen bei der Planung von Entwicklungszielen angemessen erfragt und berücksichtigt worden? Wie realistisch sind die Ziele der Bezugspersonen, was sich im Laufe der nächsten ein bis zwei Jahre erreichen lässt?

Interessen und Wahlmöglichkeiten des Kindes: Hat man bei den ausgewählten Zielen die Interessen des Kindes und selbstgewählte Spielaktivitäten angemessen berücksichtigt? Ist mit dem Erlernen der Aktivität auch die Motivation des Kindes verknüpft, diese Fertigkeit im Alltag anzuwenden? Werden diese Fertigkeiten/diese Entwicklungskompetenz in der Alltagsinteraktion mit den Bezugspersonen ausreichend ermutigt, verstärkt und unterstützt? Lässt sich das Kind bei den ausgewählten Aufgaben stimulieren?

Eltern-Kind-Interaktion: Fördern die Ziele im Bereich der sozialen Kommunikation den Austausch in der Eltern-Kind-Interaktion? Gelingt es dem Kind besser, an der sozialen Interaktion und dem gemeinsamen Spiel teilzunehmen? Beeinflusst das Erreichen der Behandlungsziele positiv das Gleichgewicht zwischen Entwicklungskompetenzen und abweichendem Verhalten? Wirkt sich dies positiv auf die soziale Inklusion des Kindes aus?

Aufgabenschwierigkeit: Ist die Aufgabenschwierigkeit auf das Anforderungsniveau des Kindes abgestimmt? Bauen die zu unterrichtenden Fertigkeiten auf anderen Fertigkeiten oder Kompetenzen auf, die das Kind noch nicht erreicht hat oder noch nicht angemessen bewältigt hat? Sind die verwendeten Anforderungen bei den ausgewählten Aufgaben in der Schwierigkeit auf die Aufmerksamkeitsspanne und die Interessen des Kindes abgestimmt?

Emotionale Regulation: Werden Schwierigkeiten in der emotionalen Regulation im Einzelnen analysiert und in der Abstimmung der Ziele berücksichtigt? Werden bewusst Phasen einer stabilen Regulation gewählt, um den sozialen Kontakt und ein gemeinsames Spiel zu ermöglichen?

Soziale Integration: Wirken sich die Behandlungsziele positiv auf die soziale Integration und Teilhabe aus? Erlauben die Lernziele dem Kind, Fähigkeiten in der Selbständigkeit und im Alltagsleben zunehmend unabhängig umzusetzen? Wird das Kind mit Erreichen der Ziele sozial besser akzeptiert und wirkt sich dies auf Dauer positiv auf die soziale Integration aus?

Generalisierung: Kann man erwarten, dass sich die Fertigkeiten auf andere Situationen generalisieren? Werden die geübten Fertigkeiten längerfristig behalten? Lassen sich die angestrebten Fertigkeiten und Entwicklungskompetenzen in andere Bereiche des Alltags einbetten?

Komorbide Störungen: Gibt es körperliche Symptome/gesundheitliche Störungen und komorbide Störungen, die bei der Behandlungsplanung einbezogen werden sollten? Welche Rolle spielen syndromale Merkmale einer Autismus-Spektrum-Störung? Findet sich eine assoziierte Aktivitäts- und Aufmerksamkeitsstörung?

Eine **Abstimmung von Behandlungsstrategien** sollte also auf spezifischen Entwicklungsaufgaben und einer sorgfältig durchgeführten Beobachtung des kindlichen Entwicklungstandes aufbauen. Die Übersichten über frühe Behandlungsziele im ersten bis dritten Lebensjahr versuchen dieses breiter gefasste Verständnis für die aktuellen Themen der Entwicklungsförderung des Kindes umzusetzen (Tab. 12). Die Ziele beziehen sich dabei nicht primär auf das chronologische Alter, sondern auf das geschätzte Entwicklungsalter.

Tab. 12: Behandlungsziele bei Autismus-Spektrum-Störungen in den ersten drei Lebensjahren (Literaturhinweise: Green et al. 2010, Hancock et al. 2016, Prizant/Wetherby 1988, Prizant et al. 2006, Zwaigenbaum et al. 2015, Grzadzinski et al. 2021)

Behandlungsziele im ersten Lebensjahr (Entwicklungsalter der sozialen, kognitiven und kommunikativen Entwicklung bis 12 Monate)	
Frühes Aufmerksamkeitsverhalten	dem Aufmerksamkeitsfokus des Kindes folgen Verschiebungen und Flexibilität der Aufmerksamkeit anregen (attention shifting)
Emotionale Regulation	Erkennen und Unterstützen kindlicher Strategien, das Erregungsniveau zu regulieren Erkennen von Zeichen der Dysregulation und Anbieten von Unterstützung
Soziale Orientierung/ soziales Kontaktverhalten	feste Rituale schaffen/soziale Handlungsroutinen dem kindlichen Fokus der Aufmerksamkeit folgen
Kommunikative Entwicklung	Bestätigen und Aufgreifen des kommunikativen Verhaltens Synchronizität/Feinabstimmung in den Reaktionen des Erwachsenen

Motorische Entwicklung	Eigenaktivität und Exploration von motorischen Fertigkeiten als Grundlage für andere Entwicklungsbereiche anregen
Elternberatung	Synchronizität und Sensitivität für Signale des Kindes Aufbau von Handlungsroutinen
Behandlungsziele im zweiten Lebensjahr (Entwicklungsalter der sozialen, kognitiven und kommunikativen Entwicklung bis 24 Monate)	
Soziale Handlungsroutinen/soziale Signale	auf das soziale Wechselspiel und das Gleichgewicht der Interaktion achten soziale Handlungsroutinen aufbauen
Emotionale Regulation	Auslöser von Ängsten und Wutausbrüchen verstehen vertraute Abläufe gestalten
Funktionsspiel und symbolisches Spiel	Modellieren von angemessenem Spielverhalten sich auf der Spielebene des Kindes (auch bei stereotypen Abläufen) bewegen und Variationen einführen
Kommunikative Entwicklung	dem Kind erlauben, Aktivitäten zu initiieren und zu beenden die Initiative des Kinds abwarten oder anregen kommunikative Fähigkeiten über Gesten erweitern
Sprachliche Imitation und Gebrauch erster Wörter	verzögerte vokale Imitation von kindlichen Äußerungen Anregung des Sprachverständnisses im vertrauten Kontext
Herausforderndes Verhalten	feste Rituale schaffen, klare Regeln durchhalten, Auslöser von herausforderndem Verhalten verstehen
Elternberatung	Anregen von Episoden gemeinsamer Aufmerksamkeit Anregen von spontaner Kommunikation und Erweitern der kommunikativen Funktionen
Behandlungsziele im dritten Lebensjahr (Entwicklungsalter der sozialen, kognitiven und kommunikativen Entwicklung bis 36 Monate)	
Soziales Kontaktverhalten	Kontakt zu gleichaltrigen Kindern anregen, Akzeptieren von Initiativen anderer Kinder
Emotionale Regulation	Erweiterung des Spektrums an konventionellem Verhalten zur Regulation des emotionalen Zustandes
Funktionsspiel und symbolisches Spiel	Modellieren von angemessenem Spielverhalten Imitation von symbolischen Spielhandlungen anregen stereotypes Spiel durch Variationen und Einbetten in feste Abläufe beeinflussen

Sprachliche Imitation und kommunikative Verwendung von Wörtern	Anpassen der Qualität des sprachlichen Angebots an das kindliche Verständnis sprachliches Kommentieren der eigenen Handlungen Expansion sprachlicher Äußerungen
Umgang mit restriktivem und rigidem Verhalten	Nutzen des Repertoires von Spezialinteressen Verstehen der emotionalen Bedeutungen von bestimmten Stereotypien
Umgang mit herausforderndem Verhalten	die Bedeutung eines Verhaltens analysieren und besprechen klare Regeln formulieren und durchhalten eigene Emotionen verstehen und sich anpassen
Elternberatung	Ausweiten und Elaborieren der sprachlichen Kompetenzen Gestalten von wechselseitigen Spielepisoden mit gemeinsamer Aufmerksamkeit

In der Behandlungssituation sollte man sich die individuellen Stärken und Schwächen eines Kindes bewusst machen und überlegen, auf welcher Entwicklungsstufe es sich bei den einzelnen Kompetenzen befindet. Dies soll im Folgenden am Beispiel der Entwicklung der Imitation und des Sprachverständnisses erläutert werden.

Das reduzierte Interesse von Kindern mit Autismus-Spektrum-Störungen führt dazu, dass sie ein stark verzögertes **Imitationsverhalten** zeigen und viele Handlungen von Erwachsenen und gleichaltrigen Kindern nicht nachahmen. Die Imitation spielt in der frühen Entwicklung eine wichtige Rolle beim Lernen. Kontingente, also wechselseitige Imitation, kann ein Schritt zu einem sozialen Austausch oder zum Herstellen einer gemeinsamen Aufmerksamkeit sein (Pittet et al. 2022). In der Behandlung von Kindern mit Autismus-Spektrum-Störungen versucht man, typische Schritte des Imitationsverhaltens, die bei einer normalen Entwicklung im ersten und zweiten Lebensjahr entstehen, systematisch anzuregen und in den Alltag zu übertragen.

Dabei sind erste Schritte der Imitation mit mimischen Reaktionen verbunden und mit Handlungen, die mit einzelnen Objekten ausgeführt werden. Im nächsten Schritt kann man sich auf Handbewegungen konzentrieren (z. B. Winken, Hand ausstrecken), die das Kind in einem vertrauten Handlungskontext einübt. Erst aufbauend auf diesen einfachen Verhaltensmustern erfolgt das Verständnis für die Imitation von Handlungsmustern, die das Kind noch nie gesehen hat (Heimann et al. 2016). Symbolische Formen der Imitation, also die verzögerte Imitation von Handlungen und die Abstraktion von konkreten Gegenständen, erfolgen bei einer normalen Entwicklung ab 18 bis 24 Monaten, bei Kindern mit Autismus-Spektrum-Störungen oft erst im Altersbereich ab 3 ½ bis 4 Jahren. Ein

Imitationstraining zu planen, ohne auf das aktuelle Verständnis des Kindes für das Nachahmen von Handlungen im Alltag einzugehen, kann also unter Umständen wenig zielführend sein.

Im Bereich des **Sprachverständnisses** wird man bei Kindern im Vorschulalter mit Autismus-Spektrum-Störungen häufig beobachten, dass sie wenig zuverlässig auf sprachliche Angebote reagieren, nur auf vertraute Aufforderungen eingehen und ein deutlich verzögertes Verständnis auf der Wort- und Satzebene zeigen (Lord 1985). Die Behandlungsziele sollte man an die spezifischen sprachlichen Kompetenzen des Kindes anpassen. In der frühen Entwicklung orientieren sich Kinder zunächst an prosodischen Merkmalen und vertrauten Wortmustern, im zweiten Lebensjahr ist das Sprachverständnis anfangs noch stark an vertraute Kontexte und spezielle Situationen gebunden. Die Lösung von einem vertrauten Kontext kann sich bei einem Kind mit Autismus-Spektrum-Störung stark verzögert vollziehen, z. B. erst im Altersbereich zwischen drei und vier Jahren, manchmal sogar noch später. Da das Kind die Absichten im Gespräch oft erst deutlich verzögert erschließen kann, ist das Eingehen auf eine Gesprächssituation aus Fragen und Kommentaren des Erwachsenen oft massiv verzögert. Auf der Ebene des Sprachverständnisses müssen Aktivitäten und Übungsaufgaben auf das aktuelle Niveau des Sprachverständnisses und die Fähigkeiten des Kindes, sprachliche Instruktionen aufzunehmen, abgestimmt werden.

In der Regel wird man nicht isoliert an einzelnen Bausteinen der sozialen Kommunikation arbeiten. Soziale Aufmerksamkeit, kommunikatives Verhalten und Spielaktivitäten wirken in der wechselseitigen Interaktion zwischen Kind und Eltern oder Kind und therapeutischer Fachkraft meist eng zusammen. Ebenso findet sich ein enges Zusammenspiel zwischen kognitivem Entwicklungsstand, Interessen des Kindes und seinem Spielverhalten. Dementsprechend macht es nur begrenzt Sinn, an einzelnen Fertigkeiten wie Blickkontakt, gemeinsamer Aufmerksamkeit oder der Imitation einzelner Handlungsmuster zu arbeiten. Meist sind diese Fertigkeiten eingebettet in soziale Handlungsroutinen oder gemeinsame Spielaktivitäten von Kind und Erwachsenem.

Spezielle Strategien sollte man für den Bereich des restriktiven und rigiden Verhaltens beachten (Quill/Stansberry Brusnahan 2017). Unter diesen Bereich ordnet man oft auch Belastungen der emotionalen Regulation ein. Günstig ist es, wenn man sich der speziellen Entwicklungsmerkmale eines Kindes in diesem Bereich bewusst wird. Bei deutlichen sozialen Anpassungsschwierigkeiten sollte man eine fachliche Abklärung durch die Kinder- und Jugendpsychiatrie oder ein sozialpädiatrisches Zentrum anstreben.

Ziel der frühen Therapie bei Autismus-Spektrum-Störungen ist häufig die Kompensation von Kernsymptomen. Diese Kompetenzen beziehen sich z. B. auf das Herstellen einer gemeinsamen Aufmerksamkeit, dem Aufbau von Imitationsverhalten sowie dem funktionellen und symbolischen Spiel. Whalen et al. (2006) sprechen von kollateralen Effekten, d. h. das Einüben einer Kernfertigkeit wirkt sich auf Fortschritte in anderen Bereichen der kindlichen Entwicklung aus. Inwieweit solch ein gezieltes Üben von Schlüsselfertigkeiten (pivotal skills) einen größeren Effekt hat als ein breitgefächertes Förderprogramm für die kindliche Entwicklung, lässt sich im Moment nicht eindeutig beantworten (Wallace/Rogers 2010). Wallace/Rogers (2010) nennen als die wichtigsten Prinzipien für eine wirksame Frühtherapie die intensive Mitarbeit der Eltern, die Abstimmung der Förderung auf das individuelle Entwicklungsprofil eines Kindes, den Fokus auf einen breiten Bereich von Lernzielen für die kindliche Entwicklung und das Sicherstellen einer früh beginnenden Förderung für eine längere Zeitspanne.

Auf verschiedene Ebenen und Entwicklungsbereiche in der Förderplanung bei Autismus-Spektrum-Störungen wird im Rahmen des Ziggurat-Models eingegangen, das hier nicht ausführlich behandelt werden soll (Aspy/Grossmann 2011). Im Rahmen des ICF-CY-Programms wurden sogenannte „core sets" für verschiedene Altersgruppen von Autismus-Spektrum-Störungen entwickelt, die im Moment anhand von wissenschaftlichen Studien weiter evaluiert werden (Evans et al. 2022).

Zusammenfassend geht es bei der frühen Förderung von Kindern mit Autismus-Spektrum-Störungen nicht primär um die Behandlung und Kompensation von pathologischen Symptomen, z. B. das Einüben von mangelndem Blickkontakt oder die fehlende Kooperation bei Anforderungen. Ziele werden auf den Ebenen von sozialer Kommunikation, sozialem Verhalten, Spiel, kognitiven Funktionen und Sprache verfolgt. Die Tendenz, sich auf einzelne Erklärungsprinzipien für Autismus zu konzentrieren, führt leider dazu, dass Behandlungsstrategien sich sehr stark auf bestimmte Kernbereiche ausrichten (Mottron 2017).

> **!** Ziel der Frühtherapie ist die Erweiterung von Kompetenzen auf verschiedenen Entwicklungsebenen im Rahmen einer komplexen Entwicklungsstörung.
> Eine Abstimmung von Behandlungsstrategien sollte also auf spezifischen Entwicklungsaufgaben und einer sorgfältig durchgeführten Beobachtung des kindlichen Entwicklungstandes aufbauen.

4.2 Entwicklungsaufgaben

Im Rahmen der Frühförderung und Frühtherapie orientiert man sich am aktuellen Entwicklungsprofil und am bisherigen Entwicklungsverlauf. Um konkrete Ziele zu gewinnen, ist das Verständnis von Entwicklungsaufgaben für die aktuelle Entwicklungsphase bei einem Kind mit einer Autismus-Spektrum-Störung wichtig. Eine **Entwicklungsaufgabe** ist eine Fähigkeit oder Fertigkeit, die das Kind in einer bestimmten Entwicklungsphase erwerben muss, damit es in der Entwicklung weitere Fortschritte erreicht und sich in den sozial und kulturell definierten Rahmen einfügen kann (Fuhrer 2011).

Die wichtigsten Entwicklungsaufgaben beziehen sich auf körperliche, motorische, sprachliche, soziale oder kognitive Fertigkeiten, die als grundlegend für die körperliche Entwicklung und emotionale Entwicklung bzw. psychische Gesundheit angesehen werden müssen.

In Tabelle 13 werden die wichtigsten Entwicklungsaufgaben für Kinder mit Autismus-Spektrum-Störungen zunächst für den Altersbereich von ein bis drei Jahren dargestellt. Dabei beziehen sich einzelne Entwicklungsaufgaben auf Kernsymptome von Autismus-Spektrum-Störungen, weitere Aufgaben auf assoziierte Entwicklungsthemen (Lord et al. 2012). Bei einem Kind mit einer Autismus-Spektrum-Störung können einzelne Entwicklungsaufgaben stark im Vordergrund stehen. So kann es sein, dass ein Kind ausgeprägte Stereotypien oder komplexe Manierismen zeigt, die sein Alltagsverhalten stark beeinflussen. Es wird dann ein vordringliches Ziel der Frühtherapie sein, die Funktion und die Beeinflussbarkeit dieser Stereotypien und Verhaltenseigenheiten zu verstehen und spezielle Förderstrategien darauf auszurichten. Für ein Kind mit ausgeprägten sensorischen Empfindlichkeiten wird man einen Weg suchen, diese speziellen Belastungen in der Reizverarbeitung zu beeinflussen. Für die Familie kann zum gleichen Zeitpunkt die Thematik des stark selektiven Essverhaltens im Vordergrund stehen. Die Tabelle sollte nicht als eine Liste von Fertigkeiten oder Problemstellungen verwendet werden, die man systematisch abarbeiten muss. Vielmehr soll sie dabei helfen, die besten Einstiegsmöglichkeiten in die Förderung des Kindes auszuwählen.

Tab. 13: Entwicklungsaufgaben bei Autismus-Spektrum-Störungen im ersten bis dritten Lebensjahr

Entwicklungsaufgaben bei Autismus-Spektrum-Störungen	**Frühe Entwicklung (1 bis 3 Jahre) Therapiestrategien**
Kernbereich Kontaktaufbau	gemeinsame Beteiligung an Aktivitäten (*joint engagement*) bei Bewegungsaktivitäten den Interessen des Kindes folgen Kombination von entwicklungsorientierten Ansätzen und Verhaltensansätzen
sensorische Reagibilität	Desensibilisierung/Reizabschirmung sensorische Verarbeitung und Selbstregulation
Umgang mit Stereotypien/ autoaggressivem Verhalten	Stereotypien als Möglichkeiten der emotionalen Regulation verstehen Verhaltensstrategien zum Umgang mit autoaggressivem Verhalten
Kernbereich emotionale Regulation/Verhaltensregulation	Alltagsstruktur/Vorbereiten von Veränderungen/auf Signale achten, die eine emotionale Dysregulation bzw. einen *meltdown* andeuten
Kernbereich soziale Kommunikation	gemeinsame Aufmerksamkeit in Aktivitäten Spielroutinen aufbauen (einfache soziale Spiele, Bewegungsspiele), am Spiel des Kindes teilnehmen und kleine Veränderungen einführen
adaptives Verhalten/Selbstständigkeit	feste Routinen und Gewohnheiten aufbauen, das Kind zum eigenständigen Tun anhalten
selektives Essverhalten/selbstständiges Essen	Desensibilisierung/langsames Gewöhnen an neue Kost selbstständiges Essen aufbauen und ermutigen

Für das Vorschulalter, also die Altersspanne zwischen vier und sechs Jahren, lassen sich ähnliche, aber etwas anders gewichtete Entwicklungsaufgaben für Kinder mit Autismus-Spektrum-Störungen zusammenstellen (Tab. 14). In diesem Alter werden nicht mehr die basalen kommunikativen und sozialen Kompetenzen im Vordergrund stehen, sondern soziale Fertigkeiten im Umgang mit anderen Kindern, differenzierte Formen der Kommunikation und die Erweiterung von Selbstständigkeit und emotionaler Regulation.

Tab. 14: Entwicklungsaufgaben bei Autismus-Spektrum-Störungen im Altersbereich zwischen vier und sechs Jahren

Entwicklungsaufgaben Autismus-Spektrum-Störungen	**Vorschulzeit (4 bis 6 Jahre) Therapiestrategien**
Kernbereich emotionale Regulation/Verhaltensregulation	Alltagsstruktur/Vorbereiten von Veränderungen auf Signale achten, die eine emotionale Dysregulation bzw. einen *meltdown* andeuten Umgang mit impulsivem und erethischem Verhalten/Aggression
sensorische Reagibilität	Desensibilisierung/Reizabschirmung/sensorisches Abwehrverhalten und Selbstregulation
Umgang mit Stereotypien/autoaggressivem Verhalten	Stereotypien als Möglichkeiten der emotionalen Regulation verstehen Verhaltensstrategien zum Umgang mit autoaggressivem Verhalten
Kernbereich sprachliche Kommunikation	Erweitern des Sprachverständnisses durch feste Handlungsroutinen sprachliche Imitation im Rahmen von Handlungsroutinen/Echolalie unterstützte Kommunikation (GUK, PECS, Tablet-gestützte Kommunikation)
Kernbereich soziale Kommunikation	Spielroutinen aufbauen (einfache soziale Spiele) am Spiel des Kindes teilnehmen und kleine Veränderungen einführen *Floortime* als Ansatz
soziales Kontaktverhalten	paralleles Spiel zu anderen Kindern einfache Initiativen zur Kontaktaufnahme Eingehen auf Kontaktangebote gleichaltriger Kinder soziale Routinen und Spiele im Gruppenrahmen
adaptives Verhalten/Selbstständigkeit	feste Routinen und Gewohnheiten aufbauen, das Kind zum eigenständigen Tun anhalten

Entwicklungsaufgaben Autismus-Spektrum-Störungen	Vorschulzeit (4 bis 6 Jahre) Therapiestrategien
selektives Essverhalten/selbstständiges Essen	Desensibilisierung/langsames Gewöhnen an neue Kost selbstständiges Essen aufbauen und ermutigen

Die Entwicklungsthemen sind bereichsübergreifend, die Trennung zwischen einzelnen Entwicklungsbereichen wie kognitive, kommunikative oder soziale Entwicklung wird damit aufgehoben. Diese Sichtweise kann auf Kinder mit Autismus-Spektrum-Störungen systematisch übertragen werden. Die Förderung eines Kindes sollte solche Entwicklungsthemen bewusst aufgreifen. In der Förderplanung kann man Entwicklungsziele in verschiedenen Entwicklungsbereichen definieren. Welche Schwerpunkte man bearbeitet, wird man von den aktuellen Entwicklungsaufgaben, den speziellen Interessen und der Motivation für bestimmte Aktivitäten abhängig machen. Die Reihenfolge der Entwicklungsziele kann von Kind zu Kind variieren.

4.3 Von den Stärken eines Kindes ausgehen

In der Gesundheitspsychologie sind Ansätze, die sich an den Stärken von Patienten oder Klienten (strengths based approaches) orientieren, schon seit längerer Zeit in der fachlichen Diskussion präsent. Für die familiäre Unterstützung geht man davon aus, dass die Wahrnehmung von positiven Merkmalen des betreuten Kindes eine wichtige Rolle bei der Stressbewältigung im Alltag und in der Kontinuität und Wirksamkeit der Förderung im familiären Alltag spielen (Turnbull/Turnbull 1997).

Im Rahmen der Therapie von Kindern mit Autismus-Spektrum-Störungen wurde diese Perspektive von Cosden et al. ausführlich behandelt (Cosden et al. 2006). Statt sich auf Defizite, negative Verhaltensmerkmale oder pathologisches Verhalten zu konzentrieren, betont dieser Ansatz die positiven Merkmale des kindlichen Verhaltens. Es wird versucht, Kompetenzen des Kindes zu beschreiben und zu überlegen, wie diese bei der Entwicklungsförderung und Therapie genutzt werden können. Es wird dabei stets auch die Wechselwirkung mit dem elterlichen Verhalten betont. Die Wirksamkeit von Therapien vor allem bei schwierigem Verhalten eines Kindes mit einer Autismus-Spektrum-Störung wird von der optimistischen Einstellung der Eltern zur Beeinflussbarkeit und Veränderbarkeit des Verhaltens ihres Kindes mitgeprägt (Durand/Moskowitz 2015).

Die Beschreibung von Kompetenzen ist besonders schwierig bei Kindern mit starken kognitiven Einschränkungen und begrenzter Kommunikation und Sprache. Dennoch sollte ein kompetenzorientierter Ansatz gewählt werden, um zu verstehen, mit welchen Stärken das Kind seinen Alltag bewältigt und wie man diese Stärken und Interessen im weiteren Therapieprozess nutzen kann (Guralnick 2018). Tabelle 15 stellt diese Thematik systematisch dar.

Tab. 15: Entwicklungskompetenzen bei Kindern mit Autismus-Spektrum-Störungen

interaktive Kompetenzen	**aktive Umsetzung der Kompetenzen des Kindes**
– aktive Kontaktsuche bei Interessen für ein Objekt/eine sensorische Erfahrung – Sprachverständnis in vertrauten Situationen – kommunikative Fähigkeiten	– den Interessen des Kinds folgen und seine soziale Aktivität ausweiten – Sicherheit durch vertraute soziale Abläufe mit gleichartiger Sprache und Routinen – das kommunikative Verhalten des Kindes interpretieren und in eigene Worte übersetzen/auch ungewöhnliches Verhalten als kommunikativ deuten (Beispiel Anstarren)
soziale Kompetenzen	**aktive Umsetzung der Kompetenzen des Kindes**
– soziale Wahrnehmung (Eingehen auf Spielsituation), z. B. Interesse für bestimmte soziale Spiele – emotionale Regulation (Umgang mit Gefühlsreaktionen) – emotionale Sensibilität	– sich in die soziale Wahrnehmung des Kindes einfühlen und auf die Signale des Kindes achten – Rituale und soziale Gewohnheiten als Orientierung für das Kind – Vorbereiten von Situationen, um emotionale Erregung und Unsicherheit vorzubeugen

kognitive Kompetenzen	aktive Umsetzung der Kompetenzen des Kindes
– Wahrnehmung spezifischer Reizmerkmale, Interesse für Bilder, Buchstaben, Ziffern – visuelles Gedächtnis (fotografisches Situationsgedächtnis) – Spezialinteressen/intensive Beschäftigung mit stereotypen Handlungen	– stereotype Interessen aufnehmen und weiterführen/Interessen des Kindes in eine andere Aktivität einbetten – visuelle Informationen als feste Orientierung bereitstellen (Bilder, Fotos, Symbole) – gleichartige Situationen und Rituale schaffen – kognitive Stärken des Kindes aufgreifen
sprachliche Kompetenzen	**aktive Umsetzung der Kompetenzen des Kindes**
– automatisches Gedächtnis für Sprache (Echolalie) – Spielen mit prosodischen Sprachmerkmalen (Prosodie, Lautmuster, Rhythmus, Reimen) – aktive Imitation von sprachlichen Vorbildern (situationsgebunden)	– Sinngehalt der Echolalie verstehen, aufgreifen und weiterführen – sprachliche Kompetenzen an neue soziale Situationen knüpfen – sprachliche Kompetenzen in vertraute soziale Abläufe und kommunikative Handlungen einführen

Auf der **Ebene der sozialen Kommunikation** ist es vor allem bei Kindern mit erheblichen kognitiven Rückständen wichtig, die einzelnen kommunikativen Fertigkeiten eines Kindes zu beobachten und ihre mögliche soziale Bedeutung zu verstehen. Ein Kind kann z. B. am Beginn eines Gesprächs den Erwachsenen immer wieder über eine längere Zeit hinweg anstarren. Dieses Verhalten kann aus der Sicht des Kindes eine Form der Kontaktaufnahme sein, der Erwachsene sollte dies aufnehmen und versuchen, gezielt darauf einzugehen.

Auf der **sozialen Ebene** ist es wichtig zu beobachten, wie ein Kind eine neue Situation bewältigt und mit seinen Emotionen umgeht. Eine Phase mit intensiven Manierismen etwa kann bedeuten, das das Kind die neuartige Situation mit eigenen Strategien emotional zu verarbeiten versucht. Versteht man diese Eigenheiten als Form der emotionalen Regulation, kann man das Kind geduldig in die Situation einführen. Man kann etwa anfangs eine kurze Rückzugsphase erlauben, in der das Kind sich mit seinen stereotypen Handlungen beschäftigt.

Auf der **sprachlichen Ebene** kann man die Echolalie, also das unmittelbare oder verzögerte Wiederholen von sprachlichen Äußerungen, im Hinblick auf ihre mögliche kommunikative Bedeutung analysieren (Rydell/Prizant 1995). Das Verhalten wird also nicht unter pathologischem Aspekt bewertet, vielmehr fragt man sich, ob man die Echolalie in der sozialen Interaktion mit dem Kind verstehen oder nutzen kann. Wiederholt ein Kind ständig und unmittelbar Äußerungen des Erwachsenen, versucht es vielleicht sein fehlendes sprachliches Verständnis durch das automatische Nachsprechen der gehörten Sätze auszugleichen. Werden bestimmte Floskeln in stets gleicher Weise unmittelbar oder verzögert wiederholt, haben sie vermutlich eine kommunikative Bedeutung für das Kind. Der Erwachsene sollte dann versuchen, sich die Absichten des Kindes zu erschließen und sie in seine eigenen Worte zu übersetzen (Prizant/Rydell 1993).

Auf der **kognitiven Ebene** können besondere Vorlieben im Spiel oder ausgeprägte Spezialinteressen eines Kindes für die Anregung und Motivierung bei Spielaktivitäten genutzt werden. Man kann z. B. Objekte auswählen, die der aktuellen Lieblingsfarbe des Kindes entsprechen und so einen leichteren Einstieg erreichen. Oder man kann die Vorlieben für Ziffern oder einzelne abstrakte Symbole nutzen, um ein Kind für Spielobjekte oder Handlungsabläufe zu interessieren.

> Die Förder- und Behandlungsplanung muss eine Vielzahl von Entwicklungsmerkmalen aufseiten des Kindes und familiäre Einflüsse berücksichtigen.
> Dem heterogenen Verlauf von Autismus-Spektrum-Störungen wird am ehesten ein entwicklungsorientiertes Vorgehen gerecht.
> Die Betonung liegt dabei nicht auf den Defiziten, sondern auf den aktuell zu bewältigenden Entwicklungsaufgaben und den Stärken des einzelnen Kindes.

5 Grundprinzipien der Frühförderung bei Kindern mit Autismus-Spektrum-Störungen

Das Verständnis von Autismus-Spektrum-Störungen hat sich stark gewandelt durch einen veränderten Blick auf „autistische“ Verhaltensweisen und durch die Vielzahl von persönlichen Darstellungen von Kindern und Erwachsenen, die einen „Blick von innen“ erlauben. Barry Prizant betont, dass man autistische Verhaltensweisen als Strategien verstehen sollte, um Erfahrungen, die überwältigend zu sein scheinen, zu verarbeiten, sich anzupassen und auf eigene Weise zu kommunizieren (Prizant 2013).

Verhalten sollte demnach nicht nur unter dem Aspekt von pathologischen Symptomen oder Defiziten gesehen werden und die Behandlung sollte nicht als primäres Ziel haben, diese Defizite zu reduzieren oder aufzulösen. Die Frage sollte vielmehr lauten: Wie kann man bei einem Kind neue Fähigkeiten aufbauen und neue Bewältigungsstrategien vermitteln und welche Unterstützung benötigt man, um ein für die soziale Umwelt schwieriges Verhalten zu verringern? Man sollte sich speziell bei schwer verstehbaren Verhaltensweisen zuerst die Frage stellen, was das Verhalten motiviert, was dem Verhalten zugrunde liegen könnte (Prizant 2013).

5.1 Prinzipien der Frühförderung bei Autismus-Spektrum-Störungen

Im Folgenden werden eine Reihe von grundlegenden Prinzipien für die Frühförderung von Kindern mit Autismus-Spektrum-Störungen zusammengestellt. Das Vorgehen bei der Förderung des einzelnen Kindes ist entwicklungsorientiert und geht davon aus, dass der Erwachsene zunächst ein gutes intuitives Verständnis vom Entwicklungsstand und von den Verhaltenseigenheiten des Kindes gewinnen muss. Übersichten und Ideen zu den wirksamen Behandlungsprinzipien finden sich z. B. bei Landa 2018, Mesibov/Shea 2010, Schuler 1995 und Rogers/Vismara 2008.

Ausgangspunkt der Förderung ist ein systematisches Entwicklungsprofil vor allem der sozialen und kommunikativen Entwicklung: Bewegt sich der Erwachsene auf der Ebene der sozialen und kommunikativen Entwicklung des Kindes, kann er Interessen des Kindes und Möglichkeiten zum Kontaktaufbau leichter verstehen (Prizant 2013).

Auf die individuellen Entwicklungsaufgaben und Bedürfnisse des einzelnen Kindes eingehen: Die Heterogenität der Entwicklung erfordert ein Verständnis dafür, welche Themen bei einem Kind aktuell im Vordergrund stehen. Finden sich deutliche Grenzen im Sprachverständnis oder im Imitationsverhalten, versucht man sich auf dem aktuellen Entwicklungsniveau des Kindes zu bewegen und die Kompetenzen schrittweise zu erweitern (Koegel/Koegel 2006).

Kommunikative Strategien für den Alltag suchen und aufbauen: Die soziale Kommunikation von Kindern mit Autismus-Spektrum-Störungen ist oft schwer verständlich. Autistische Verhaltensweisen kann man als Strategien verstehen, um Erfahrungen zu verarbeiten, sich anzupassen und auf eigene Weise zu kommunizieren (Prizant 2013).

Verständnis für idosynkratische Spielaktivitäten: Oft muss das Kind den adäquaten Umgang mit Spielgegenständen erst lernen, indem der Erwachsene Handlungen vorführt. Dies garantiert nicht, dass das Kind sich anschließend auch für diese Spielmaterialien interessiert oder sie funktionell verwendet. Gemeinsames Spiel ist aber ein wichtiger Ausgangspunkt für die soziale Interaktion.

Vermittlung von basalen Fertigkeiten in der sozialen und kommunikativen Entwicklung: Um die Kernsymptome zu beeinflussen, müssen grundlegende Alltagsfertigkeiten dem Kind direkt vermittelt werden. Dies erreicht man durch strukturierte Spielsituationen und den Aufbau von Alltagsroutinen (Rogers/Vismara 2008).

Spezielle Kompetenzen und Spezialinteressen des einzelnen Kindes nutzen: Interessen und Stärken eines Kindes sind ein günstiger Einstieg in gemeinsames Spiel und für Alltagsanregungen (Quill/Stansberry Brusnahan 2017).

Suche nach Anpassungsstrategien für wesentliche Alltagsprobleme: Der Aufbau von Handlungsroutinen und gleichartigen Abläufe ermöglichen dem Kind ein Verständnis für die soziale Situation. Dies erleichtert auch die Arbeit an Aufgaben zur Selbstständigkeit (Schopler et al. 1995).

Die Übertragung auf eine neue Situation wird bewusst geübt: Kinder mit Autismus-Spektrum-Störungen zeigen oft wenig Initiative und sind oft sehr von äußeren Reizen abhängig. Sie setzen deshalb bestimmte Fähigkeiten nur in einer spezifischen Situation um, die Übertragung auf eine neue Situation muss bewusst eingeübt werden (Rogers/Vismara 2008).

Bewusste Vorbereitung auf Veränderungen der Situation: Veränderungen müssen angekündigt oder auch vorbereitet werden, damit des Kind sich nicht stark abwehrend verhält oder Ängste entwickelt. Visuelle Hilfen zur Strukturierung sind dabei hilfreich (Prizant/Wetherby 2003, Schopler et al. 1995).

Funktionelle Analyse von schwierigen Situationen und Suche nach alternativem Verhalten: Herausforderndes oder schwer verständliches Verhalten erfordert eine genaue Analyse der Situation, in der die Verhaltensprobleme auftreten. Man versucht, auch die Geschichte des Verhaltens zu verstehen und dadurch mögliche Auslöser für schwierige Situationen zu erkennen, zugleich wird man sich über andere Zugangsweisen zu einem Kind Gedanken machen (Durand/Moskowitz 2015).

Stereotype und restriktive Verhaltensweisen aus der Perspektive der emotionalen Regulation verstehen: Autistische Verhaltensweisen können als Mittel zur emotionalen Regulation dienen. So können vertraute Rituale oder Routinen, das Sammeln von bestimmten Gegenständen, das Festhalten an einer vertrauten Umgebung oder auch nur die Nähe zu einer anderen Person dazu dienen, mit sich selbst und den eigenen Emotionen besser umzugehen (Prizant 2013).

Nicht nach einer Heilung des Syndroms suchen und nicht nach vollkommener Normalität streben: Ein realistischer Blick auf die Entwicklung des Kindes erlaubt es, gelassener mit Entwicklungsunterschieden umzugehen. Sozial akzeptable Unterschiede zwischen Kindern sollte man in allen Altersstufen tolerieren (Prizant 2013).

5.2 Entwicklungsorientiertes Vorgehen

Für die entwicklungspsychologisch ausgerichteten Programme stellt Westby folgende Grundannahmen zusammen: Bezugspersonen haben die Aufgabe, Entwicklung zu fördern oder zu stimulieren, nicht zu trainieren. Sie versuchen die Kommunikation anzuregen und einen sozialen Austausch mit dem Kind aufrechtzuerhalten. Die soziale Interaktion ist an vertrauten Alltagskontexten und an für das Kind bedeutungsvollen Situationen ausgerichtet (Westby 1998). Ein systematisches **Modell der interaktiven Kompetenzen** haben Dunst und McWilliam ausgearbeitet (Dunst/McWilliam 1988, Tab. 16). Das Modell nimmt an, dass sich die Entwicklung eines Kindes in qualitativ zunehmend komplexen Verhaltensmustern in verschiedenen Aktivitäten und Situationen vollzieht.

Eine interaktive Kompetenz

> *„bewirkt eine Verschiebung des Einflusses der Interaktion mit Personen (und Gegenständen) zugunsten des sich entwickelnden Kindes. Eine Verschiebung im Gleichgewicht zeigt sich in Situationen, in denen das Kind mehr Interaktionen initiiert als seine Eltern oder andere Bezugspersonen." (Dunst et al. 2010, 70, Übersetzung des Autors)*

Tab. 16: Zielgerichtetes Verhalten und interaktive Kompetenzen (Dunst/McWilliam 1988, modifiziert nach Westby 1998, 178 f.)

Interaktionsform	Beispiele für ein Kind mit Autismus-Spektrum-Störung (ASS)	günstige Reaktion des Erwachsenen
I. Aufmerksame Interaktion *kein bewusstes Ziel* – ist für Reize aufmerksam und kann sie unterscheiden – unspezifischer Ausdruck von Gefühlen	3-jähriges Kind mit ASS, das sozialen Kontakt stark vermeidet und nur ziellos durch den Raum läuft; es geht kurz auf interessante Objekte oder Ereignisse ein, wenn diese mit Geräuschen verbunden sind.	Der Erwachsene führt ein interessantes Objekt vor oder wiederholt einen bestimmten Spielablauf (z. B. Luft aus Ballon lassen), zwischendurch wartet er bewusst auf die Reaktion des Kindes.
II. Kontingente Interaktion *bewusstes Ziel* – undifferenziertes Verhalten, um ein interessantes Ereignis zu initiieren oder aufrechtzuerhalten – exploriert Gegenstände oder vokalisiert in Richtung Person oder Objekt	3,5-jähriges Kind mit ASS kommt in die Nähe des Erwachsenen oder zieht an der Hand des Erwachsenen, damit er ein Ereignis wiederholt; sucht dabei keinen aktiven Blickkontakt.	Der Erwachsene versucht, die Absicht des Kindes zu interpretieren, führt das gewünschte Verhalten kontingent auf die Aufforderung des Kindes aus und verbalisiert dazu (z. B. Figuren in Jack-in-the-Box wieder herausspringen lassen). Er verzögert die Reaktion manchmal bewusst, damit das Kind nochmals Initiative ergreift.

Interaktionsform	Beispiele für ein Kind mit Autismus-Spektrum-Störung (ASS)	günstige Reaktion des Erwachsenen
III. Differenzierte Interaktion *einfacher Plan, um ein bestimmtes Ziel zu erreichen* – modifiziert und passt sein Verhalten an, um ein Ziel zu erreichen – passt sich an Vorgaben der Umwelt oder an soziale Erwartungen an – richtet motorische oder vokale Reaktionen an die andere Person	Ein 4-jähriges Kind mit ASS versucht, an einen Gegenstand zu kommen; dazu sucht es die Nähe des Erwachsenen, zieht an seiner Hand und schaut ihm kurz ins Gesicht; vokalisiert in einer eigenen Sprache – wohl um die Aufmerksamkeit des Erwachsenen zu gewinnen.	Der Erwachsene wartet ab und hält einen gewünschten Gegenstand zurück, um das Kind zu weiterer Initiative anzuregen. Er verbalisiert den Wunsch des Kindes und nennt auch alternative Handlungen.
IV. Konventionalisierte Interaktion (encoded interaction) *koordinierter Plan, um ein Ziel zu erreichen* – verwendet konventionalisierte Verhaltensweisen, die an einen bestimmten Kontext und spezifische Hinweise (Referenz) gebunden sind – setzt motorische oder vokale Handlungen oder aber ein vermittelndes Objekt ein, um die Interaktion anzuregen	Ein 4-jähriges Kind mit ASS verwendet echolalische Äußerungen, die sich auf die konkrete Situation beziehen. Es bringt dem Erwachsenen einen Gegenstand, um seinen Wunsch deutlich zu machen (z. B. ein Glas, weil es trinken möchte).	Der Erwachsene interpretiert und verbalisiert die Absicht des Kindes. Er bzw. sie versucht, das Kind auf soziale Handlungsroutinen einzustellen, um den Kontakt anzuregen, z. B. bestimmte Bewegungsspiele zu wiederholen, die das Kind gerne macht.

Interaktionsform	Beispiele für ein Kind mit Autismus-Spektrum-Störung (ASS)	günstige Reaktion des Erwachsenen
V. Symbolische Interaktion *alternative Pläne auf symbolischen Ebenen, um ein Ziel zu erreichen* – verwendet konventionalisierte Formen von Verhalten (Sprache, Gesten, Zeichnen, symbolisches Handeln/So-tun-als-ob), um auf frühere oder zukünftige Ereignisse hinzuweisen – passt sprachliche Signale an oder verwendet alternative Strategien, wenn ein Versuch, ein Ziel zu erreichen, nicht erfolgreich war	Ein 4-jähriges Kind mit ASS sagt zum Erwachsenen „fertig“, um auszudrücken, dass es die Situation beim Arzt beenden möchte. Das Kind versucht, die Jacke der Mutter zu holen. Es macht eine Geste für das U-Bahnfahren um zu zeigen, was es als Alternative machen möchte.	Der Erwachsene übersetzt mögliche Intentionen des Kindes in eigene Worte und erweitert diese wenn nötig. Er verzögert Reaktionen, um beim Kind weitere kommunikative Versuche anzuregen.

Interaktionsform	Beispiele für ein Kind mit Autismus-Spektrum-Störung (ASS)	günstige Reaktion des Erwachsenen
VI. Metapragmatische Interaktion *mentale Bewusstheit des Plans, ein Ziel zu erreichen* – plant im Voraus Strategien, um ein Ziel zu erreichen – reflektiert den Erfolg oder Misserfolg beim Erreichen des Ziels	Ein 5-jähriger Junge mit ASS schlägt gezielt nach der Mutter, um eine Situation abzubrechen. Als Nächstes versucht er, die Tasche der Mutter umzuschütten. Schließlich sagt er: „Jetzt Kindergarten gehen." und geht zur Tür. Als die Mutter nicht reagiert, reißt er ein Bild von der Wand, um die Aufmerksamkeit der Mutter zu erzwingen.	Das Kind setzt variable Strategien ein, um seine Absichten und seinen Willen durchzusetzen. Der Erwachsene bereitet sich auf eine Situation vor, indem er selbst einen Plan macht, wie der Ablauf sein soll und versucht dies wenn nötig über Bilder, Sprache oder sein Verhalten deutlich zu machen. Er variiert seine Strategien, wie er das Kind lenkt, um auf die Provokation des Kindes flexibel eingehen zu können.

Zur Planung von Fördermaßnahmen wird die Topografie der interaktiven Kompetenzen eines Kindes systematisch beobachtet und schematisch zusammengestellt. Unter der Topografie des Verhaltens versteht man die Beschreibung von konkreten Tätigkeiten in unterschiedlichen Aktivitäten und in verschiedenen Situationen. Ein breitgefächertes Spektrum an Aktivitäten, die einem bestimmten Entwicklungsniveau zugeordnet sind, belegt stabile Kompetenzen in den interaktiven Fähigkeiten. Zeigen sich nur einzelne typische Aktivitäten auf dem Funktionsniveau, so geht man davon aus, dass ein Kind sich erst im Übergang zur nächsten Entwicklungsstufe befindet (Dunst/McWilliam 1988).

Die Alltagsförderung wird über das Konzept des **inzidentiellen Unterrichtens** erklärt. In einer natürlichen Umgebung setzt sich das Kind mit seiner sozialen und physikalischen Umwelt auseinander. Interaktionssequenzen leiten sich entweder aus typischen Alltagssituationen oder aus Anforderungen der Umwelt ab. Die soziale Responsivität des Kindes und die Interaktion mit der sozialen Umwelt führen dazu, dass das Verhalten Wirkungen erzielt oder weiter differenziert wird (Dunst et al. 2010). Hinter diesem kognitiv ausgerichteten Modell verbirgt sich das strukturelle Modell von Jean Piaget. Der Erwachsene versucht durch seine gezielte Reaktion auf die Initiativen und das Interesse des

Kindes, das Repertoire des Kindes in der Kommunikation, im Spiel und in sozialen Fertigkeiten zu erweitern.

Dunst und McWilliam beschreiben die systematischen Schritte im Prozess des inzidentiellen Unterrichtens. Sie betonen, dass der Erwachsene bestimmte soziale Situationen nutzt, um die Aufmerksamkeit und das Interesse des Kindes zu gewinnen und aufrechtzuerhalten. Dabei unterscheiden sie zwischen den Begriffen inzidentielles Unterrichten und inzidentielles Lernen (Dunst/McWilliam 1988). Wie das Kind sich auf konkrete Situation einlässt und was es aus dem konkreten Moment übernimmt, lässt sich aus der Sicht des Erwachsenen zunächst nur schwer erkennen. Dies gilt insbesondere für Kinder, die im ersten und zweiten Lebensjahr wenig soziale Motivation und nur geringes soziales Engagement zeigen.

Der erste Schritt ist es, die **Aufmerksamkeit des Kindes** zu gewinnen oder sie für eine kurze Phase aufrechtzuerhalten. Bei einem Kind mit einer Autismus-Spektrum-Störung versucht man, in den ersten Lebensjahren interessante Reize oder Objekte anzubieten, die die Aufmerksamkeit des Kindes einfangen. Dazu muss man erkennen, welche Reizaspekte ein Kind besonders ansprechen: so kann es sein, dass ein Kind auf eine bestimmte Farbe oder eine glänzende Oberfläche besonders gut reagiert. Der Erwachsene kann die Aufmerksamkeit des Kindes auch gewinnen, in dem er sich auf der Ebene des Kindes bewegt, sich z. B. auf ein stereotypes Verhalten des Kindes einstellt und es selbst nachahmt (Tab. 15, Kap. 4.3).

Im nächsten Schritt achtet der Erwachsene darauf, welche Objekte oder Ereignisse dazu beitragen, dass das Kind seine Aufmerksamkeit längere Zeit aufrechterhält. Dabei achtet er auf die selbst gewählten Interessen und die anhaltende Aufmerksamkeit des Kindes z. B. für interessante Ereignisse. Der Erwachsene versucht interessante Ereignisse zu wiederholen, mit denen das Kind lernt, sich besser zu fokussieren. Stellen wir uns ein 3-jähriges Kind vor, das nur ziellos durch den Raum läuft und sich mit seinen Handmanierismen oder dem Aneinanderreihen von Autos beschäftigt. Der Erwachsene würde z. B. bei einem intensiven Interesse des Kindes für das Aufreihen von Autos neue Autos in der Lieblingsfarbe des Kindes aus der Tasche ziehen und das Auto neben sich legen. Dies kann er mehrfach wiederholen. Oder er kann Autos aus einer aufgestellten Reihe wegnehmen und kurz verstecken. Ziel wäre es, dass das Kind sich dem Erwachsenen zuwendet, auch wenn sein Hauptinteresse den Spielzeugautos gilt.

Im dritten Schritt beschreiben Dunst und McWilliam das Ziel, dass das Kind eine soziale Interaktion mit der Umwelt initiiert und sie aufrechterhält (Dunst/McWilliam 1988). Ziel ist es, das Kind in kontingente, also vorhersehbare Interaktionen einzubinden, die z. B. für das Kind interessante Ereignisse oder anregende Gegenstände einschließen und dadurch eine Wiederholung dieses kontingenten Verhaltens anregen. Bei der aufgestellten Reihe der Autos würde der Erwachsene ein Auto an sich nehmen und es in seiner Hand verstecken, um das Kind anzuregen, nach dem Auto zu suchen. Ergreift das Kind die Initiative und versucht, sich das Auto über Blickkontakt, Anstoßen der Hand oder auch Vokalisieren wieder zu beschaffen, so kann der Erwachsene den Gegenstand zurückgeben, das Spiel aber wenige Momente später wiederholen. Die Interaktionssequenzen sollen dazu anregen, dass sich das Kind der kontingenten Beziehungen seines Verhaltens zum Interaktionspartner bewusst wird. Es erkennt, dass das Verhalten des Erwachsenen vorhersagbar ist und sich in gleicher Weise wiederholen kann und es erlebt, dass es die Reaktionen der Erwachsenen gezielt beeinflussen oder kontrollieren kann. Ziel ist es dabei in erster Linie, eine Initiative des Kindes auf der Ebene der sozialen Kommunikation anzuregen.

Im vierten Schritt ist das Ziel, die Topografie des kindlichen Verhalten zu erweitern und Variationen im kindlichen Verhalten anzuregen. Der Erwachsene kann das Kind zu einem Verhalten auffordern, ein Verhalten vormachen und die Imitation anregen oder die Situation so gestalten, dass das Kind aktiv werden muss. Dabei muss sich der Erwachsene überlegen, welches Verhalten er anregen will und zugleich realistisch sein, welche Reaktionen das Kind tatsächlich ausführen kann.

Beim Aufstellen der Autos kann der Erwachsene ein Auto in die Tasche stecken, sich zunächst passiv stellen und das Kind dazu anregen, ihn aufzufordern, das Auto herauszugeben. Auch hier kann er modellhaft dem Kind ein Verhalten vormachen, das dann zu der Rückgabe des Autos führt. Beim nächsten Versuch kann er wiederum das Kind anregen, eine entsprechende Reaktion zu zeigen. Obwohl diese Beispiele wie ein einfaches Verhaltenstraining klingen, orientieren sich Dunst und McWilliam an den Merkmalen der normalen kindlichen Entwicklung und an den Veränderungen der sozial-kommunikativen Entwicklung, die sich im ersten und zweiten Lebensjahr beobachten lassen. Sie betonen stets die spielerische Haltung in der Interaktion zwischen Erwachsenem und Kind (Dunst/McWilliam 1988).

> !
>
> Grundprinzipien der Frühförderung sind eine Abstimmung des Förderrahmens auf die speziellen Eigenheiten der sozialen Kommunikation und des restriktiven und repetitiven Verhaltens von Kindern mit Autismus-Spektrum-Störungen.
> Der Förderrahmen erfordert ein erhöhtes Maß an Struktur und Vertrautheit, zudem müssen basale Fertigkeiten in der sozialen und kommunikativen Entwicklung verstanden und eingeübt werden.
> Die Frühförderung von Kindern mit Autismus-Spektrum-Störungen berücksichtigt die speziellen Eigenheiten im Lernen und in der sozialen Entwicklung.
> Ein entwicklungsorientiertes Vorgehen stützt sich auf ein individuelles Entwicklungs- und Verhaltensprofil und versucht, Stärken und Vorlieben von Kindern mit Autismus-Spektrum-Störungen in vielfältiger Weise aufzugreifen.

6 Therapiemodelle und Förderung von Kindern mit Autismus-Spektrum-Störungen

Therapiemethoden und spezifische Strategien zur Behandlung von Kindern mit Autismus-Spektrum-Störungen sind inzwischen so vielfältig, dass sie auch für Spezialisten kaum mehr überschaubar sind. Übersichten zu solchen methodischen Ansätzen versuchen unterschiedliche Programme nach der angenommenen Effektivität und verfügbaren Evidenz einzuordnen.

Behandlungsmethoden fußen auf theoretischen Modellen, die versuchen zu erklären, welche Entwicklungsfaktoren das autistische Verhalten prägen, welche Behandlungsziele im Vordergrund stehen und mit welchen Wirkungsmechanismen bestimmte Verhaltensmerkmale verändert werden können (Colombi et al. 2019). Evidenzbasierte Modelle werden in drei Kategorien eingeordnet:

- frühe Interventionen, die der angewandten Verhaltensanalyse verpflichtet sind
- Modelle, die entwicklungs- und beziehungsorientiert sind
- Modelle, die eine Kombination von verhaltenspsychologischen und entwicklungsorientierten Aspekten einschließen (Colombi et al. 2019)

Versucht man die Methoden nach den zugrundeliegenden theoretischen Modellen zu klassifizieren, kann man drei Bereiche unterscheiden (Tab. 17). **Lerntheoretische oder verhaltenstherapeutische Modelle** und die Methoden der angewandten Verhaltenstherapie gehen davon aus, dass es allgemeingültige Lernprinzipien gibt, die allen Lernprozessen und dem Erwerb von Verhalten zugrunde liegen. Bei den verhaltensorientierten Ansätzen – ABA (Applied Behavioral Analysis) und Early and Intensive Behavioral Intervention (EIBI) – stützt man sich auf lerntheoretische Vorstellungen, oft auf operante Methoden. Das Verhalten wird demnach beeinflusst von vorausgehenden Reizen und konsequenten Verstärkungsbedingungen. Charakteristisch für diese Methoden ist, dass sie stark strukturiert gestaltet sind und das Kind vom Erwachsenen intensiv geführt wird. Beobachtbare und spezifische operationalisierte Verhaltensziele werden für die Datensammlung und die Bewertung der Therapiefortschritte herangezogen. Die verhaltensorientierten Programme unterscheiden zwischen

Übungsmethoden, die in einer stark strukturierten Umgebung stattfinden und Methoden, die sich mehr auf natürliche Alltagssituationen konzentrieren (Schreibman et al. 2015).

Die strukturierten Verhaltensmethoden versuchen das Zielverhalten oft in einzelne Teilfertigkeiten oder Verhaltensreaktionen zu zerlegen und diese Fertigkeiten dann schrittweise zu üben. Die Übungsaufgaben und die Materialien werden vom Erwachsenen ebenso vorgegeben wie die Verstärkerpläne (Lovaas 1987). Diese strukturierten Übungssituationen stoßen an ihre Grenzen bei der Übertragung auf natürliche Situationen und sind nicht typisch für die Interaktion zwischen Kind und Erwachsenen im Alltag (Schreibman/Ingersoll 2005). Curricula im Rahmen der EIBI-Methoden sind systematisch und umfassend geplant und zielen auf das Einüben von Fertigkeiten im Bereich der sozialen Entwicklung, der Kommunikation, der kognitiven Entwicklung, der vorschulischen Fertigkeiten (z.B. das Zuordnen von Farben, Buchstaben, Ziffern und Mengen) und der Selbstständigkeit (Reichow et al. 2011).

Mit den **naturalistischen Verhaltensinterventionen** hat man versucht, die Verhaltenstechniken auf natürliche Situationen im Lebensalltag des Kindes zu übertragen. Dadurch kann man natürliche Verstärker nutzen, die in der konkreten Situation vorkommen. Meist versucht man von den Interessen des Kindes im Spiel und in Alltagssituationen auszugehen und damit eine aktive Teilnahme des Kindes und eine anhaltende Motivation sicherzustellen. Dabei variieren die Methoden darin, wie stark der Erwachsene das Kind unmittelbar auffordert und dem Kind weitere Hinweise gibt. Solche Methoden lassen sich Eltern leicht vermitteln und dadurch in den familiären Alltag einbetten. Die Therapie orientiert sich an typischen Alltagsinteraktionen im familiären Rahmen. Der Erwachsene reagiert bewusst und in gezielter Weise auf die Interessen und Spielaktivitäten des Kindes sowie auf aktives kommunikatives Verhalten oder mögliche kommunikative Bedeutungen des Verhaltens. Das Kind wird bewusst angeregt, entwicklungsangemessenes Verhalten zu zeigen und wird durch natürliche Verstärkung und soziale Zuwendung motiviert. Mit gezielten Anregungen sollen das kindliche Interesse und spezifische Fertigkeiten schrittweise aufgebaut werden (Schreibman et al. 2015).

Die bekannteste naturalistische Methode ist das **inzidentielle Unterrichten** (incidental teaching), mit dem man versucht hat, vor allem sprachliche Fertigkeiten in natürlichen Situationen zu vermitteln (Warren/Kaiser 1986). Im Rahmen des **pivotal response training** (von Bernard-Opitz 2015 übersetzt als „Training von Schlüsselverhaltensweisen") wählt man anstelle einer spezifischen Fertigkeit oder eines Verhaltens besonders prägende Entwicklungsfertigkeiten oder Entwicklungsaufgaben in der kindlichen Entwicklung, um eine Wirkung in anderen Entwicklungsbereichen zu erreichen (Koegel/Koegel 2006). Typische

Bereiche sind das Initiieren des sozialen Kontakts zu anderen Kindern, Methoden des Selbstmanagements und spezielle Hilfen für die Motivation eines Kindes. Man erwartet, dass die naturalistischen Methoden leichter zu einer Generalisierung führen, also zu einer Übertragung außerhalb der Übungssituation. Zudem wird angenommen, dass durch die Einbettung in den Alltag des Kindes eine kontinuierlichere Lernwirkung ausgelöst wird und weniger intensiv und langwierig geübt werden muss. Schließlich hofft man, dass man das Interesse eines Kindes leichter gewinnen kann und weniger Abwehr- oder Vermeidungsverhalten ausgelöst wird. Solche naturalistischen Methoden sind in verschiedenen komplexen Programmen für Kinder mit Autismus-Spektrum-Störungen enthalten (z. B. Rogers/Dawson 2010).

Tab. 17: Methodische Ansätze in der Therapie von Kindern mit Autismus-Spektrum-Störungen

Verhaltensansätze	kombinierte Ansätze	sozial/relational/entwicklungsorientiert
Ansätze, die lerntheoretische Vorstellungen verwenden: Verhalten wird beeinflusst von antezendenten Reizen und konsequenten Verstärkungsbedingungen; meist stark strukturierte, vom Erwachsenen geführte Methoden	Programme, die sowohl Prinzipien aus den lerntheoretischen und verhaltensorientierten als auch aus den sozialen/entwicklungsorientierten Ansätzen verwenden	Ansätze, die interaktions- und spielorientiert sind und in der natürlichen Umgebung des Kindes angewandt werden; das Vorgehen ist kindorientiert und versucht, Interessen und Spielaktivitäten des Kindes zu verstehen und aufzugreifen
Applied Behavior Analysis (ABA)	Early Start Denver Modell (ESDT)	DIR Floortime© (Developmental, Individual Difference, Relationship-Based Model)
Early Intensive Behavior Intervention (EIBI)	TEACCH (Treatment and Education of Autistic and Related Communication Handicapped Children)	RDI (Relationship Development Intervention)

Verhaltensansätze	kombinierte Ansätze	sozial/relational/entwicklungsorientiert
Pivotal Response Training (PRT)	JASPER (Joint Attention, Symbolic Play, Engagement & Regulation)	
Picture Exchange Communication System (PECS)	Building Blocks (Aspects Comprehensive Approach)	soziales Kompetenztraining, Theory of Mind-Training (ToM)
Acceptance and Committment Therapy als kognitiv-behavioraler Ansatz	SCERTS (Social-Communication, Emotional Reguation, Transactional Support)	entwicklungsorientierte Musiktherapie

Bei den **kombinierten Ansätzen** werden Prinzipien aus den lerntheoretischen und verhaltensorientierten Programmen und aus den eher entwicklungsorientierten oder sozial ausgerichteten Programmen kombiniert. Dabei muss man sich die Gewichtung der verwendeten Modelle im Einzelnen ansehen. Das Early Start Denver Modell (ESDM) betont, dass die Förderung stark von den Interessen des Kindes ausgehen sollte. Im konkreten Programmablauf spielen aber verhaltensorientierte Strategien eine prägende Rolle (vor allem mit der Einbeziehung des Pivotal Response Training) (Rogers/Dawson 2010). Bei den kombinierten Ansätzen versucht man umfassendere theoretische Modelle zu verwenden, um verschiedene Entwicklungsbereiche und Verhaltensebenen anzusprechen. Die kombinierten Ansätze nutzen z. B. die verhaltenstherapeutischen Methoden zur Strukturierung und Steuerung des Verhaltens und entwicklungsorientierte Aspekte zur Planung der Entwicklungssequenzen, die nacheinander bearbeitet werden.

Bei den **entwicklungsorientierten Methoden** ist das Vorgehen primär auf die Alltagsinteraktion und auf das Spiel mit dem Kind in seiner natürlichen Umgebung ausgerichtet. Das Vorgehen ist kindorientiert und es wird versucht, die Interessen und Spielaktivitäten des Kindes zu verstehen und aufzugreifen. Theoretische Grundlagen der Entwicklungsmodelle bilden oft die strukturellen Modelle von Jean Piaget (Morgan 1986) oder die Entwicklungsmodelle von Jerome Bruner (Bruner 1981). Kinder erwerben ihre Entwicklungskompetenzen im kognitiven, sozialen und sprachlichen Bereich demnach durch ihre aktive Auseinandersetzung mit einer anregenden sozialen und physikalischen Umwelt. Geht man davon aus, dass die Entwicklungssequenzen der sprachlichen und kognitiven Entwicklung bei Kindern mit Autismus-Spektrum-Störungen ähnlich ablaufen wie bei normal entwickelten Kindern, so kann man charakteristische Meilensteine, Entwicklungsstufen und aufeinander aufbauende Entwicklungskompetenzen aus der normalen Entwicklung für die Definition von Behandlungszielen bei Kindern mit Autismus-Spektrum-Störungen verwenden (Morgan 1986). Entwicklungsorientierte Ansätze betonen, dass man die Förderung eines Kindes abgestimmt auf den Entwicklungsstand und die Zone der nächsten Entwicklung (Vygotski, siehe Bruner 1984), also auf aktuell stimulierbare Kompetenzen, organisieren muss (Rogers 1999). In den letzten Jahren wurden in diese Modellvorstellungen auch neuropsychologische Untersuchungsergebnisse und neurologische Modelle zur Entwicklung des kindlichen Gehirns miteinbezogen (Shen/Piven 2017).

Wagner et al. definieren entwicklungsorientierte Ansätze zur Behandlung von Autismus-Spektrum-Störungen im Detail (Wagner et al. 2014). Diese Ansätze bauen demnach die Diagnostik und die Therapieplanung auf definierten Sequenzen der kindlichen Entwicklung auf, sie versuchen die Einzigartigkeit des kindlichen Entwicklungsprofils und der aktuellen Entwicklungsaufgaben anzuerkennen und gestalten einen individualisierten Therapieplan und Behandlungsablauf. Die Autoren nennen die folgenden fünf Kriterien, die ein entwicklungsorientiertes Programm kennzeichnen (Wagner et al. 2014, 505):

- Entwicklungssequenzen der normalen Entwicklung
- entwicklungspsychologisches Wissen zum Erwerb von kindlichen Kompetenzen und die wesentlichen Einflussfaktoren
- ein beziehungsorientiertes Vorgehen (Betonung der Qualität der interpersonellen Beziehung)
- kindzentriertes Arbeiten mit einem Bild des Kindes als aktivem Partner in Interaktion und Lernen
- das Spiel als ein wichtiger Kontext, in dem Kinder lernen

Entwicklungsorientierte Programme gehen davon aus, dass die Förderung eines Kindes ein systematisches Verständnis des Entwicklungsprofils und der Stärken und Schwächen eines Kindes notwendig macht. Deshalb gehen diese Ansätze individuell auf die emotionalen Bedürfnisse und spezifischen Interessen eines Kindes ein. Der therapeutische und pädagogische Ansatz ist kindzentriert und greift Interessen und die persönliche Motivation des Kindes auf, lässt dem Kind die Auswahl bei Aktivitäten und versucht, auf sprachliche und kommunikative Initiativen des Kindes einzugehen und diese systematisch zu erweitern. Die Programme versuchen in der Regel, keine Sequenz von Fertigkeiten zu definieren, die mit dem Kind eingeübt werden. Die Förderprogramme orientieren sich sehr stark an der natürlichen Umgebung und den Alltagsaktivitäten eines Kindes (Gulsrud/Kasari 2011).

> **!**
>
> Therapiemethoden für Kinder mit Autismus-Spektrum-Störungen lassen sich in verhaltensorientierte, entwicklungsorientierte und kombinierte Ansätze unterscheiden.
> Therapiemethoden sollten genau definieren, welche Behandlungsziele im Vordergrund stehen, wie man Entwicklungsfortschritte gezielt beeinflussen kann und welche Rolle diese Veränderungen für den weiteren Entwicklungsverlauf spielen können.

7 Überblick über einige komplexe Förderprogramme

7.1 Early Start Denver Modell

Das Early Start Denver Modell (ESDM) entstand aus entwicklungsorientierten Gruppenprogrammen, die in Denver (USA) seit den 1980er Jahren etabliert wurden. Das Programm verknüpft entwicklungspsychologische und verhaltensorientierte Ideen und bezieht entwicklungsneurologische und neuropsychologische Themen mit ein. Als wesentliche Elemente sehen die Autoren den interdisziplinären Ansatz des Programms, den Fokus auf die soziale Interaktion und Kommunikation und die enge Einbeziehung der Eltern (Rogers/Dawson 2010).

Zur Gestaltung von interessanten und wirkungsvollen Lernaktivitäten und Spielsituationen mit dem Kind beschreiben Rogers und Dawson einige wesentliche Elemente (Rogers/Dawson 2010). Ausgangspunkt für gemeinsame Aktivitäten ist das Interesse des Kindes. Der Erwachsene folgt dem Kind bei der Aktivität und begleitet diese durch seine sprachlichen Äußerungen und mit positivem Affekt. Der Erwachsene versucht die Spielaktivitäten zu erweitern, indem er lebendig kommuniziert und die Spielaktivitäten mit gestaltet. Dabei achtet er darauf, dass Kind und Erwachsener wechselseitig an die Reihe kommen. Das gelingt z. B., indem der Erwachsene das Kind imitiert oder interessante Dinge hinzufügt, die die Aufmerksamkeit und Motivation des Kindes anregen.

Das **Thema des Spiels** entwickelt sich in der gemeinsamen Interaktion, zu der Kind und Erwachsener beitragen. Der Erwachsene erweitert die Aktivität durch Thema und Variationen, um dem Kind weitere Fertigkeiten zu vermitteln. Dazu versucht er vielfältige sprachliche Lernziele einzubauen, er regt die Imitation beim Kind an und strebt Spielaktivitäten auf der symbolischen Ebene an. Um eine wechselseitige soziale Aktivität aufrechtzuerhalten, sind ein durchgängig positiver Affekt und ein häufiges und vielfältiges kommunikatives Verhalten des Erwachsenen wichtig (Rogers/Dawson 2010).

Was motiviert ein Kind in der Spielsituation? Motivierend sind das Interesse für Gegenstände und interessante Effekte, die das Kind mit den Gegenständen auslösen kann. Meist sprechen für gemeinsame Aktivitäten verschiedene Formen von Bewegungsspielen das Kind am leichtesten an. Ziel für den Erwachsenen ist es herauszufinden, was das Kind von sich aus motiviert und wie die Eigenaktivität und Initiative des Kindes angeregt werden kann (Rogers/Dawson 2010). Der Erwachsene muss davon überzeugt sein, dass er für das Kind stimulierende und ansprechende Aktivitäten findet, die eine gemeinsame Interaktion ermöglichen.

Für eine geringe Zahl von Kindern ist dieses Vorgehen nach Ansicht von Rogers und Dawson nicht Erfolg versprechend. Dann empfehlen sie den Übergang auf ein stärker vom Erwachsenen gelenktes didaktisches Vorgehen mit dem gezielten Einüben von individuellen Lernaufgaben und Fertigkeiten (Rogers/Dawson 2010).

Wie gelingt es nun aber, die Aufmerksamkeit des Kindes auf die soziale Ebene zu lenken? Dazu gehört eine Vorbereitung der Umgebung, um konkurrierende Beschäftigungen des Kindes zu vermeiden. Zudem versucht der Erwachsene, Blickkontakt und einen lebendigen Austausch von Angesicht zu Angesicht zu erreichen. Dies gelingt durch geschicktes Einblenden in die Aktivität des Kindes, durch den Aufbau von sozialen Handlungsroutinen und das Eingehen auf den Rhythmus des Kindes. Der Erwachsene kann anfangs auch nur eine beobachtende und eher passive Rolle einnehmen und vor allem aktiv werden, wenn das Kind ihn um Hilfe bittet oder zu etwas auffordert.

Der Erwachsene kann nach einer Zeit der Eingewöhnung und Vertrautheit mit dem Kind beginnen aktiver zu agieren. Dies fängt damit an, dass er die Handlungen des Kindes nachahmt und im weiteren Verlauf die Spielhandlungen erweitert. Die aktivere Rolle des Erwachsenen kann dadurch verstärkt werden, dass er Spielmaterialien zurückhält oder bewusst kontrolliert und darauf besteht, dass er nun an die Reihe kommt und das Kind dann zur nächsten Handlung auffordert (Rogers/Dawson 2010).

Ziel ist es, **gemeinsame Handlungsroutinen** aufzubauen, welche die Aktivität und gemeinsame Aufmerksamkeit von Kind und Erwachsenen verknüpfen. Wenn Spielmaterialien Thema dieser gemeinsamen Handlungsroutinen sind, kann der Erwachsene die Aufmerksamkeit des Kindes gewinnen, indem er sich im Wechsel mit dem Kind mit den interessanten Gegenständen beschäftigt oder indem er mit einem gleichartigen Objekt parallel hantiert. Der Austausch über einen Gegenstand und imitierendes Verhalten soll eine Basis für sozial kommunikatives Verhalten legen.

Eine Technik, die Rogers und Dawson besonders hervorheben, ist die Etablierung von **sensorischen sozialen Routinen** (sensory social routines). In diesen sozialen Routinen liegt der wechselseitige Fokus der Aufmerksamkeit auf der anderen Person. Das Thema der Interaktion ist der soziale Austausch. Dies gelingt, wenn die Interaktionspartner darauf achten, wer an der Reihe ist, wenn sie sich gegenseitig imitieren oder wenn sie die andere Person in ihre Aktivität einbeziehen. Das Kind soll in diesen Routinen lernen, auf Gesichtsausdruck, emotionalen Zustand und sozial-kommunikative Signale des Interaktionspartners zu achten (Rogers/Dawson 2010).

Die sozialen Routinen können auch dazu beitragen, die emotionale Regulation des Kindes zu unterstützen. Sie sollen dabei helfen, ein sehr selbstbezogenes oder passives Kind einzufangen und auf den sozialen Kontakt hinzuführen. Durch die vertraute Struktur kann es gelingen, ein extrem umtriebiges oder emotional erregtes Kind zu beruhigen. Ein emotional ausgeglichenes Kind ist zugänglicher für die gemeinsame Aufmerksamkeit und für neue Lernaufgaben.

Soziale Handlungsroutinen sind auch in anderen Alltagsaktivitäten enthalten, z. B. in Begrüßungen und Verabschiedungen, in der gemeinsamen Mahlzeit im Kindergarten und im Aufräumen von Spielmaterialien am Ende einer Aktivität. Auch Übergänge zwischen Aktivitäten und Situationen können als Routinen gestaltet werden.

Für die Planung des individuellen Programms folgen die Autoren einem Entscheidungsbaum, in den sie zusätzliche Hilfestellungen einbauen, wenn ein Kind keine Fortschritte macht. Ausgangspunkt ist eine natürliche Situation, in der Spiel und soziale Kommunikation gefördert werden. Ziele sind die Gestaltung von Lernsituationen, in denen das Kind in einer Woche bis zu 20 Stunden lang an dem Programm teilnimmt oder aber an mindestens ein bis zwei Stunden pro Tag. Da jede Alltagsaktivität in das Programm eingebunden ist, können spielerische Übungen über den Tag verteilt werden (z. B. bei gemeinsamen Mahlzeiten). Macht das Kind in einer kurzen Phase keine Fortschritte, werden weitere unterstützende Hilfen einbezogen (Rogers/Dawson 2010).

Dazu überlegt man sich, wie wirksame Verstärker für ein Verhalten gefunden werden können. Ein Prinzip ist dabei, auf eine weniger attraktive Tätigkeit eine beim Kind sehr beliebte Aktivität folgen zu lassen. Bei Bedarf werden wirkungsvollere Verstärker schrittweise angepasst. Zusätzlich wird versucht, die Struktur der Lernsituation anzupassen. Dazu werden einzelne Aufgaben häufiger geübt und es werden weniger Variationen in den gemeinsamen Aktivitäten zugelassen. Die Übungen können dann auch in einfache Spielabläufe am Tisch oder ein noch intensiveres Üben einer Aufgabe übergehen. Zur Unterstützung können auch visuelle Hilfen eingesetzt werden, z. B. Bilder, Ablaufpläne oder Bildsysteme.

Macht das Kind dann immer noch keine Fortschritte in einer überschaubaren Zeit, so wird ein intensives Übungsprogramm absolviert, das vom Erwachsenen stark gelenkt wird und sich auf wirksame externe Verstärker und eine enge Struktur stützt.

Das Early Start Denver Programm versteht sich als ein **entwicklungsorientiertes Programm**, es stützt sich aber auf eine sehr systematische Planung und

Anpassung der Förderung, um wirkliche Lernfortschritte beim Kind zu sichern. Deshalb wurde eine Curriculum-Checkliste zusammengestellt, die für die Bereiche rezeptive und expressive Sprache, soziale Entwicklung, Imitation, Spiel, Kognition, Fein- und Grobmotorik, Verhalten und Selbstständigkeit eine Reihe von konkreten Fertigkeiten auflistet. Diese Checkliste ist nach vier Entwicklungsniveaus geordnet, um sich den Kompetenzen auf verschiedenen Altersstufen anzupassen. Die Checkliste dient zur Überprüfung der Lernziele nach jeweils zwölf Wochen.

Es finden sich innerhalb des Programms spezifische Kapitel zu den Themen Imitation und Spiel, nonverbale Kommunikation und verbale Kommunikation, die kurz angerissen werden. **Imitation** wird vermittelt, indem der Erwachsene die Aufmerksamkeit des Kindes durch eine anregende Tätigkeit gewinnt, dem Kind eine Handlung vormacht und es dazu anregt, das Verhalten zu imitieren. Am ehesten gelingt die Imitation mit Gegenständen, vor allem wenn der Erwachsene mit Tätigkeiten beginnt, die das Kind schon selber ausführen kann (Rogers/Dawson 2010). Die Imitation von Gesten wird in Spielaktivitäten eingebettet.

Bei der **Entwicklung der nonverbalen Kommunikation** liegt der Fokus zunächst auf der Anbahnung der wechselseitigen koordinierten Aufmerksamkeit als Vorläufer der gemeinsamen Aufmerksamkeit. Damit ist gemeint, dass das Kind Blickkontakt aufnimmt, Körperbewegungen macht oder sich vokalisch äußert. Gemeinsame Aufmerksamkeit wird als intentionale kommunikative Handlung interpretiert. Das Kind stellt sich etwas vor, dass es mit dem Erwachsenen austauschen oder ihm mitteilen möchte.

Das Early Start Denver Programm versucht zunächst **natürliche Gesten** zu entwickeln, mit denen das Kind verschiedene kommunikative Funktionen ausdrücken kann. Dazu versucht der Erwachsene aus Vorformen von Gesten eindeutige Gesten zu vermitteln, er versucht häufige Gesten aufzugreifen, die Kinder im ersten Lebensjahr zeigen und er versucht dem Kind beizubringen, wie es Gesten des Erwachsenen besser erkennen und eventuell nachahmen kann.

Konventionelle Gesten werden im nächsten Schritt nach den natürlichen Gesten aufgebaut. Dazu werden zunächst konventionelle Gesten eingeübt, die mit der Hand oder dem Körper ausgeführt werden. Es werden dann expressive Gesichtsausdrücke eingeübt und dann Schritte in Richtung der gemeinsamen Aufmerksamkeit. Diese betreffen soziale Fertigkeiten wie das Bitten um Hilfe, das Herzeigen oder das kommunikative Zeigen.

Zum Thema **Spiel** werden einzelne Vorgehensweisen erläutert, die den Aufbau des sensomotorischen Spiels, von Funktionsspielen und symbolischen Spielen strukturieren. Meist werden Übergänge von der Imitation des Verhaltens, über gezielte Anstöße bis zum eigenständigen Erproben beschrieben. Behandlungsziel ist, dass das Kind das Spielverhalten selbst initiiert (Rogers/Dawson 2010).

Hinsichtlich der **Förderung der sprachlichen Kommunikation** werden die Schritte zum Aufbau der expressiven Sprache in einem weiteren Kapitel veranschaulicht. Dabei bauen sprachliche Kompetenzen auf der Imitation von Wörtern auf, die schrittweise in spontane sprachliche Äußerungen übergeleitet werden. Bei Kindern mit nur sehr begrenzten Fortschritten wird anhand eines Entscheidungsbaums abgewogen, welche unterstützenden Formen der Kommunikation eingesetzt werden können.

Zeigt ein Kind nur minimale Fortschritte in der motorischen Imitation, werden Übungen zur Verbesserung der motorischen Imitation, Hilfestellungen über das PECS-System und methodische Ansätze zur Behandlung von verbalen Dyspraxien einbezogen. Finden sich günstige Ansatzpunkte in der motorischen Imitation, werden zunächst konventionelle Gesten eingeübt sowie wenn notwendig Ansatzpunkte zur Behandlung einer dyspraktischen Störung oder visuelle Hilfen über das PECS-System.

In der Studie von Dawson et al. wurden im Rahmen eines randomisierten Kontrollgruppendesigns 48 Kinder im Alter von 18 bis 30 Monaten systematisch mit dem Early Start Denver Model Programm (ESDM) behandelt (Dawson et al. 2010). Die Behandlungsgruppe erhielt über einen Zeitraum von 24 Monaten eine individuelle Behandlung über 15 Stunden in der Woche, zusätzlich erfolgten vier Stunden Elternberatung pro Monat. Die Kontrollgruppe erhielt eine Reihe von örtlichen Förderangeboten. Die Behandlungsgruppe zeigte über einen Zeitraum von 24 Monaten sehr signifikante Fortschritte in den Intelligenzwerten, in der rezeptiven und expressiven Sprache und im Anpassungsverhalten. Der Entwicklungsverlauf wurde nach fünf Jahren nochmals überprüft (Estes et al. 2015).

Die aktuelle Diskussion zur Wirksamkeit des Programms weist auf eine Reihe von Schwächen in den Untersuchungsstudien hin (Waddington et al. 2016). Die Überprüfung der Wirksamkeit des Programms in den Studien mit randomisierten Behandlungsgruppen zeigte aber eine teilweise Bestätigung für die Behandlungselemente. Vor allem fehlen wohl weitere unabhängige Replikationen der Studien. Auch ist es schwierig nachzuweisen, inwieweit die konkreten Fortschritte in der Entwicklung der behandelten Kinder auf das ESDM-Programm zurückgehen. Aktuelle Studien haben versucht, das Programm im Rahmen von Gruppenaktivitäten zu etablieren, um eine hohe Intensität und eine systematische Ausbildung der therapeutischen Fachkräfte sicherzustellen (Vivanti/Dissanayake 2016). Das Programm wurde zuletzt in einer Studie an mehreren Universitätsstandorten repliziert (Rogers et al. 2019). Schließlich wurde ein Programm zur intensiven Anleitung (coaching) der Eltern publiziert (Rogers et al. 2021).

7.2 JASPER-Programm

Das **JASPER-Programm** (Joint Attention, Symbolic Play, Engagement & Regulation, JASPER) legt einen besonderen Schwerpunkt darauf, die gemeinsame Aufmerksamkeit in Kommunikation und Spiel anzuregen. Die Verhaltensübungen werden in Alltagssituationen eingebettet und zielen auf die Entwicklung von vorsprachlichen Gesten und Spielfertigkeiten, die eine gemeinsame Aufmerksamkeit zwischen Kind und Erwachsenen anregen sollen. Ziel ist es, die Entwicklung der latenten Fähigkeit des Kindes zum Initiieren der gemeinsamen Aufmerksamkeit anzuregen (Mundy 2016). So soll soziales Lernen ermöglicht werden, wie es sich in der normalen Entwicklung als wichtiger Motor des Beobachtungslernens findet (Bandura 1986). Solche Lernprozesse werden vom Kind selbst organisiert und konstruiert (Kasari et al. 2014b, Chang et al. 2016) (Tab. 18).

Möglichkeiten der sprachlichen Anregung werden über zusätzliche Methoden der **Milieutherapie** aufgebaut. Ziel ist es, den kommunikativen Gebrauch von Sprache und die Erweiterung der sprachlichen Kompetenzen anzuregen. Dazu werden Strategien wie Modelllernen, Erweitern der kindlichen Äußerungen, gezielte Anregungen des Kindes und eine systematische Strukturierung der sozialen Umwelt eingesetzt. Auch bei Kindern mit Autismus-Spektrum-Störungen lassen sich demnach solche sozialen Lernprozesse anregen, aber in einem sehr viel langsameren Tempo. Der Erwachsene soll nondirektiv vorgehen, um das Kind in Richtung der Initiative zur gemeinsamen Aufmerksamkeit anzuregen. Ein weiteres Ziel von JASPER ist die Erweiterung der kindlichen Spielaktivitäten. Spielroutinen sind ein möglicher Fokus der gemeinsamen Aufmerksamkeit von Kind und Erwachsenem. Schließlich werden der emotionale Austausch und die Verhaltensregulation des Kindes, vor allem zu Beginn der Fördersituationen, stetig beachtet und wenn notwendig unterstützt (Chang et al. 2016).

Tab. 18: Strategien aus dem JASPER-Programm zur Förderung von Kindern mit Autismus-Spektrum-Störungen (Kasari et al. 2014b)

Strategien	Beschreibung	Anpassung in der Kleingruppe
grundlegende Strategien	Anpassen an den Rhythmus und den Affekt während des Spiels Anwenden ausgewählter Verhaltensstrategien, wenn das Kind sich nicht beteiligt oder dysreguliert ist	Variieren der Strategie, um alle Kinder in der Gruppe zu beteiligen (z. B. direkte Ansprache)
Vorbereiten der Umgebung	Arrangieren der Umwelt, um gemeinsame Aufmerksamkeit herzustellen, Anpassen der sozialen Umwelt Auswahl und Anbieten von der Entwicklung angemessenen Spielmaterialien, sich auf der Ebene des Kindes bewegen	Auswahl eines Spiels, das für alle Kinder entwicklungsangemessen ist Arrangieren der Umwelt, sodass alle Kinder im direkten Gesichtskontakt sind (z. B. einander gegenüber oder im Dreieck sitzen).
der Führung des Kindes folgen	den Interessen des Kindes während der Interaktion folgen – durch Imitieren der Handlungen oder Modellverhalten	Imitieren und Modellverhalten für alle Kinder in der Gruppe, indem Gegenstände im Aufmerksamkeitsfokus präsentiert werden
Aufbau von Spielroutinen	Etablieren von eindeutigen Spielroutinen/Handlungsschritten, die auf den Entwicklungsstand abgestimmt sind	Sicherstellen, dass jedes Kind eine aktive Rolle in den Spielroutinen hat (z. B. aktiv an die Reihe kommt)

Strategien	Beschreibung	Anpassung in der Kleingruppe
Erweitern von Spielroutinen	Zum passenden Zeitpunkt und dem Entwicklungsstand entsprechend werden verfügbare Spielroutinen erweitert oder der Erwachsene folgt den angemessenen Erweiterungen aufseiten des Kindes.	zeitliche Abstimmung von Erweiterungen im Spiel für alle Kinder in der Gruppe, auch wenn diese auf unterschiedlichen Spielniveaus und Spielrhythmen sind
Fertigkeiten für das Herstellen gemeinsamer Aufmerksamkeit; um etwas bitten	Vormachen und Gestalten von Gelegenheiten für das Herstellen einer gemeinsamen Aufmerksamkeit und für das Bitten um etwas Reagieren auf die gemeinsame Aufmerksamkeit Initiative, um etwas zu bitten aufseiten des Kindes	Unterstützen von Initiativen und Reaktionen in der Interaktion von Gleichaltrigen, die das Herstellen einer gemeinsamen Aufmerksamkeit und Bitten einschließen
Sprachstrategien	auf dem Niveau des Kindes sprechen Platz einräumen für Kommunikation Reagieren auf die kommunikativen Äußerungen des Kindes Erweitern von kommunikativen Äußerungen	Erkennen und Reagieren auf Initiativen aller Kinder Unterstützen von kommunikativen Initiativen und Reaktionen gegenüber Gleichaltrigen

Das kombinierte Modell (JASPER + Milieutraining) zeigte sich wirkungsvoll bei der Erweiterung des kommunikativen Verhaltens von Kindern mit Autismus-Spektrum-Störungen, die nur sehr wenig Sprache verwendeten (Kasari et al. 2014a). Von diesen Kindern zeigte ein Anteil von 25 bis 30 % keine Fortschritte in der expressiven Sprache. Dazu muss explizit betont werden, dass unter der Gruppe der wenig sprechenden Kinder ein Anteil von Kindern mit Autismus-Spektrum-Störungen bleibt, die auch langfristig nur minimal eine gesprochene Sprache aufbauen.

Weitere Studien versuchten die Wirksamkeit der Übertragung der JASPER-Prinzipien auf eine Vorschulgruppe und auf das schulische Umfeld zu belegen, indem pädagogische Fachkräfte systematisch in der Anwendung der Prinzipien geschult wurden. Schließlich wurde im Rahmen von Studien mit den Eltern daran gearbeitet, einen weniger direktiven und stärker responsiven Interaktionsstil zu verfolgen, um die Tendenz des Kinds zu erweitern, gemeinsame Aufmerksamkeit zu initiieren (Kasari et al. 2014b). Insgesamt werden kurzzeitige Wirkungen dieser Interventionen auf die wechselseitige soziale Interaktion berichtet. Offen ist die Frage, wie sich diese Verbesserungen auf andere soziale Situationen übertragen lassen. Zudem sind bislang nur wenige Untersuchungsergebnisse verfügbar, die mögliche Einflüsse auf die autistischen Kernsymptome und den langfristigen Entwicklungsverlauf belegen (Green/Garg 2018). Im Buch von Kasari et al. (2022) werden das Modell und die praktische Umsetzung des JASPER-Programms systematisch dargestellt.

7.3 SCERTS-Programm

Das SCERTS-Modell wird definiert als umfassender, multidisziplinärer Ansatz zur Förderung von Kommunikation und sozial-emotionalen Kompetenzen bei Autismus-Spektrum-Störungen und ähnlichen Formen von Entwicklungsstörungen. Mit der Abkürzung **SCERTS** (**S**ocial **C**ommunication, **E**motional **R**egulation, **T**ransactional **S**upport) wird Bezug genommen auf drei wesentliche Entwicklungsdimensionen: soziale Kommunikation, emotionale Regulation und Unterstützung der sozialen Interaktion. Kindliches Lernen findet demnach im sozialen Rahmen von Alltagsaktivitäten und persönlichen Erfahrungen statt. Diesen Erfahrungsrahmen, der von den Bezugspersonen des Kindes mit gestaltet wird, versucht das Programm aufzugreifen (Prizant et al. 2003). Es ist interessant, dass das Programm sich nicht ausschließlich als therapeutisches Konzept sieht, das die Behandlungsplanung im Rahmen einer Einzeltherapie abbildet. Vielmehr versteht sich das Modell als umfassender Rahmen für die pädagogische Planung in Einzel- und Gruppenaktivitäten und in der Zusammenarbeit mit den betroffenen Familien.

Um die Entwicklungsziele im Detail auszuarbeiten, verwenden Prizant et al. drei Stufen der sozial kommunikativen Entwicklung und versuchen, die Förder- und Therapieziele für diese drei Entwicklungsebenen genauer auszuarbeiten (Prizant et al. 2006). Ziel ist es dabei, sich an der normalen Entwicklung zu orientieren und den Stufen zu folgen, die das Kind durchläuft. Ein Kind übernimmt eine aktive Rolle beim Lernen und beim Aufbau der sozial-kommunikativen Kompetenzen.

Die erste Stufe ist die **Ebene des sozialen Partners.** Auf dieser Ebene kommunizieren Kinder bewusst, aber sie verwenden dafür noch keine Gesten oder

Vokalisationen. Diese Stufe bezieht sich also auf die Ebene der vorsprachlichen Kommunikation.

Auf der zweiten Stufe – der **Ebene des sprachlichen Partners** – erwerben Kinder Sprache und verwenden symbolische Mittel, um gemeinsame Bedeutungen und Absichten auszudrücken. In der normalen Entwicklung entspricht dies der Phase des Erwerbs der ersten Wörter und der ersten Wortkombinationen.

Auf der dritten Stufe – der **Ebene des konventionellen Partners** – erwerben Kinder differenzierte sprachliche Kompetenzen und eine zunehmende soziale Bewusstheit des Interaktionspartners. Dies erlaubt es ihnen, auf einen komplexeren sozialen Austausch einzugehen und sich besser auf die Perspektive und die Gefühle der anderen Person einzustellen. In der normalen Entwicklung entspricht dies dem Aufbau der Grammatik und der Fähigkeit, sich auf eine Gesprächssituation einzustellen.

Für die drei Stufen werden die einzelnen Entwicklungsschritte und notwendigen Kompetenzen im Detail beschrieben. Es ist den Autoren bewusst, dass die Darstellung dieser drei Stufen ein vereinfachtes Modell darstellt, das aber die verschiedenen Übergänge und Fertigkeiten besser herausarbeiten hilft (Prizant et al. 2003). Ziel ist es, wichtige Entwicklungsetappen und Fähigkeiten zu formulieren, aber auch mögliche Hindernisse beim Erlernen sozialer Kompetenzen bei Kindern mit Autismus-Spektrum-Störungen zu erkennen. In Tabelle 19 sind die wesentlichen Dimensionen dargestellt, die der Förderplanung und der pädagogischen Planung im SCERTS-Programm zugrunde liegen.

Tab. 19: Übersicht über die Förderschwerpunkte/pädagogischen Ziele im Rahmen des SCERTS-Programms

Indexbereich	Förderziele
soziale Kommunikation	**Erweitern der Fähigkeit zu gemeinsamer Aufmerksamkeit** Ausdrücken von kommunikativen Absichten Erweitern des Spektrums kommunikativer Funktionen Erweitern der sozialen Wechselseitigkeit/Reziprozität (Häufigkeit der Kommunikation, Wiederaufnahme der Kommunikation, Persistenz im kommunikativen Verhalten) Erweitern des kommunikativen Blicks: Austausch von emotionalen Zuständen **Erweitern der Fähigkeit zur Verwendung von Symbolen (symbolisches Verhalten)** Entwicklung von unkonventionellen zu konventionellen Mitteln der Kommunikation Übergang von vorsymbolischem zu symbolischem Verhalten in Kommunikation und Spiel Übergang von Echolalie zu kreativer, sinnbezogener Sprache Erweitern des Sprachverständnisses und des Verständnisses anderer Symbolsysteme
emotionale Regulation	**Erweitern der Fähigkeit zur Selbstregulation** Fähigkeit, eigenständig sensorische, motorische und oder kognitive/sprachliche Strategien zu verwenden, um eine emotionale Erregung zu regulieren und Aufmerksamkeit und soziales Engagement zu unterstützen **Erweitern der Fähigkeit zu wechselseitiger Regulation** Fähigkeit, Unterstützung von anderen zu suchen oder auf die Anstrengungen anderer Personen zu reagieren, die emotionale Erregung im Rahmen von sozialem Austausch zu regulieren **Erweitern der Fähigkeit, sich von starker emotionaler Erregung (Dysregulation) zu erholen** Fähigkeit, sich von Zuständen extremer Übererregung entweder eigenständig oder mithilfe anderer Personen zu erholen

Indexbereich	Förderziele
Unterstützung der sozialen Interaktion (transactional support)	**Unterstützung beim Lernen und im pädagogischen Rahmen** Verwenden von visuellen und anderen organisatorischen Hilfen; Veränderung und Anpassung der sozialen Umwelt; Modifikation des Curriculums **Interpersonelle Unterstützung** Anpassung des Interaktionspartners an Sprache und interaktiven Stil; Entwicklungsunterstützung, um dem Kind die Möglichkeit zu geben, aufmerksam zu sein, zu kommunizieren, sich zu beteiligen und zu spielen auf einem differenzierteren Entwicklungsniveau; Lernmöglichkeiten und soziale Beziehungen mit Gleichaltrigen gestalten **Unterstützung der Familie** emotionale und pädagogische Unterstützung der Eltern, um ihr Selbstvertrauen und ihre Kompetenzen bei der Förderung des Kindes aufzubauen **Unterstützung unter Fachleuten** Möglichkeiten zur Erweiterung von pädagogischen und therapeutischen Fertigkeiten nutzen; emotionale Unterstützung beim Umgang mit Herausforderungen in der Arbeit mit den Kindern

Das Ziel des Programms ist es, die Eltern in ihrer aktiven Rolle bei der Alltagsförderung des Kindes stetig zu unterstützen. Damit soll der Anspruch erfüllt werden, dass Alltagsaktivitäten mit einem zeitlichen Umfang von 25 Stunden geplant werden, die auf die individuelle Förderung des Kindes abzielen. Dies schließt den Umgang mit Gleichaltrigen in Einzelsituationen und Gruppenaktivitäten ein. Um eine Umsetzung dieser Ziele sicherzustellen, wird darauf gedrängt, die Familie kontinuierlich mit pädagogischem Rat zu begleiten und auf ihre Motivation und emotionale Bewältigung zu achten.

Im Folgenden soll die Planung des Programms an der Thematik der **emotionalen Regulation** verdeutlicht werden.

> *„Strategien zur Selbstregulation sind vom Kind selbstinitiiert und selbstgesteuert; wechselseitige Regulation findet im Rahmen der sozialen Interaktion statt und beinhaltet die Fähigkeit eines Kindes, auf die Hilfestellung von anderen Personen zu reagieren, eine optimalen Erregungszustand aufrechtzuerhalten.“ (Prizant et al. 2003, 304, Übersetzung des Autors)*

Die Bezugspersonen müssen in den frühen Entwicklungsphasen kindliche Signale über den emotionalen Zustand und das Niveau der inneren Erregung lesen und auf das Verhalten des Kindes intuitiv geschickt eingehen.

Kinder mit Autismus-Spektrum-Störungen reagieren auf externe Reize oft mit extremer Sensitivität und haben gleichzeitig große Schwierigkeiten, ihre eigenen emotionalen Reaktionen zu modulieren (Hypersensitivität). Dies kann zu starken Erregungszuständen und Ängsten führen, als Folge davon zu einer reduzierten Ansprechbarkeit für Lernen und Spielaktivitäten. Umgekehrt werden Phasen von extremer Hyporeaktivität bei Kindern mit Autismus-Spektrum-Störungen beschrieben, also eine geringe Ansprechbarkeit für äußere Reize, die als Passivität und fehlende Lernbereitschaft bewertet wird. Natürlich werden die Kompetenzen im Bereich der emotionalen Regulation in enger Wechselwirkung mit der sozial-kommunikativen, sprachlichen und kognitiven Entwicklung gesehen (Prizant et al. 2006).

Das SCERTS-Modell versucht deshalb explizite Ziele für den Aufbau von **Selbstregulation** und wechselseitiger Regulation zu formulieren. So werden auf der Ebene der vorsprachlichen und sensomotorischen Entwicklung Ziele für sensomotorische Strategien erarbeitet. Dies kann die Verwendung von sensomotorischen Aktivitäten einschließen, um ein passives und wenig reaktives Kind anzusprechen. Sensomotorische Aktivitäten können auch starke Erregungszustände kompensieren, z. B. durch das Mitnehmen eines vertrauten Gegenstands oder durch Nutzen von rhythmischen Bewegungen. Solche sensomotorischen Strategien können auch hilfreich bei Übergängen zwischen Situationen sein, z. B. durch die Verwendung von sogenannten Übergangsobjekten (Prizant et al. 2003).

Auf der **Ebene der wechselseitigen Regulation** werden Strategien erarbeitet, die auf den emotionalen Zustand des Kindes abgestimmt sind. So würde man die Intensität der externen Stimulation reduzieren, wenn man bei dem Kind Hinweise auf eine emotionale Dysregulation, verstärkte Ängste oder Fluchttendenzen erkennt. Umgekehrt würde man bei einem sehr passiven und wenig erreichbaren Kind eine intensivere Stimulation und die häufige Wiederholung von Handlungsroutinen einsetzen (Prizant et al. 2003). Gleichzeitig versucht man, dem Kind angemessene Gesten zu vermitteln, mit denen es auf eine Überforderung reagieren könnte, z. B. durch eine Schütteln des Kopfes oder ein gezieltes Zeigen auf einen Gegenstand. Dies gilt in ähnlicher Weise für Strategien, die Übergänge zwischen Situationen und dem Ausdrücken der eigenen Erregung oder von Ängsten einschließen würde. Mit den Erwerb der Sprache kann das Kind dann spezifische Wörter lernen, die es ihm erlauben, seinen emotionalen Zustand und seine innere Erregung zu benennen. Bei diesen Überlegungen wird stets die Ebene des Kindes und parallel das abgestimmte Verhalten der Erwachsenen im Detail ausformuliert.

Dies soll auch in Richtung von proaktiven und präventiven Strategien genutzt werden. Wenn das Kind mit starker Erregung und Dysregulation auf eine Situation reagiert, z. B. auf eine zu komplexe Reizsituation, auf Veränderungen in den Alltagsroutinen, auf nicht angemessene Aufgabenschwierigkeit oder auf eine zu komplexe soziale Situation, versucht man präventiv zu handeln und vorbereitende Maßnahmen zu ergreifen. Man würde also z. B. das Reizangebot reduzieren, die Aufgabenschwierigkeit anpassen oder für das Kind eine Möglichkeit zum Rückzug schaffen.

Die Prinzipien für die Selbstregulation und für die wechselseitige Regulation werden für alle drei Entwicklungsebenen – der Ebene des sozialen Partners, der Ebene des sprachlichen Partners und der Ebene des Gesprächspartners – im Detail ausgearbeitet. Interessant an der Darstellung ist, dass jeweils die Ziele für das Kind und für die Erwachsenen nebeneinander aufgeführt werden. Auf diese Weise wird deutlich gemacht, wie man einerseits das Kind in dem konkreten Verhalten fördern und unterstützen kann, andererseits werden die erforderlichen Anpassungen im Interaktionsverhalten aufseiten der Erwachsenen systematisch beschrieben.

Prizant und Wetherby versuchten Störungen der sozialen Interaktion, Kommunikation und symbolischen Fähigkeiten frühzeitig zu erfassen, da diese Fähigkeiten die Grundlage für das Entstehen der symbolischen und konventionellen Sprache sind (Prizant/Wetherby 1988). Auf der **präintentionalen Ebene** werden Verhaltenseigenheiten beobachtet, die einer kommunikativen Funktion im Umgang mit anderen Personen dienen können. Dazu versucht man einzuschätzen, was das Kind auszudrücken versucht und welche unterschiedlichen Absichten es durch sein Verhalten deutlich machen kann. Zudem wird der Grad der Intentionalität, die Konventionalität (also die sozial übliche Form) und die Ausarbeitung der kommunikativen Mittel beobachtet (Prizant/Wetherby 1988).

Daneben wird auf Eigenheiten der sozialen Orientierung und der Reziprozität in der sozialen Interaktion eingegangen. Solche Störungen der Reziprozität können unterschiedlich komplex sein. Bei einem Kind, das wenig Interesse an sozialem Kontakt zeigt, fehlt es an einer Synchronisierung des Verhaltens und das typische soziale Wechselspiel zwischen Kind und Erwachsenem kommt nicht oder nur rudimentär zustande. Bei einem Kind mit einer differenzierten Sprachentwicklung kann die fehlende soziale Orientierung dazu führen, dass das Kind sich wenig auf die Perspektive des Zuhörers einstellt und deshalb seine sprachlichen Äußerungen nicht an das Verständnis des Gesprächspartners anpasst (Prizant/Wetherby 1988).

Der **Aufbau von symbolischen Funktionen** begleitet den frühen Spracherwerb in der normalen Entwicklung. Bei Kindern mit Autismus-Spektrum-Störungen ist es nach Ansicht der Autoren manchmal schwer einzuschätzen, ob das Kind Handlungen tatsächlich in symbolischer Form verwendet. Vielmehr wird diesen Kindern die Besonderheit zugeschrieben, dass sie einen Handlungsablauf als Ganzes oder in Teilen ausagieren oder nachspielen können (reenactment). Dieses Nachmachen von Handlungen als Ganzes wird nicht als symbolische Handlung verstanden.

Bei der Definition von Behandlungszielen differenzieren Prizant und Wetherby zwischen horizontalen und vertikalen Zielen (Prizant/Wetherby 1988). Bei den horizontalen Zielen versucht man die Vielfalt des Verhaltens innerhalb eines Entwicklungsbereichs zu erweitern. Dies bezieht sich z. B. auf das Spektrum der kommunikativen Funktionen, auf die Vielfalt der Verwendung von Vokalisation oder Gesten in der vorsprachlichen Entwicklung oder auf die Erweiterung der sensomotorischen Handlungsschemas, die auf einen Gegenstand angewandt werden. Vertikale Ziele beziehen sich auf die zunehmende Komplexität im Verhalten des Kindes, also die Verbindungen zwischen verschiedenen Entwicklungsbereichen.

Für jeden der drei Bereiche im SCERTS-Programm zitieren die Autoren evidenzbasierte Studien zur Wirksamkeit einzelner Programmelemente. Das Programm wurde als Grundlage auch des Early Social Interaction Project verwendet. Vor allem die Ergebnisse von fokussierten Behandlungsstrategien, z. B. zum Aufbau der sozialen Kommunikation, können als Beleg für die Effektivität der Methoden herangezogen werden. Randomisierte Studien zu dem komplexen Programm sind aber noch kaum verwertbar (O'Neill et al. 2010). Im Rahmen des Early Social Interaction-Projektes (ESI) wurden die Elemente des SCERTS-Systems als Grundlage für die Evaluation eines komplexen Förderprogramms verwendet (Wetherby et al. 2018).

7.4 DIR Floortime von Greenspan

Stanley Greenspan versucht mit seinem Ansatz einer entwicklungsorientierten Psychotherapie den Kern der Entwicklungsprozesse bei Kindern mit Autismus-Spektrum-Störungen zu behandeln (Greenspan 1992). Er führt die Fähigkeit des Kindes an, sich auf soziale Angebote zu konzentrieren und auf soziale Handlungsabläufe einzulassen, sich auf die wechselseitige Kommunikation einzustellen und allmählich abstrakte Repräsentationen und symbolische Vorstellungen zu entwickeln. Er versucht auch die komplexen Entwicklungsrückstände auf der Ebene der sensorischen Verarbeitung, der motorischen Koordination und der sprachlichen Entwicklung bewusst einzubeziehen (Greenspan 1992). Greenspan argumentiert gegen verhaltensorientierte Ansätze, die versuchen, einzelne Fertigkeiten in rigider Weise einzuüben. Oft wird aus seiner Sicht nicht auf dem Entwicklungsniveau des Kindes gearbeitet. Entweder die therapeutischen Fachkräfte arbeiten über dem kindlichen Entwicklungsniveau oder aber sie unterfordern es (Greenspan/Wieder 2006a).

Sein Ziel ist es, die Interaktionsmuster zwischen dem Kind und den Eltern in vielen Alltagssituationen zu nutzen. Die Interaktion soll sich an den wesentlichen Entwicklungskompetenzen (core developmental competencies) orientieren, also die Aufmerksamkeit zu wecken und den Kontakt aufzubauen, mit einfachen und komplexen Gesten zu interagieren, Erfahrungen zu repräsentieren oder symbolisch darzustellen und diese symbolischen Erfahrungen weiter zu differenzieren (Grennspan/Wieder 2006b).

Die Therapieziele folgen also dem Stufenmodell der frühen emotionalen und kognitiven Entwicklung, das Greenspan in mehreren Publikationen ausgearbeitet hat (Greenspan 1992). Er definiert insgesamt **sechs Stufen der funktionellen emotionalen Entwicklung**, die verdeutlichen sollen, wie Kinder ihre kognitiven, sprachlichen, seonsorischen und motorischen Fähigkeiten integrieren, um emotional bedeutungsvolle Ziele zu verfolgen. Sein Ziel ist es, Entwicklungsideen aus der kognitiven Psychologie von Piaget und aus der psychoanalytischen Theorie zu integrieren und damit ein Verständnis der Entwicklungsschritte sowohl auf der emotionalen als auch auf der kognitiven Ebene zu gewinnen.

Das Modell bezieht sich auf drei grundlegende Vorstellungen, die in dem Kürzel **DIR (Developmental, Individual Difference, Relationship-Based Model)** zusammengefasst sind. Das **„D“** bezieht sich auf die funktionellen emotionalen Entwicklungskompetenzen und die definierten sechs Entwicklungsstufen. Das **„I“** bezieht sich auf individuelle Unterschiede in der sensorischen Verarbeitung und Modulation, in der sensorisch-affektiven Verarbeitung und in der motorischen Planung. Dabei zählt Greenspan zur motorischen Planung auch abstrakte kognitive Kompetenzen. Das **„R“** bezieht sich auf die umfassende Bedeutung der emotionalen Beziehung und der Eltern-Kind-Interaktion. Ist die Interaktion auf die Entwicklungsbedürfnisse des Kindes abgestimmt, so trägt sie zu einer Integration der verschiedenen Entwicklungsfunktionen und zur Erweiterung der Erfahrungen bei (Greenspan/Wieder 2011).

Greenspan sieht in der emotionalen Entwicklung einen prägenden dynamischen Faktor für die kindliche Entwicklung. Kindern mit Autismus-Spektrum-Störungen fehlt demnach die grundlegende Kapazität zur Integration von Emotionen, motorischen Kompetenzen und Sinneseindrücken. Es wird also ein frühes Entwicklungsdefizit angenommen, das weiteren abstrakten Entwicklungsaufgaben in der sozialen Wahrnehmung, gemeinsamen Aufmerksamkeit, sprachlichen Kommunikation und emotionalen Wechselseitigkeit zugrunde liegt (Greenspan/Wieder 2006a, Greenspan/Wieder 2011).

Im Rahmen einer komplexen funktionellen Bewertung der kindlichen Entwicklung wird ein systematischer Behandlungsplan erarbeitet, der die Förderung über spontane Alltagsinteraktionen im Spiel (Floortime) gestaltet sowie über Möglichkeiten des inzidentiellen Lernens in Alltagssituationen, in denen eine konkrete Problemlösung stattfinden soll. Beide Themen werden im familiären Rahmen verankert. Hinzu kommen abgestimmte Therapiemaßnahmen durch therapeutische Fachkräfte (Greenspan/Wieder 2011).

Das Modell von Greenspan ist in hohem Maße plausibel, wurde aber bislang wenig in aktuellen entwicklungspsychologischen Theorien verankert oder weiterentwickelt. Das Programm liefert eine Fülle von Ideen zur klinischen Praxis, zur Alltagsförderung und zur Beratung der Eltern.

Die Evaluation des DIR Floortime-Ansatzes erfolgte anhand einer systematischen Analyse von 200 Kindern, die ab einem Alter von 2 bis 4 Jahren eine gezielte Förderung erhielten, und zwar in einem zeitlichen Umfang von 2 bis 8 Jahren. Greenspan und Wieder klassifizieren die Kinder in verschiedene Verlaufstypen, die in dem Programm unterschiedliche Entwicklungsverläufe zeigten und bei denen sich sehr unterschiedliche Fortschritte beobachten ließen (Greenspan/Wieder 1997). Es werden zudem Ergebnisse einer Verlaufsstudie der behandelten Kindern berichtet (Wieder/Greenspan 2005). Weitere Fallstudien versuchen die Wirksamkeit des Programms zu belegen (Solomon et al. 2008).

7.5 TEACCH-Programm

Das TEACCH- Programm (**T**reatment and **E**ducation of **A**utistic and related **C**ommunication **H**andicapped **Ch**ildren) versteht sich als eine Methode des strukturierten Unterrichtens. Grundverständnis ist der Versuch, auf die „Kultur des Autismus“ einzugehen, also die speziellen Stärken und neuropsychologischen Defizite von Personen mit Autismus in der Therapie und pädagogischen Arbeit zu berücksichtigen (Mesibov et al. 2005).

Zu diesen Besonderheiten gehören besondere Stärken und Vorlieben bei der Verarbeitung von visuellen Informationen, eine besondere Fixierung auf Details, Schwierigkeiten, Handlungssequenzen und übergeordnete Bedeutungen zu erschließen, starke Schwankungen in der Aufmerksamkeit, Schwierigkeiten mit Zeitkonzepten und Zeitmanagement sowie Schwierigkeiten, Beginn und Ende einer Aktivität zu erkennen oder zu planen. Zu den Kernsymptomen rechnet man die deutlichen Kommunikationsprobleme und die Schwierigkeiten, sprachliche Kommunikation zu initiieren und sozial angemessen anzuwenden, die Fixierung auf Routinen und vertraute Situationen, in denen diese Routinen etabliert wurden, sehr intensive rigide Interessen und Fixierungen auf bevorzugte Aktivitäten sowie ausgeprägte sensorische Vorlieben und Abneigungen (Mesibov/Shea 2010).

Im Rahmen des strukturierten Unterrichtens nach dem TEACCH-Programm werden grundlegende Prinzipien verwendet. An erster Stelle steht das **Strukturieren der Umwelt** des Kindes und der Aktivitäten, wobei die Struktur auf das sprachliche Verständnis und kognitive Niveau des Kindes abgestimmt wird. Dazu werden als weiteres wichtiges Prinzip die visuellen Stärken im Bereich des Beobachtens von Details und visuellen Mustern zur Kompensation vor allem der sprachlichen Defizite eingesetzt. Die speziellen Interessen von Kindern werden als Hilfen für die Motivation verwendet. Schließlich steht die spontane und vom Kind initiierte soziale und sprachliche Kommunikation als wichtiges Thema im Fokus des Programms (Mesibov/Shea 2010).

Innerhalb des TEACCH-Systems werden verschiedene Formen von Strukturen oder Strukturierungshilfen verwendet. Dazu gehört die gezielte Gestaltung der physikalischen Umgebung, z. B. die klare räumliche Abgrenzung eines Spielbereichs und das Vermeiden von ablenkenden Reizen. Um zeitliche Abläufe darzustellen, werden für Übergänge zwischen Aktivitäten konkrete Bilder oder Gegenstände als Signale eingesetzt. Versteht ein Kind komplexere zeitliche Zusammenhänge, kann man mit Tages- oder Wochenplänen über Bilder oder geschriebenen Texte arbeiten (Mesibov/Shea 2010).

Eine weitere Strukturierung erfolgt über Arbeitssysteme, die konkrete Aufgaben mit visuellen Hilfen veranschaulichen. Die individuellen Arbeitssysteme versuchen die folgenden Fragen für das Kind zu verdeutlichen: Was ist bei der Aufgabe zu tun? Wie viele Aufgaben sind zu lösen? Wann ist die Aufgabe beendet? Was geschieht, wenn die Aufgabe fertig ist? (Schopler et al. 1995)

Mesibov und Shea stellen in ihrem Übersichtsartikel zusammen, welche empirischen Belege es für die grundlegenden Prinzipien des TEACCH-Programms gibt (Mesibov/Shea 2010). Das Programm nutzt eine Vielzahl von Lernprinzipien und Strukturierungshilfen, sodass es kaum gelingen kann, das System als Ganzes zu bewerten. Bislang gibt es nur eine begrenze Zahl von Studien, die die Wirksamkeit des Programms bewertet haben (Virués-Ortega et al. 2013).

7.6 Early Social Interaction Model (ESI)

Im Early Social Interaction Model (ESI) von Wetherby et al. wird der Aufbau von familienzentrierten Kompetenzen betont (Wetherby et al. 2018). Die Familien werden eng in den diagnostischen Prozess und die Förderplanung einbezogen, damit sie sich der Entwicklungsmerkmale des Kindes und ihres eigenen Interaktionsverhaltens bewusst werden. Die aktive Mitarbeit in der Behandlung des Kindes soll die Beziehung zwischen Kind und Eltern stärken.

Die Förderung des Kindes wird in den familiären Alltag eingebettet. Die Familie folgt ihrem individuellen Rhythmus und greift die typischen Alltagsroutinen auf, die sich Tag für Tag wiederholen. Durch die Verteilung über den ganzen Tag ergeben sich viele Möglichkeiten zum Wiederholen und Variieren von Interaktionssequenzen. Die Eltern sehen sich selbst als Motor der Entwicklungsförderung und können sich Erfolge und Fortschritte beim Kind selber zuschreiben (Wetherby/Woods 2008).

In der Zusammenarbeit zwischen Eltern und der Fachperson aus der Frühförderung werden verschiedene Ziele erarbeitet. Dazu werden Ziele für Alltagsaufgaben und Spielaktivitäten besprochen. Einzelne Interaktionssequenzen werden gemeinsam beobachtet, Vorschläge für das konkrete Verhalten werden eingeübt oder modellhaft gezeigt und die Bedeutung des jeweiligen Verhaltens erklärt.

Im nächsten Schritt werden Spielaktivitäten und Interaktionssequenzen zwischen Eltern und Kind unmittelbar begleitet, die Eltern erhalten konkrete Rückmeldung und Vorschläge und versuchen, eigenständig auftretende Probleme zu lösen. Von den Eltern geplante Übungsaufgaben und Spiele werden regelmäßig durchgesprochen und es wird über die aktive Mitarbeit von Kind und Eltern gesprochen. Sobald dies realistisch erscheint, versucht sich die Fachperson aus dem Prozess stark zurückzunehmen und die Eltern eigenständig weiterarbeiten zu lassen, um Selbstvertrauen und Kompetenzgefühle zu unterstützen. Die Beratung der Eltern erfolgt für eine Reihe von Alltagsaktivitäten, um eine breite Anwendung im Laufe des Tages zu erreichen (Wetherby et al. 2014).

Im Rahmen des Modells wird nach den Prinzipien des SCERTS-Programms vorgegangen, in dem die Entwicklungsbereiche der sozialen Kommunikation, der emotionalen Regulation und der Unterstützung der wechselseitigen Interaktion im Zentrum stehen. Ziele im Bereich der sozialen Kommunikation umfassen z. B. die Erweiterung des Wortverständnisses, das Initiieren und Reagieren auf die gemeinsame Aufmerksamkeit, die Erweiterung von Funktionsspiel und die Zunahme im Gebrauch von Worten oder Gesten. Ziele im Bereich der emotionalen Regulation sind z. B. Fähigkeiten sich selbst zu regulieren, das Anwenden von Regulationsstrategien, um an einer gemeinsamen Aktivität festzuhalten oder das Bewältigen von neuen Situationen (Wetherby et al. 2018).

In dem Modell werden Verhaltensstrategien abgestimmt auf die Entwicklung eines Kindes eingesetzt, z. B. um bestimmte Alltagssituationen zu strukturieren. Alltagsaktivitäten der Familie sind der Rahmen, in dem das Kind mit vertrauten Abläufen umgehen kann, sie wiederholen kann und erworbene Fähigkeiten auch übertragen lernt. Das Programm versucht Fortschritte anhand von Beobachtungsdaten zu dokumentieren und die Lernziele anzupassen.

Das Ziel von komplexen Behandlungsprogrammen ist es, insgesamt 25 Stunden pro Wochen zu erreichen, in denen ein aktives Engagement des Kindes und günstige Lernprozesse angestoßen werden können. Ob diese zeitlichen Vorgaben notwendig sind, um möglichst große Entwicklungsfortschritte bei Kindern mit Autismus-Spektrum-Störungen zu erreichen, ist nicht sicher belegt (Hyman et al. 2020). Im Rahmen des ESI-Programms werden die Eltern gebeten, täglich zu dokumentieren, wie oft sie Aktivitäten mit dem Kind angeregt und genutzt haben. Durch die Einbettung in den familiären Alltag und die Fokussierung auf besondere Vorlieben und Interessen des Kindes soll eine hohe Intensität der Entwicklungsförderung erreicht werden, ohne dass Fachleute aus der Frühförderung ständig eingebunden sein müssten (Wetherby et al. 2014).

Wetherby et al. haben die Wirkung des ESI-Programms an einer Gruppe von 82 Kindern bewertet, für die im Alter zwischen 16 und 20 Monaten die Diagnose Autismus-Spektrum-Störung gestellt wurde (Wetherby et al. 2014). Die Behandlung wurde über neun Monate hinweg durchgeführt und umfasste für die individuelle ESI-Gruppe drei wöchentliche Beratungstermine mit den Eltern im häuslichen Rahmen mit dem Ziel, dass diese Alltagsaktivitäten für einen Umfang von 25 Stunden nutzen, um das Kind gezielt zu fördern. Gemessen wurden die Fortschritte über den Behandlungszeitraum hinweg in der sozialen Kommunikation und im Anpassungsverhalten. Es wurden der Entwicklungsstand und die Ausprägung der autistischen Symptome erhoben. Das Forschungsteam untersuchte zudem ein Gruppen-ESI-Programm, bei dem Informationen, Anleitung und Unterstützung der Eltern in einer wöchentlichen Gruppensitzung erfolgten. Es wurde versucht, die Genauigkeit der Umsetzung des Programms an einem Teil der Behandlung zu überprüfen.

Die Untersuchung ergab Fortschritte in verschiedenen standardisierten Beobachtungsmethoden, z. B. in den Communication and Symbolic Behavior Scales, in den Vineland Adaptive Behavior Scales und in einer Entwicklungsskala. Die Effekte des Programms waren bei den Kindern in der individuellen ESI-Gruppe jeweils signifikant besser als im Rahmen des Gruppenprogramms (Wetherby et al. 2014). Bei den qualitativen Symptomen, die autistisches Verhalten definieren, ergaben sich positive Verbesserungen in den Funktionen der sozialen Kommunikation, aber keine wesentlichen Veränderungen bei den restriktiven und rigiden Verhaltensweisen, jeweils erfasst mit der Diagnostischen Beobachtungsskala für Autismus (ADOS). Erfasst wurden auch Veränderungen im kindlichen Engagement in den konkreten Situationen, es konnten stetige positive Veränderungen über die Behandlungszeit von neun Monaten nachgewiesen werden.

Wetherby et al. betonen, dass ihre Studie signifikante Veränderungen bei einzelnen Entwicklungsmerkmalen der Kinder mit Autismus-Spektrum-Störungen nachweisen konnte (Wetherby et al. 2014). Die erfassten Veränderungen in der kindlichen Entwicklung und im Verhalten waren vergleichbar mit dem Early Start Denver Modell (ESDM), bei dem Fachleute mit den behandelten Kindern über einen Zeitraum von zwölf Monaten arbeiteten. Eine Studie, die diese beiden Behandlungsstrategien vergleicht, steht aber noch aus (Wetherby et al. 2018).

Wetherby et al. plädieren dafür, den Eltern nicht nur theoretisches Wissen beizubringen, sie also in einer passiven Rolle zu beraten und zu unterrichten, sondern sie aktiv an der Planung und Problemlösung während der Förderung ihres Kindes zu beteiligen (Wetherby et al. 2018). Die Eltern sollen in ihrer Position ausdrücklich gestärkt werden, sie sollen selbst die Erfahrung machen, Förderziele zu planen, anzupassen und stetig zu verbessern. Ziel ist es, dass die Eltern ein hohes Maß an Selbstwirksamkeit erfahren. Das soll sie wiederum motivieren, die Intensität und erforderliche Flexibilität bei der Alltagsförderung ihres Kindes durchzuhalten. Die Eltern sollen zu Experten ausgebildet werden, wie sie ihr Kind motivieren und gezielt fördern können (Wetherby et al. 2018).

7.7 Programme im deutschsprachigen Raum

Im Folgenden werden einige der verfügbaren Programme im deutschsprachigen Raum zusammengestellt. Die meisten verfügbaren Therapiemanuale lehnen sich an englischsprachige Therapiekonzepte und Publikationen an. Während es im englischsprachigen Raum eine kaum mehr zu überschauende Zahl von Studien zur Wirksamkeit von Therapiemethoden gibt, wurden in Deutschland nur eine kleine Zahl von Effektivitätsstudien durchgeführt und publiziert. Gleichzeitig werden die Evidenznachweise zu einer Vielzahl von Therapiemethoden in den letzten Jahren sehr kritisch diskutiert (Sandbank et al. 2021).

Übersetzungen des Testmanuals zum Early Start Denver Modell ins Deutsche liegen seit einigen Jahren vor (Rogers/Dawson 2014, Rogers et al. 2016). Die Darstellung des Programms von Greenspan mit dem Schwerpunkt auf der Floor-Time Methode, vertieft mit Praxisbeispielen, findet sich in den Büchern von Janert (2020) und Janert et al. (2023).

Die Autismus-spezifische Therapie im Vorschulalter (A-FFIP), die von der Arbeitsgruppe um Christine Freitag erarbeitet wurde und aktuell in einer multizentrischen Studie systematisch bewertet wird, orientiert sich stark an verhaltensorientierten Ansätzen. Das Übungsprogramm wird von fachlich versierten therapeutischen Fachkräften für eine begrenzte Stundenzahl pro Woche durchgeführt. Ziel des Programmes ist es, unter anderem zu belegen, dass Programme mit einer niedrigen Intensität an Therapiestunden pro Woche bei einer entsprechend qualifizierten fachlichen Anleitung eine signifikante Wirkung haben können (Teufel et al. 2017, Freitag et al. 2020).

Zur Verwendung des TEACCH-Programms finden sich im deutschsprachigen Raum mehrere Publikationen von Anna Häußler, welche die theoretischen Hintergründe und die praktische Anwendung systematisch behandeln (zur Übersicht Häußler 2016, Häußler 2018).

Es finden sich schließlich Publikationen zu primär verhaltensorientierten Programmen wie das Bremer Frühtherapieprogramm (Cordes 2023) oder das Freiburger Elterntraining (FETASS) (Brehm et al. 2015). Einer systematischen Evaluation wurde das Elternprogramm zur Förderung der frühen sozialen Kommunikation bei Autismus-Spektrum-Störungen (TASK) (Fröhlich et al. 2014) unterzogen. Die zuletzt aufgeführten Programme legen ihren Schwerpunkt mehr auf lerntheoretisches/verhaltensorientiertes Vorgehen oder aber entwicklungsorientierte Perspektiven. Therapieprogramme, die sich an einzelnen Therapiemanualen orientieren, werden wahrscheinlich am häufigsten in speziellen Behandlungseinrichtungen, z. B. Autismus-Therapiezentren, in kinder- und jugendpsychiatrischen Kliniken und sozialpädiatrischen Zentren angewendet.

> **!**
>
> Es gibt eine Vielzahl von komplexen Behandlungsansätzen, die Fortschritte in der sozialen, kommunikativen und kognitiven Entwicklung bewirken können.
>
> Die Wirksamkeit dieser Behandlungsprogramme ist sehr variabel und hängt von den individuellen Entwicklungsmerkmalen und den familiären Rahmenbedingungen ab.
>
> Die Überprüfung der Evidenz von komplexen Behandlungsprogrammen ist oft schwierig, weil eine Vielzahl von einzelnen Behandlungsstrategien integriert werden. Die systematischsten empirischen Belege finden sich für intensive verhaltensbasierte und für entwicklungsorientierte Programme.

8 Spezielle Themenbereiche

8.1 Soziale Kommunikation

Der Begriff der sozialen Kommunikation wird mit sehr unterschiedlichen Bedeutungen assoziiert. In Förderprogrammen wird er einerseits mit Kompetenzen in der vorsprachlichen Kommunikation in Verbindung gebracht, oft liegt der Schwerpunkt hier auf einzelnen Fertigkeiten eines Kindes, am häufigsten mit dem Herstellen der gemeinsamen Aufmerksamkeit. Zum anderen bezieht sich soziale Kommunikation auf die soziale Kontaktaufnahme und den sozialen Gebrauch von sprachlichen Kompetenzen im weiteren Verlauf der Sprachentwicklung.

Für Kinder mit Störungen der sozialen Kommunikation werden von Westby Ziele für den Aufbau interaktiven Verhaltens auf der vorsprachlichen und auf der sprachlichen Ebene formuliert (Westby 1998). Ein wichtiger Rahmen dafür bildet der wechselseitige Austausch über das „turntaking", also der aktiven Rolle beider Kommunikationspartner. Der Aufbau von intentionalem Verhalten wird angeregt, indem dem Verhalten des Kindes eine kommunikative Bedeutung zugewiesen wird. Der Erwachsene übersetzt das Verhalten des Kindes in seine eigene Sprache und schreibt ihm Intentionen zu, auch wenn das Verhalten nicht eindeutig ist. Darauf aufbauend versucht er, soziale Handlungsroutinen und vertraute soziale Signale zu entwickeln. Der Erwachsene versucht in den sozialen Handlungsroutinen weitere Anregungen für kommunikatives Verhalten des Kindes zu geben. Diese Vorgehen stützt sich auf die theoretischen Arbeiten von Jerome Bruner zur frühen Sprachentwicklung (Bruner 1981). Für Bruner waren die Kompetenzen in der frühen sozialen Kommunikation im Rahmen der vorsprachlichen Phase eine notwendige Voraussetzung für den Aufbau der Sprache.

Mit dem Begriff kommunikative Funktionen wird beschrieben, wie ein Kind das Verhalten einer anderen Person beeinflusst. Dabei wird unterschieden zwischen **intentionalem Verhalten**, das die Absicht eines Kindes abbildet, aber kein kommunikatives Verhalten implizieren muss. Mit dem Begriff **intentionales kommunikatives Verhalten** wird hingegen beschrieben, dass das Kind mit seinem Kommunikationsverhalten aktiv auf eine andere Person Einfluss zu nehmen versucht (Reichle et al. 2016). Reichle et al. nennen mehrere Kriterien, die ein intentionales kommunikatives Verhalten belegen können:

- Der Blickkontakt wechselt zwischen dem attraktiven Gegenstand oder Ereignis und dem Kommunikationspartner hin und her.
- Das Kind hält an seinen kommunikativen Signalen fest, bis das Ziel erreicht oder ein Misserfolg zu erkennen ist.
- Das Kind wartet auf eine Reaktion vom Zuhörer, nachdem es eine kommunikative Handlung oder Äußerung gemacht hat.
- Das kommunikative Signal wird in seiner Qualität verändert, bis das Ziel erreicht wurde.
- Es werden ritualisierte oder konventionelle kommunikative Formen eingesetzt.

Sozial kommunikative und sprachliche Entwicklung zeigen unterschiedliche Verlaufsformen bei Kindern mit Autismus-Spektrum-Störungen. Die Behandlungsziele sollten den speziellen Entwicklungsaufgaben angepasst werden. In dem Schema von Dodd et al. werden drei Ebenen der Kommunikation unterschieden, mit denen wichtige Aspekte der Kommunikation und Sprache für die Förderung von Kindern mit Autismus-Spektrum-Störungen übersichtlich zusammengestellt werden können (Dodd et al. 2014). Diese Ebenen verdeutlichen, dass eine strenge Unterscheidung zwischen den Aspekten der sozialen Kommunikation und der Sprache nicht möglich ist. Das Profil der kommunikativen und sprachlichen Kompetenzen für diese drei Ebenen wurde in Tabelle 11 (Kap. 3.4) dargestellt. Aus diesem Profil ergeben sich anschauliche Ziele für die Behandlung von Kindern mit unterschiedlichem Entwicklungsstand der kommunikativen und sprachlichen Entwicklung (Tab. 20). Das Schema wird über das Schema von Dodd et al. hinaus erweitert um die Schwerpunkte für Kinder mit Autismus-Spektrum-Störungen mit assoziierten Sprachstörungen und mit minimaler Sprache. Für jede Teilgruppe werden einige charakteristische Behandlungsstrategien zusammengestellt. Das Schema verdeutlicht, dass die Förderschwerpunkte für die soziale Kommunikation und die Sprache in enger Wechselbeziehung stehen.

Tab. 20: Merkmale der Kommunikation und Sprache und abgeleitete Therapieziele (modifiziert nach Dodd et al. 2014)

Qualität der Kommunikation	Behandlungsstrategien und Förderziele
Autismus-Spektrum-Störung mit vorsprachlicher Kommunikation	Aufbau des Kontaktverhaltens Erweiterung von kommunikativen Funktionen Förderung des Wort- und Satzverständnisses Eingehen auf soziale Handlungs- /Aktivitätsroutinen Verstehen von sozial-affektiven Signalen
Autismus-Spektrum-Störung mit grundlegenden Fähigkeit zur Kommunikation	Erklären der sozialen Situation und der Reaktionen, die vom Kind erwartet werden Nutzen der kommunikativen Bedeutung von Echolalie Wort- und Satzverständnis in der sozialen Situation Einbeziehen von nicht-sprachlichen Unterstützungen (z.B. Alltagsroutinen, Tagesplan) Aufbau von interaktiven Abläufen im Rahmen von Handlungsroutinen
Autismus-Spektrum-Störung mit atypischer Kommunikation	Lesen von sozialen Situationen (Verstehen der Perspektive des Kindes und Darstellung von Perspektiven anderer Personen) Einüben von sozialen Situationen in Rollenspielen Einüben von Gesprächssituationen anhand von sozialen Geschichten (social stories) wechselseitiges Vorlesen und Besprechen einer Geschichte, vor allem der sozialen Abläufe in der Geschichte

Qualität der Kommunikation	Behandlungsstrategien und Förderziele
Autismus-Spektrum-Störung mit assoziierter Sprachstörung	logopädische Therapie zur Erweiterung der grammatikalischen und phonetisch-phonologischen Fertigkeiten Therapiekonzepte für die verbale Entwicklungsdyspraxie Übungen zu Gedächtnisleistungen und sprachlichem Abruf
Autismus-Spektrum-Störung mit stark begrenzter sprachlicher Kommunikation (minimally verbal)	Fähigkeiten zur Imitation von Gesten und Worten erweitern Nutzen von idosynkratischer Kommunikation Ebenen der unterstützten Kommunikation inklusive Sprachausgabegeräte

Wetherby und Prizant orientieren sich an einem sozial-pragmatischen Ansatz (Wetherby/Prizant 1993). In diesem Ansatz folgt der Erwachsene oft der Führung und den Interessen des Kindes, versucht aber wenn notwendig direktiv zu agieren. Man versucht auf mehrere kommunikative Funktionen in verschiedenen Situationen einzugehen, um die Generalisierung von vorneherein sicherzustellen und setzt auch unterschiedliche Formen der Kommunikation nach Bedarf ein. Die Therapieziele orientieren sich an den bekannten Entwicklungsschritten und Meilensteinen der sozialen und kommunikativen Entwicklung. Für die frühe Kommunikation gibt es unterschiedliche Entwicklungsschemas (z.B. Dunst/McWilliam 1988, Rowland 2011, Prizant et al. 2000, Greenspan/Wieder 2011). Dabei werden für die ersten Lebensjahre Entwicklungsstufen beschrieben, die nur unvollständig empirisch belegt sind, aber anschauliche Schemas zum Verständnis der Veränderungen des kindlichen Verhaltens liefern.

Prinzipien der Kommunikationsförderung in der vorsprachlichen Kommunikation und beginnenden sprachlichen Kommunikation sind in Tabelle 21 systematisch zusammengestellt (Leach/LaRoque 2011, Prizant/Wetherby 1988, Schuler et al. 1997, MacDonald/Carroll 1992, Kasari et al. 2014). Wichtig ist dabei die Unterscheidung, ob man auf der vorsprachlichen Ebenen der sozialen Kommunikation arbeitet oder ob man versucht, die Ebene der sprachlichen Kommunikation im sozialen Kontakt zu erweitern. In der Förderung des Kindes bewegt sich der Erwachsene auf der kommunikativen Ebene des Kindes oder versucht durch inzidentielles Unterrichten und den Aufbau von Handlungsroutinen, neue kommunikative Fertigkeiten anzuregen. Dazu gibt es eine Reihe von Strategien, die das kommunikative Verhalten des Kindes gezielt anregen und unterstützen können (Paul 2008).

Tab. 21: Prinzipien und Strategien zur Förderung des Kommunikationsverhaltens

Strategien	Beschreibung des spezifischen Verhaltens
Unterstützung durch den Kontext	– der Führung des Kindes folgen, indem man dem Aufmerksamkeitsfokus des Kindes folgt – Aktivitäten auf dem Entwicklungsniveau des Kindes anbieten
ausgewogenes Wechselspiel	– dem Kind einen Platz im Wechselspiel lassen – sich in die Aktivität des Kindes einbringen, um Gelegenheiten zur Interaktion zu schaffen – eine unabhängige Aktivität in eine soziale Interaktion umgestalten – die Interaktion aufrechterhalten, um die Häufigkeit auszudehnen, mit der jeder an die Reihe kommt – Aufbau von Handlungsroutinen – Abstimmung auf Bedeutungsinhalte/Interessen des Kindes in der aktuellen Situation
Arrangieren der Umgebung	– etwas außerhalb der Reichweite, aber in Sichtweite des Kindes aufstellen – etwas Unerwartetes tun – dem Kind Gegenstände vorenthalten
zeitliche Verzögerung	– eine kurze Pause machen, begleitet von einem aufmerksamen Blick oder einer auffordernden Geste, um zu zeigen, dass eine Reaktion erwartet wird – die Pause so lange planen, dass das Kind sich mit dem Erwachsenen beschäftigen muss – angemessene Pausen und notwendige Wiederholungen von Sequenzen
etwas vormachen und dann zur Imitation auffordern	– dem Kind vormachen, was es nachmachen oder nachsprechen soll – auf eine verzögerte Imitation des Verhaltens warten – dem Kind die Gelegenheit geben, das demonstrierte Verhalten nachzuahmen

Strategien	Beschreibung des spezifischen Verhaltens
direkte Anstöße einsetzen und sie langsam ausblenden	– besondere Hinweise oder gezielte Unterstützung benutzen – den Grad der Unterstützung reduzieren, um das Kind unabhängiger zu machen – vorhersehbare Sequenz von Handlungsschritten

8.2 Soziale Fertigkeiten

Soziale Defizite gehören zu den Kernsymptomen von Kindern mit Autismus-Spektrum-Störungen. Die Therapiemodelle konzentrieren sich meist auf die Vermittlung von einzelnen sozialen Fertigkeiten, auf die Beziehung zu Gleichaltrigen und auf das Herstellen der gemeinsamen Aufmerksamkeit oder einer gemeinsamen Aktivität.

Myles et al. zeigen, wie komplex einzelne soziale Kompetenzen sind (Myles et al. 2004). Im sozialen Verhalten verbergen sich meist eine längere Lerngeschichte und implizite Fähigkeiten, die man aus der Beobachtung nicht unmittelbar erschließen kann. Besonders schwierig ist es zu definieren, welche Fertigkeiten als notwendige Voraussetzungen von komplexen sozialen Kompetenzen anzusehen sind. Soziale Defizite werden zudem oft erst dann deutlich sichtbar, wenn ein Kind sich in eine Gruppe mit Gleichaltrigen integrieren und anpassen muss. Erst dann werden fehlende Kompetenzen im Bereich der sozialen Kommunikation, im Kontaktverhalten und im Verständnis sozialer Regeln sichtbar. Fehlendes soziales Verständnis führt dazu, dass ein Kind sich nicht auf den Alltagsrhythmus oder auf veränderte Abläufe im Gruppenrahmen einstellen kann.

Williams et al. nennen in ihrem Überblick Prinzipien für die Förderung der sozialen Entwicklung (Williams et al. 2007). Dazu gehören das Anregen der sozialen Motivation und sozialen Kontaktaufnahme, indem das Kind eine sozial anregende Umgebung erlebt. Soziale Initiativen des Kindes mit Autismus-Spektrum-Störung sollten bewusst eingeübt und unterstützt werden, weil sie durch die soziale Antwort von Gleichaltrigen verstärkt werden können. Angemessene soziale Reaktionen, z.B. das Begrüßen eines Kindes, werden bewusst über Modelllernen eingeübt und durch Rollenspiele mit Gleichaltrigen gefestigt. Störendes oder herausforderndes Verhalten wird durch die Anregung und Verstärkung von positiven Verhaltensweisen reduziert. Schließlich soll die Generalisierung von Fertigkeiten im sozialen Bereich dadurch erreicht werden, dass man gleichaltrige Kinder als Mentoren in Gruppenaktivitäten mit einsetzt und die Eltern regelmäßig dazu berät, soziale Kompetenzen in Alltagssituationen zu üben.

Quill und Stansberry Brusnahan betonen, dass die Verfügbarkeit von Kernfertigkeiten (core skills) im Bereich der gemeinsamen Aufmerksamkeit (vor allem im sozialen Gruppenrahmen) und die Fähigkeit, eine Sequenz von motorischen oder sprachlichen Handlungen zu imitieren, darüber entscheiden, wie man bei der Förderung oder beim Unterrichten des Kindes vorgeht (Quill/Stansberry Brusnahan 2017). Fehlen solche Kernfertigkeiten in der gemeinsamen Aufmerksamkeit und im Imitationsverhalten, versucht man eng strukturierte Aktivitäten zu gestalten, Aktivitäten werden stärker vom Erwachsenen gelenkt oder unmittelbar angeleitet. Zudem wird die physikalische Umgebung systematisch organisiert.

Sind diese Kernfertigkeiten (gemeinsame Aufmerksamkeit, Imitationsverhalten) verfügbar, so kann man auf weniger stark strukturierte Aktivitäten zurückgreifen, das Modellverhalten von Gleichaltrigen und Erwachsenen ist wirkungsvoller und Aktivitäten in der Gruppe, die eine wechselnde aktive Rolle einschließen, lassen sich erfolgreicher nutzen (Quill/Stansberry Brusnahan 2017).

Das Einüben von sozialen Handlungsabläufen (social scripts) erlaubt es dem Kind, z. B. sozialen Kontakt aufzunehmen und eine formalisierte Gesprächssituation zu beginnen, um auf diese Weise häufiger soziale Initiative ergreifen zu können (Twachtman 1995). Im Rahmen des Programms zum „verborgenen sozialen Curiculum“ von Myles et al. werden die impliziten sozialen Hinweisreize und Regeln bewusst gemacht, indem sie für das Kind explizit formuliert werden oder die konkrete soziale Situation eingeübt wird (Myles et al. 2004). Das Programm reagiert auf die Einsicht, dass soziales Lernen oft implizit und vom Kind nebenbei in sich wiederholenden sozialen Situationen erfolgt. Dem Kind mit Autismus-Spektrum-Störung fällt es hingegen schwer, diese implizite soziale Sprache zu verstehen und auf neue Situationen zu übertragen.

Eine soziale Geschichte im Sinne von Carol Gray ist eine schriftliche oder visuelle Darstellung einer sozialen Handlung oder eine soziale Erzählung (Gray 1995). In der sozialen Geschichte werden verschiedene Elemente dargestellt. Dazu gehört eine Beschreibung der Situation und der erwarteten sozialen Fertigkeiten. Die Geschichte greift auch die charakteristischen sozialen Hinweisreize in der Situation auf und definiert soziale Erwartungen oder Normen. Schließlich werden auch übliche Reaktionen oder soziale Verhaltensweisen dargestellt, die in der Situation angemessen sind (Twachtman 1995).

Soziale Geschichten werden verwendet, wenn ein Kind basale soziale Situationen nicht versteht, z. B. nicht auf soziale Erwartungen eingeht, soziale Routinen unterbricht oder den persönlichen Raum von Kindern oder Erwachsenen nicht achten kann. Als weitere Indikation wird genannt, dass ein Kind nicht auf typische soziale Hinweisreize reagiert oder Alltagsroutinen in der Familie oder in der Kindergarten Situation nicht versteht oder sich mit den Übergängen zwischen Situationen schwer tut (Gray 1995). Schließlich können soziale Geschichten auch hilfreich sein, wenn ein Kind in sozialen Situationen immer wieder herausforderndes oder Grenzen austestendes Verhalten zeigt. Ziel ist es, die Gefühle und Gedanken des Kindes und seines Interaktionspartners anschaulich zu machen. Zur Unterstützung des Verständnisses werden teilweise auch visuelle Hilfen, z. B. über Sprechblasen und Comicszenen, genutzt.

Die empirischen Belege für die Trainings von sozialen Fertigkeiten sind noch sehr begrenzt (Williams et al. 2007). Aus den Untersuchungen zur Vermittlung von sozialen Fertigkeiten lässt sich sicherlich ableiten, dass eine Übungssituation mit dem Kind alleine nur begrenzt wirksam ist, soziale Fertigkeiten müssen in einer konkreten sozialen Situation mit anderen Personen mehrfach eingeübt und regelmäßig angewandt werden.

8.3 Kognition/Spielfähigkeiten

Bei Kindern mit Autismus-Spektrum-Störungen zeigen sich verschiedene qualitative Auffälligkeiten im Bereich der Spielfähigkeiten. Dazu gehören ein mangelnder Umgang mit Spielgegenständen, ein vorwiegend repetitives Spiel, fehlendes soziales Spiel und oft erhebliche Defizite im symbolischen Verhalten.

Manche Spiele sind in sich strukturiert, sie helfen dem Kind also, den Ablauf zu beachten (z. B. beim Einsetzen von Formen oder beim Zusammenfügen von Puzzleteilen). Manche Spielabläufe müssen konkret vorgemacht oder eingeübt werden, wie das Ausführen einer einfachen symbolischen Handlung mit einer Puppe. Gleichzeitig ist es hilfreich, im Spiel bestimmte Anforderungen zu stellen, um dadurch das mangelnde Verständnis des Kindes für bestimmte Abläufe zu erkennen.

Bei Kindern mit Autismus-Spektrum-Störungen mit deutlichen globalen Entwicklungsrückständen finden sich oft eine fehlende Initiative im Spiel oder eine weitgehende Passivität. Das Kind hat nur begrenzte Fähigkeiten erworben, das eigene Verhalten zu organisieren und Spielhandlungen in einer Sequenz zu planen. Dazu können das Fehlen imitierenden Verhaltens beitragen sowie die fehlende anregende Wirkung von sozialer Zuwendung (Übersicht bei Kasari/Chang 2014).

Ziele in der basalen Förderung sind deshalb das Initiieren von angemessenem Spiel, die Vorgabe von Spielmaterialien und das Wiederholen von vertrauten Spielaktivitäten. Äußere Signale, die die Spielstruktur unterstützen, wie eine Spielmatte, eine visuell Begrenzung oder das Vorgeben von Anfang und Ende des Spiels, sind dabei wichtige Hilfen.

Kasari und Chang haben systematische Studien zusammengestellt, die verschiedene Interventionen zum Einüben von Spielfertigkeiten bei Kindern mit Autismus-Spektrum-Störungen durchgeführt haben (Kasari/Chang 2014). Spielverhalten ist demnach ein wichtiges Therapieziel und es zeigen sich spezifische Wirkungen auf die kognitive und sprachliche Entwicklung.

In der Studie von Kasari et al. wurde der Entwicklungsverlauf einer Therapiegruppe bis ins Schulalter genauer überprüft (Kasari et al. 2012). Es wurde vor allem ein Zusammenhang zwischen den Spielfähigkeiten im Vorschulalter und der Sprachentwicklung berichtet. Das anfängliche Niveau des Spielverhaltens im Alter von 3 bis 4 Jahren erlaubte eine Vorhersage des Sprachniveaus mit 8 bis 9 Jahren.

Die Differenzierung und Vielfalt des Spiels mit 3 bis 4 Jahren erlaubte außerdem auch eine Vorhersage des kognitiven Niveaus, erfasst durch den Intelligenzwert mit 8 bis 9 Jahren. Offenbar besteht also ein Zusammenhang zwischen Spielniveau sowie der Vielfalt des Spiels und der Entwicklungsprognose auf der sprachlichen und kognitiven Ebene. Inwieweit hier systematische Trainingsstudien des Spielverhaltens eine langfristige Wirkung auf den Entwicklungsverlauf haben, ist noch wenig systematisch untersucht (Ingersoll/Walton 2013).

Die Vermittlung von Spielfertigkeiten erfolgt im Rahmen einer Vielzahl von methodischen Ansätzen. Dazu gehören das Training in der Eins-zu-eins-Situation, eine verhaltensorientierte Intervention in der natürlichen Umgebung eines Kindes, das Modelllernen über Videos und Spielskripte und die Förderung im Rahmen von integrativen Spielgruppen. Übungsmethoden und Gruppenprogramme wurden auf allen qualitativen Ebenen des kindlichen Spiels eingesetzt (Jung/Sainato 2013). Wirkungsvoll scheint die direkte Vermittlung von Spielfertigkeiten zu sein, wenn man die individuellen Interessen des Kindes in die Spielaktivitäten einbettet. Es zeigt sich zudem, dass sich Fortschritte im Spielverhalten positiv auf die soziale Interaktion auswirken und herausforderndes Verhalten oder inadäquates soziales Verhalten eher abnehmen. Mangelnde Initiative des Kindes und häufige Abhängigkeit von externen Reizen kann auf die wenig ausgeprägte Fähigkeit zurückgehen, eigenes Verhalten zu organisieren und zu sequenzieren. Oft ist das Spielverhalten von eher passiven Kindern nur schwer über Belohnungen oder soziale Zuwendung zu beeinflussen (Wolfberg 1995).

8.4 Sprachentwicklung

8.4.1 Kinder mit nur geringer sprachlicher Kommunikation

Eine kleine Gruppe von Kindern mit Autismus-Spektrum-Störungen erwirbt keine oder nur minimale sprachliche Kompetenzen (minimally verbal children). Dies gilt auch für Kinder, die über mehrere Jahre intensive Fördermaßnahmen erhalten haben. Nach Kasari et al. haben minimal sprechende Kinder nur ein sehr kleines Repertoire an Wörtern oder bestimmten Phrasen, die zur Kommunikation verwendet werden (Kasari et al. 2013). Die Zahl der gesprochenen Wörter kann bis zu 20 oder 30 umfassen, es gibt aber auch Kinder, die kein einziges Wort sprechen. Der Umfang des Wortschatzes kann durch die Intensität der Förderung, die Verwendung von unterstützter Kommunikation und das Sprachverständnis des Kindes beeinflusst werden. Die Häufigkeit der gesprochenen Sprache ist oft niedrig, das Kind spricht also nur selten oder nur auf Aufforderung. Wenn stereotype Sprache oder Echolalie vorkommen, ist sie nur selten kommunikativ (Keen et al. 2016).

Bei einzelnen Kindern fehlt die gesprochene Sprache vollständig oder es zeigen sich nur vokalische Lautmuster oder Laute, die nicht unmittelbar mit Sprachlauten assoziiert sind. Bei anderen Kindern beschränkt sich die expressive Sprache auf wenige Wörter oder einzelne feste Floskeln, die eher selten und nur in bestimmten Situationen verwendet werden. Eine weitere Gruppe zeigt primär echolalisch geprägte Sprache oder verwendet stereotype Sprachmuster. Zudem finden sich Kinder, die andere Kommunikationsformen einsetzen, z.B. über Gebärden, das PECS-System, über Sprachausgabegeräte oder geschriebene Sprache (Kasari et al. 2013).

Tager-Flusberg und Kasari gehen davon aus, dass etwa 30 % der Kinder und Jugendlichen mit Autismus-Spektrum-Störungen nur minimale sprachliche Kompetenzen zeigen (Tager-Flusberg/Kasari 2013). Wichtig ist dabei die Beobachtung, dass die expressive Sprache über viele Jahre stagniert, obwohl intensive Fördermaßnahmen durchgeführt werden. Erschwert wird die Bewertung der Entwicklung dieser Kinder, weil die verfügbaren Untersuchungsverfahren nur begrenzt das Entwicklungsprofil abbilden und die untersuchten Kinder sehr heterogene Entwicklungsvoraussetzungen zeigen.

In der Studie von Bal et al. wurden insgesamt 1.470 Kinder im Schulalter mit fünf ausgewählten Instrumenten zur Autismus-spezifischen Diagnostik bewertet (Bal et al. 2016). Bewertet wurden die Überschneidungen zwischen verschiedenen Untergruppen von Kindern mit nur geringfügiger Sprache und die Entwicklungsmerkmale der einzelnen Subgruppen. Von den untersuchten Kindern wurden 257 Kinder anhand der verfügbaren Instrumente in die Gruppe der Kinder mit minimaler Sprache eingestuft. Dabei waren die Überschneidungen zwischen den unterschiedlichen Definitionen stark variabel. Die intellektuelle Entwicklung zeigte Variationen von schweren Intelligenzstörungen bis zu einer normalen Intelligenzentwicklung, bei 16 % der untersuchten Kinder lagen die nonverbalen Intelligenzwerte bei 70 oder höher. Bei etwa der Hälfte der Kinder zeigten sich sprachliche Fertigkeiten, die auf dem gleichen Niveau wie die nonverbalen kognitiven Funktionen waren. Bei etwa der Hälfte der Kinder fanden sich sprachliche Kompetenzen, die signifikant niedriger als die nonverbale Intelligenz waren.

Die therapeutischen Strategien zur Förderung der aktiven Sprache stützen sich auf verhaltensorientierte oder naturalistische Behandlungsmethoden. Nach Ansicht von Kasari gibt es nur sehr begrenzte empirische Nachweise für die Wirksamkeit solcher Methoden bei Kindern mit minimalen sprachlichen Kompetenzen (Kasari et al. 2013). Am ehesten zeigen sich positive Ergebnisse bei visuell unterstützten Systemen. Mit ihrem kommunikativen Verhalten versuchen die Kinder vor allem, um etwas zu bitten oder auf Bitten von außen einzugehen. Unklar ist die Wirkung auf andere kommunikative Funktionen, z. B. nach Informationen fragen oder kommentieren. Positive Ergebnisse für die Ausweitung der expressiven Sprache lassen sich bislang kaum belegen (Koegel/Koegel 2019).

Bei den Untersuchungen wurden Kinder mit sehr heterogenen Entwicklungskompetenzen einbezogen, sodass man über die Wirkfaktoren und die modulierenden Variablen wenig weiß (Ganz/Simpson 2019). Wichtig sind dabei unter anderem die Fragen, wie man frühe sozial kommunikative Fertigkeiten aufbauen kann (z. B. gemeinsame Aufmerksamkeit), wie man die sprachliche Exploration von Lautmustern anregen kann, wie man Basisfunktionen auf der kognitiven Ebene unterstützen kann und wie man das soziale Interesse von Kindern mit Autismus-Spektrum-Störungen gewinnen kann.

8.4.2 Unterstützende Kommunikation

Die Verwendung von alternativen und unterstützenden Kommunikationsformen bei Kindern mit Autismus-Spektrum-Störungen hat unterschiedlichste Gründe. Einzelne Autoren gehen davon aus, dass bei Kindern mit minimaler Sprache motorische Grenzen in der Planung von Sprachlauten oder auch Merkmale einer verbalen Dyspraxie eine Rolle spielen können. Visuelle Symbole stellen darüber hinaus weniger hohe Anforderungen an die Gedächtnisleistungen und an die kognitive Abstraktion, Gleiches gilt für manuelle Gebärden. Kinder mit Autismus-Spektrum-Störungen zeigen zudem Stärken eher im Bereich der visuellen Informationsverarbeitung relativ zu Informationen, die auf der auditiven Ebene angeboten werden. Die Arbeit mit einem alternativen Kommunikationssystem soll zudem die Misserfolgserlebnisse beim Erlernen der gesprochenen Sprache und bisherige negative Erfahrungen vergessen lassen (Beukelmann/Mirenda 2013).

Unterstützende Kommunikation oder alternative Kommunikation (augmentative and alternative communication) umfasst Kommunikationsformen, die die konventionelle Sprache unterstützen oder ersetzen. Dies kann mit oder ohne zusätzliche (technische) Hilfsmittel erfolgen. Vorteile der mit Materialien oder technischen Mitteln unterstützten Kommunikationsformen ist, dass man mit konkreten Symbolen arbeiten kann, die längere Zeit verfügbar bleiben. Durch die visuellen Angebote stützt sich das System auf das Wiedererkennen und stellt so nur begrenzte Anforderungen an das Gedächtnis. Zudem kann man die Eingabeformen vor allem auf der motorischen Ebene vereinfachen. Bevor man solch ein System einsetzt, sollte man die kognitiven und kommunikativen Voraussetzungen in der Entwicklung eines Kindes prüfen (Ganz 2014). Leider besteht in der Behandlung von Vorschulkindern eher die Tendenz, ein System zu erproben, ohne vorher zu reflektieren, ob das Kind das System auch angemessen nutzen kann und die notwendigen Voraussetzungen vorhanden sind (Ganz 2015).

Bei Kindern mit Autismus-Spektrum-Störungen kann es sein, dass ein kommunikatives System zwar zunächst etabliert werden kann, es aber wenig benutzt wird. Möglicherweise nimmt das Kind andere Formen der Kommunikation oder Verhaltensregulation als effektiver wahr, hält stark an vertrauten Verhaltensmustern fest oder zeigt wenig soziale Initiative. Die Anwendung eines kommunikativen Systems hängt zudem von der aktiven Teilnahme der Bezugspersonen und anderer Interaktionspartner ab. Das Verständnis für das Kommunikationssystem, die Vorlieben und Interessen sowie das interaktive Verhalten der Bezugspersonen bestimmt darüber, ob ein kommunikatives System häufig und kontinuierlich angewandt wird (Wilken 2018).

Setzt man visuelle Hilfsmittel ein, so kann man ein System verwenden, das keinen Austausch oder keine Weitergabe von Materialien erfordert. Dies betrifft z. B. ein Übersichtsblatt oder eine Tafel, auf der das Kind Bilder oder Buchstaben zeigen kann. Wenn das Kind ein System verwendet, dass einen Austausch erfordert – z. B. das Picture Exchange Communication System (PECS) – muss es den Kommunikationspartner aktiv in die Interaktion einbeziehen, z. B. auf ihn zugehen, kurz Blickkontakt aufnehmen und die Reaktion abwarten.

Technische Hilfsmittel mit der Möglichkeit der Sprachproduktion über digitalisierte oder synthetische Sprache – früher auch einfach von aufgezeichneten sprachlichen Äußerungen – erlauben es, den Wortschatz und die sprachlichen Kombinationen beliebig zu erweitern. Zunächst wurden dafür visuelle Schemas verwendet, die es erlaubten, den Wortschatz und semantische Kategorien systematisch zu verknüpfen. Darauf aufbauend wurden visuelle Szenen zusammengestellt, in denen der Wortschatz an einzelnen ausgewählten Stellen aufgerufen werden kann. Diese situativen Präsentationen sind vor allem für jüngere Kinder bis zum Entwicklungsalter von 4 bis 5 Jahren leichter verständlich als die visuellen Tabellen (Drager et al. 2003, Light et al. 2019).

Für die praktische Anwendung und Generalisierung von Strategien der alternativen Kommunikation ist die Verankerung in natürlichen Situationen sinnvoll. Dazu gehört die Anwendung in Alltagsroutinen und täglichen Aktivitäten, vor allem wenn sie in verschiedenen Situationen stattfinden. Die Übungen bauen auf spezifischen Aktivitäten auf, die das Kind interessieren und es motivieren, sich kommunikativ zu äußern. Anregungen oder Anstöße zu kommunikativem Verhalten werden an Alltagsmodellen der sprachlichen Imitation ausgerichtet, die auch dem natürlichen Spracherwerb zugrunde liegt (Reichle et al. 2016).

8.4.3 Methoden zur Förderung kommunikativen Verhaltens und des frühen Spracherwerbs

In ihrer Übersicht zu evidenzbasierten Behandlungen für Kinder mit Autismus-Spektrum-Störungen stellen Prelock et al. systematisch Studien zusammen, welche die Wirksamkeit einzelner Behandlungsmethoden geprüft haben (Prelock et al. 2011). Schwerpunkte bilden einerseits die Förderung des kommunikativen Verhaltens, anderseits die Förderung der sprachlichen Kompetenzen.

Für den Bereich des kommunikativen Verhaltens werden Ziele vor allem im Herstellen der gemeinsamen Aufmerksamkeit verfolgt. Für den beginnenden Spracherwerb werden isolierte strukturierte Übungen im Sinne des **Präzisionslernens** (discrete trial training) eingesetzt, also sprachliche Imitation mit stark strukturierter und massiver Übung und wirkungsvoller positiver Verstärkung (Lovaas 1987). Bei den mehr naturalistisch konzipierten Methoden versucht man durch eine responsive Interaktion zur Förderung der Interaktion und Sprache beizutragen. Eltern lernen spezifische Strategien zur Förderung der vorsprachlichen und sprachlichen Kommunikation, z. B. durch Abwarten und Zuhören, durch Imitieren der Handlungen und Deuten der Absichten des Kindes (MacDonald/Carroll 1992).

Systematisch ausgearbeitet wurde das naturalistische Vorgehen im **Milieu communication training (MCT)** (Kaiser et al. 2000). Dies umfasst mehrere Verhaltensstrategien angewandt in der natürlichen Umgebung, das Gestalten von Situationen, die kommunikatives Verhalten anregen, das Modellieren und Loben von gewünschtem Verhalten und kontingentes Imitieren von Worten oder Handlungen. Prälinguistisches Milieutraining zielt darauf ab, nonverbale Kommunikation innerhalb vertrauter sozialer Handlungsroutinen zu gestalten.

Das **erweiterte Milieutraining** (enhanced milieu teaching) versucht den Rahmen für das Sprachlernen systematisch zu gestalten. Es werden drei Strategien kombiniert (Hancock et al. 2016) (1) **Eine Verbindung schaffen**: Um die Grundlage für die wechselseitige soziale Kommunikation zu legen, werden verschiedenen Elemente kombiniert, z. B. der Führung des Kindes zu folgen, die Umwelt zu strukturieren und abgestimmte Interaktionswechsel mit Nachahmen und Verbalisieren. (2) **Unterstützende Strategien:** Durch responsives Sprachangebot, Verwendung eines vielfältigen Wortschatzes und das Erweitern der kindlichen Sprache wird ein günstiger Rahmen für das Lernen der Sprache geschaffen. (3) **Unterrichten durch systematisches Modellieren**: Der Erwachsene bewegt sich stets leicht über dem Sprachniveau des Kindes und regt so kommunikative Strategien beim Kind an (Hancock et al. 2016).

Diese Methodik wird empfohlen für Kinder, die in der Lage sind, auf der sprachlichen Ebene zu imitieren, wenn sie eine Anregung erhalten, und die mindestens zehn Wörter oder kurze Satzmuster sprechen (Hancock/Kaiser 2006, Hancock/Kaiser 2016). Grundlegende Elemente sind das inzidentielle Unterrichten, das Modellieren der Sprache, die Abstimmung der interaktiven Teilnahme und die responsive Kommunikation abgestimmt auf das sprachliche Niveau des Kindes (Hampton/Kaiser 2016).

Eine wichtige Strategie sind **gleichaltrige Kinder als Mediatoren.** Kinder werden als Mentoren und Begleiter eines Kindes mit Autismus-Spektrum-Störung eingesetzt, es werden soziale Interaktionsstrategien in Gruppen eingeübt oder es wird den Gleichaltrigen beigebracht, Schlüsselreaktionen (pivotal response training) – z. B. soziale Initiative, soziales Wechselspiel und Aufmerksamkeit gewinnen – in der Alltagsinteraktion einzusetzen (Schertz et al. 2013).

8.4.4 Echolalie bei Kindern mit Autismus-Spektrum-Störungen

Prizant und Schuler gehen davon aus, dass die Echolalie eine wichtige Funktion im Kommunikationssystem von Kindern mit Autismus-Spektrum-Störungen hat (Prizant/Schuler 1987). Die Autoren sprechen von einer gestalthaften Erfassung der Sprache durch das Kind, die Echolalie soll dem Kind dabei helfen, sprachliche Informationen zu verarbeiten.

Für die therapeutische Situation ist es dementsprechend wichtig zu überlegen, wie man Echolalie in die Förderung von Kommunikation und Sprache einbeziehen kann. Die Therapiestrategien sollten sich nach den individuellen Mustern und der Art der Verwendung der Echolalie richten. Therapeutische Fachkraft und Eltern sollten sich also überlegen, welche kommunikative Bedeutung eine bestimmte echolalische Äußerung hat. Unter Umständen hat die Echolalie eine Bedeutung für die emotionale Regulation des Kindes. Die Sprachangebote an das Kind sollten einfach, bedeutungsrelevant und gut segmentierbar sein. Die sprachlichen Äußerungen des Erwachsenen sollten z.B. auf die konkreten Handlungen abgestimmt sein (Prizant/Rydell 1993, Rydell/Prizant 1995).

Der Erwachsene sollte auf die kommunikative Absicht der echolalischen Äußerung des Kindes reagieren, sofern diese erschlossen werden kann. Das Kind kann auf diesem Weg zum aktiven kommunikativen Verhalten angeregt werden und erleben, dass seine sprachlichen Äußerungen eine Wirkung auf die Umgebung haben. Dabei muss der Erwachsene natürlich darauf achten, dass manche stereotype Äußerungen, die sehr oft wiederholt werden, in erster Linie dazu dienen, die Aufmerksamkeit des Gesprächspartners zu gewinnen.

Sprache kann dazu verwendet werden, um dynamische Ereignisse zu kennzeichnen und zu segmentieren. Der Erwachsene kann dem Kind also helfen, Äußerungen in Teile zu zerlegen, indem er einen Teil der echolalischen Äußerung mit einer sinnvollen Handlung in der Umgebung des Kindes verbindet. Interaktive und echolalische Äußerungen werden mit linguistisch vereinfachten Modellen aufgegriffen (Rydell/Prizant 1995). Das Kind verwendet z.B. die Äußerung „Möchtest du eine Brezel haben?“ als verzögerte Echolalie. Der Erwachsene würde dies als kommunikative Absicht des Kindes interpretieren, dass es Hunger hat und sagen: „Du willst etwas essen.“ Ziel ist es, den kommunikativen Gebrauch von sprachlichen Äußerungen anzuregen.

8.4.5 Semantisch-pragmatische Funktionen

Der Aufbau der expressiven Sprache wird begleitet von der weiteren Differenzierung von kommunikativen Handlungen. Zur angemessenen Verwendung der Sprache gehören Gesprächskompetenzen wie z. B. dass es dem Kind gelingt, an einem Gesprächsthema festzuhalten und eine Anpassung des Sprachverhaltens an den Gesprächspartner zu erreichen. Für das Vorschulalter und Schulalter werden pragmatische Aspekte der Sprache in fünf Bereiche aufgeteilt:

- **Anbahnung und Responsivität:** die Fähigkeit, Kommunikation zu initiieren und auf das kommunikative Verhalten anderer Personen angemessen zu reagieren
- **nonverbale Kommunikation:** das Verständnis für Gesten, Gesichtsausdrücke, Körperhaltung und den persönlichen Raum und die angemessene Verwendung dieser nonverbalen Formen
- **sozial-emotionale Abstimmung:** das Interpretieren der Absichten und emotionalen Reaktionen anderer Personen und angemessenes Reagieren
- **exekutive Funktionen:** die Aufmerksamkeit für die soziale Interaktion und die Flexibilität in der Planung kommunikativer Inhalte
- **Verhandeln:** mit Kommunikationspartnern adäquat kooperieren und verhandeln (Parsons et al. 2017, Paul/Simmons 2019)

Bei Kindern mit Autismus-Spektrum-Störungen zeigen sich trotz des Aufbaus der expressiven Sprache vielfältige Einschränkungen in der pragmatischen Entwicklung. Dies betrifft die Differenzierung der kommunikativen Handlungen und die Schwierigkeit, sozial angepasste sprachliche Äußerungen zu produzieren.

Die sprachliche Interaktion zwischen Eltern und Kind ist der natürliche Rahmen, in dem die Sprache erworben wird. Die elterliche Responsivität und die an das Kind gerichtete Sprache beeinflusst wesentlich den Verlauf der Sprachentwicklung bei Kindern mit Autismus-Spektrum-Störungen (Siller et al. 2013). Die Eltern sollten ihre sprachlichen Äußerungen möglichst gut auf die sprachlichen Kompetenzen des Kindes abstimmen und dem Kind gleichzeitig genügend Raum lassen, damit es an der sprachlichen Interaktion teilnehmen kann (Crowell et al. 2019).

Dabei zeigen sich in einer Reihe von Studien zwar Effekte im elterlichen Verhalten, aber nur begrenzte Auswirkungen auf die kindliche Sprachentwicklung. So wurden Merkmale der Eltern diskutiert, welche die wirksame Mitarbeit bei der Förderung der sprachlichen Interaktion positiv oder negativ beeinflussen. Dazu gehören die Einsicht in die Prinzipien des responsiven Verhaltens, die elterliche Empathie für das kommunikative Verhalten des Kindes, aber auch mögliche kommunikative Eigenheiten der Eltern wie Rigidität oder begrenzte Responsivität (Kilmeyer/Kazmarek 2017, Flippin/Watson 2018).

Die langsame Erweiterung der aktiven Sprache wird bei Kindern mit Autismus-Spektrum-Störungen in engem Zusammenhang mit den Störungen der sozialen Kommunikation gesehen. Eine Rolle können soziale Motivation, geringes Interesse am Experimentieren mit der Sprache und wenig Initiative zur Imitation einer anderen Person spielen. Wegen der geringen Motivation, Sprache einzuüben und aktiv zu verwenden, sehen Paul et al. eine intensive Behandlung der sprachlichen Kommunikation als sinnvoll an, um dem Kind die sozialen Funktionen der gesprochenen Sprache zu erschließen (Paul et al. 2013).

Für die Förderung der sprachlichen Kommunikation von Kindern mit Autismus-Spektrum-Störungen, die über ein begrenztes Maß an aktiver Sprache verfügen, hat Twachtman eine Reihe von Strategien zusammengestellt (Twachtman 1995). Gesprächskompetenzen stehen demnach in einer engen Wechselbeziehung mit sozialen, pragmatischen, linguistischen und kognitiven Kompetenzen. Die Kinder verfügen oft nicht über ausreichende soziale oder kommunikative Fähigkeiten, sodass sie die gelernte oder passiv verfügbare Sprache nicht aktiv einsetzen. Fehlende Gesprächskompetenzen führen dazu, dass das Kind Sprache im sozialen Rahmen nicht wirkungsvoll anwenden kann. Dabei muss man unterscheiden zwischen Kindern, die wegen fehlender sozialer Kompetenzen eher passiv bleiben und Kindern, die wenig oder keine Initiative zeigen, die Sprache aktiv zu verwenden. Der letztgenannte Fall kommt öfters bei Kindern mit zusätzlichen Intelligenzstörungen vor, die zwar eine Vielzahl von sprachlichen Inhalten gespeichert haben, sie aber nicht aktiv einsetzen – oder nur, wenn man sie direkt dazu auffordert (Paul 2008).

Man versucht kommunikative Äußerungen zu differenzieren, indem man vor allem auf die soziale Kontrolle und den sozialen Einfluss der Äußerungen achtet. Dies erreicht man, indem man Hindernisse in der sozialen Situation einbaut, Handlungsabläufe verletzt oder wichtige Gegenständen zurückhält, sodass das Kind die Initiative zur Kommunikation oder zu sprachlichen Äußerungen ergreifen muss (MacDonald/Carroll 1992).

Eine weitere Idee ist die Verwendung von Handlungsstrukturen oder Skripten für eine Gesprächssituation. Dabei versucht man die Stärken von Kindern mit Autismus-Spektrum-Störungen für visuelle Informationen, für vorhersagbare Routinen und für das Auswendiglernen über feste Gestalten zu nutzen. Man baut gemeinsame Handlungsroutinen auf, die sich immer wieder wiederholen, wie man dies aus der frühen Sprachentwicklung ganz selbstverständlich kennt. Das gleiche Vorgehen kann man auch auf der sprachlichen Ebene gestalten, indem man gleichartige Abläufe in Form von vertrauten sprachlichen

Wendungen oder einer Bildgeschichte veranschaulicht. Manche Kinder interessieren sich auch für das Ausgestalten einer Geschichte über Spielfiguren oder Bilder (Ganz/Simpson 2019).

8.5 Herausforderndes Verhalten/emotionale Störungen

Verhaltensprobleme, Grenzen austestendes Verhalten bis hin zu aggressivem und autoaggressivem Verhalten von Kindern mit Autismus-Spektrum-Störungen stellen eine große Belastung für die Familie und für Fördereinrichtungen dar. Um den Begriff Verhaltensstörung zu vermeiden, der eher im Sinne eines Persönlichkeitsmerkmals empfunden wird, soll der Begriff des herausfordernden Verhaltens verdeutlichen, dass das Verhalten eines Kindes in Wechselwirkung zu einer konkreten Lebenssituation entsteht. Herausforderndes Verhalten kann destruktives und aggressives Verhalten einschließen, z. B. das Werfen von Gegenständen, Zerstören von Gegenständen, Schlagen nach den Erwachsenen oder Kindern, anhaltendes Schreien, Verweigern von Anforderungen bis hin zu völliger sozialer Isolation. Typische Ursachen für herausforderndes Verhalten bei Kindern mit Autismus-Spektrum-Störungen sind:

- Ängste und Frustration bei Veränderungen gewohnter Routinen
- Schwierigkeiten im Sprachverständnis und im sozialen Verständnis
- Unfähigkeit, bestimmte Verhaltensweisen auszuführen
- mangelnde Gedächtnisleistungen für soziale Routinen
- fehlende Wahrnehmung von Schmerzreizen
- fehlende Wirkung von Grenzen oder Timeout, da das Kind die unterbrochene Situation nicht als soziale Verstärkung wahrnimmt
- mangelnde Eindeutigkeit oder fehlende Grenzsetzung des Erwachsenen, fehlendes Formulieren der sozialen Regeln (Durand/Moskowitz 2015, Rojahn et al. 2012)

Manche Aspekte dieses Verhaltens entstehen aus der Unsicherheit der Eltern, wie sie auf das Verhalten und die Interessen ihres Kindes eingehen sollen (Rojahn et al. 2012). Manche Eltern haben ein starkes Bedürfnis, vor allem eigene Initiativen und Interessen des Kindes für neue Lernaufgaben ständig zu unterstützen. Dies kann dazu führen, dass sie lange Zeit keine eindeutigen Grenzen setzen und nicht definieren, welches Verhalten sie als unangemessen empfinden. Gerade bei sehr umtriebigen Kindern mit Autismus-Spektrum-Störungen mit wenigen kommunikativen oder sprachlichen Kompetenzen besteht die Gefahr, dass Erwachsene schwierige Verhaltensseiten lange Zeit zulassen. Dazu gehören etwa die starke Fixierung auf bestimmte Interessen, stereotype Beschäftigungen mit einzelnen Spielen oder ständige Exploration der Umgebung (Reed et al. 2017).

Die Häufigkeitsangaben zu herausforderndem Verhalten sind in der Literatur sehr unterschiedlich. Manche Autoren sprechen von einem Viertel der Kinder mit Autismus-Spektrum-Störungen, das diagnostische Kriterien für oppositionelles Verhalten oder soziale Verhaltensstörungen erfüllt (Simonoff et al. 2008). Die Angaben schwanken stark abhängig von Alter und Entwicklungsaufgaben. Matson geht davon aus, dass etwa die Hälfte der Kinder mit Autismus-Spektrum-Störungen herausforderndes Verhalten zeigt, oft finden sich Wechselwirkungen mit psychischen Belastungen, z. B. ausgeprägten Ängsten (Matson 2012).

Behandlungsstrategien schließen oft als ersten Schritt die systematische funktionelle Analyse des Verhaltens nach verhaltenstheoretischen Prinzipien oder über entwicklungspsychologische Hypothesen ein. Ziel ist es, die Auslöser des Verhaltens zu verstehen und mögliche Konsequenzen herauszufinden, die das Verhalten mit aufrechterhalten. Solche Konsequenzen können soziale Aufmerksamkeit und Zuwendung, der Zugang zu bestimmten Aktivitäten oder Gegenständen sowie die Vermeidung bestimmter Anforderungen und Situationen sein (Durand/Moskowitz 2015). Im Rahmen der Ansätze zur **positiven Verhaltensunterstützung** und zum funktionellen Kommunikationstraining werden Funktion und kommunikative Bedeutung eines Verhaltens analysiert, alternative und besser angepasste Verhaltensweisen überlegt und es wird versucht, diese alternativen Verhaltensweisen aufzubauen. Als hilfreich wird stets eine genaue Beschreibung und direkte Beobachtung des Verhaltens meist in verschiedenen Situationen angesehen. Zudem sollte das Verhalten über eine längere Phase beobachtet und die konkreten Auslöser und situativen Umstände notiert werden (Dunlap et al. 2009).

Bei Kindern in den ersten Lebensjahren wurde das **funktionelle Kommunikationstraining** in der intensiven Arbeit mit den Eltern angewandt. Dabei wurde gezeigt, dass manche Eltern sich sehr schwer tun, bestimmte Verhaltensstrategien bei ihrem Kind mit einer Autismus-Spektrum-Störung anzuwenden. Dies betrifft auch die Frage, wie optimistisch sie für ihre Fähigkeit sind, eine Situation zu kontrollieren, und wie gut sie zukünftige Verhaltensänderungen beeinflussen und durchhalten können (Durand/Moskowitz 2015).

Über die verhaltensorientierten Ansätze hinaus gehen z. B. entwicklungsorientierte und personenzentrierte Ansätze, die versuchen, die Perspektive eines Kindes, seine Stärken und Schwächen und die bisherige Entwicklungsdynamik sowie familiäre Ressourcen und Belastungen zu verstehen. Zu diesem Ansatz gehört auch ein persönlicher Zugang zu den Wertvorstellungen, Bedürfnissen und Belastungen einer Familie. Diese Ansätze sehen das herausfordernde Verhalten als einen ersten Zugang zur Familiengeschichte und zum individuellen Verständnis des Kindes. Das SCERTS-Programm greift solche personenzentrierte und systemischen Ansätze in umfassender Weise für Kinder mit Autismus-Spektrum-Störungen auf (Prizant et al. 2006).

Finden sich Verhaltensweisen, die man nicht den typischen Symptomen einer Autismus-Spektrum-Störung zuordnen kann, sollte eine systematische interdisziplinäre Abklärung erfolgen. Beispiele sind häufiges autoaggressives Verhalten, starke Stimmungsschwankungen oder ungewöhnliche körperliche Symptome. Als Ziele für die Behandlung versucht man im ersten Schritt, kritische Situationen zu verhindern und zugleich bewusst Situationen zu durchdenken und vorzubereiten, in denen man Anpassungsprobleme erwartet. Man kann gezielt soziale Situationen vermeiden, die das Kind nicht bewältigen kann, eine Situation vorbereitend strukturieren und über visuelle Hilfen auf den möglichen Ablauf vorbereiten. Hilfreich ist es auch, konkrete Erwartungen zu formulieren und sich als Erwachsener über die eigenen Ziele und Gefühlsreaktionen klar zu werden.

8.6 Stereotypes und restriktives Verhalten

Unter dem Begriff des restriktiven und repetitiven Verhaltens fasst man ein breites Spektrum an Verhaltensweisen zusammen, darunter einfache motorische Stereotypien und Ticsymptome, komplexere ritualisierte Verhaltensweisen, rigides und zwanghaftes Verhalten sowie stark eingeschränkte Interessen (Uljarevic et al. 2017). Restriktive und rigide Verhaltensweisen werden als Kernsymptome von Autismus-Spektrum-Störungen definiert. Sie treten aber als Verhaltenseigenheiten bei einer Reihe von entwicklungsneurologischen und neuropsychiatrischen Störungen in unterschiedlicher Ausprägung auf (Whitehouse/Lewis 2015). Auch bei Kindern im Vorschulalter mit normaler Entwicklung werden manche dieser Eigenheiten ebenfalls beschrieben, z. B. eine Fixierung auf Details von Reizmustern, das Aufreihen von Gegenständen oder das Festhalten an rigiden Routinen.

Rigide und restriktive Verhaltensweisen können eine spezifische Bedeutung und eine bestimmte Funktion für das Kind haben. Ein Verständnis und eine Beeinflussung des Verhaltens ist nur möglich, wenn man versucht, diese Bedeutungen zu verstehen (Leekam et al. 2011). Für die Eigenheiten des Kindes können kognitive Kompetenzen, soziales Wissen, kommunikative Fähigkeiten und die emotionale Regulation mit verantwortlich sein. Restriktive Verhaltensweisen können als Reaktion auf äußere Ereignisse auftreten, sie können aber auch eine Folge des inneren Zustands und der Gefühle eines Kindes ein. Quill und Stansberry Brusnahan nennen als Auslöser innere Erregungszustände, Ängste, Langeweile, eine plötzliche Veränderung der Situation, die Konfrontation mit einer Anforderung oder Verwirrung (Quill/Stansberry Brusnahan 2017). Das Verhalten kann dem Kind Spaß machen oder bei der emotionalen Regulation helfen, es kann eine Situation massiv unterbrechen oder dem Kind helfen, die Situation aktuell zu bewältigen (Quill/Stansberry Brusnahan 2017).

Voraussetzung für die Behandlung ist eine sorgfältige Verhaltensanalyse. Dazu wird genau dokumentiert, in welcher Situation, zu welchem Zeitpunkt und wie häufig ein Verhalten vorkommt und welche Auslöser verantwortlich sind. Zudem sollte unterschieden werden, ob das Verhalten für sich alleine vorkommt oder aber vom Kind eingesetzt wird, um an der Interaktion und der konkreten Situation teilzunehmen.

Für das Verständnis des Verhaltens ist es zudem wichtig, den Kontext der restriktiven und rigiden Verhaltensweisen zu beobachten. Gleichzeitig beobachtet man deshalb den emotionalen Zustand des Kindes, um einen Rückschluss auf mögliche Auslöser zu erhalten.

> *„Verhaltensmuster liefern eine Einsicht in die Gründe für das Verhalten. Die Muster können einschließen, dass alle anderen Personen und Ereignisse ignoriert werden, das Kind auf die Reaktion der anderen achtet, mit dem Verhalten persistiert bis es eine Bestätigung erhält oder sich mit einer anderen Aktivität beschäftigt, während es das repetitive oder restriktive Verhalten ausführt.“ (Quill/Stansberry Brusnahan 2017, 189, Übersetzung des Autors)*

Ob man ein restriktives oder stereotypes Verhalten behandelt, wird man davon abhängig machen, ob es andere Lernmöglichkeiten des Kindes beeinträchtigt. Quill und Stansberry Brusnahan nennen als die vier wichtigsten Ursachen:

- **geringe Hemmung oder Impulskontrolle:** Das Kind kann seine Impulse oder Fixierungen nicht unterdrücken.
- **Ängste:** Diese werden ausgelöst durch belastende Situationen, in denen das Kind keine Kontrolle hat oder Veränderungen in seinen gewohnten Abläufen erlebt.
- **gestörte sensorische Verarbeitung/Regulation:** Das Kind reagiert auf bestimmte Reize sehr empfindlich oder ist auf diese Reizeindrücke sehr stark fixiert.

- **Grenzen der sozialen Kognition:** Das Kind versteht die soziale Situation nicht, wirkt verwirrt, weiß nicht, was von ihm erwartet wird oder kann seine Wünsche nicht mitteilen (Quill/Brusnahan 2017).

Für die Fördersituation sollte man also im Einzelnen verstehen, wie ein restriktives und repetitives Verhalten ausgelöst oder aufrechterhalten wird. Je nach der Bedeutung des Verhaltens für das Kind wird man es ignorieren oder dem Kind einen Platz für seine Eigenheiten lassen. Manchmal kann man eine stereotypes Verhalten auch als Anreiz oder Belohnung für ein Kind einsetzen. Dient ein repetitives Verhalten der emotionalen Regulation des Kindes, versucht man alternative Möglichkeiten der Regulation zu finden. Behindert ein repetitives oder restriktives Verhalten sehr stark ein mögliches Lernverhalten des Kindes, wird man im Rahmen einer entwicklungsorientierten oder verhaltensorientierten Psychotherapie Kompensationsmöglichkeiten suchen (Rojahn et al. 2012). Gleichzeitig kann ein Verständnis der situativen und sozialen Auslöser dieses Verhaltens wichtige Hinweise auf die Gestaltung der sozialen Umwelt des Kindes geben und zu einer deutlichen Entlastung beitragen. Wichtig ist es, die Variation eines Verhaltens im Entwicklungsverlauf sorgfältig zu beobachten und zu erkennen, wann sich ein klinisch auffälliges Verhalten entwickelt (Uljarevic et al. 2017).

8.7 Fütterstörungen/Essstörungen

Unter den Kindern mit Autismus-Spektrum-Störungen gibt es einen hohen Prozentsatz an Fütter- und Essstörungen (Peverill et al. 2019). Für den Themenbereich der Essstörungen werden in der Literatur die folgenden Symptombereiche erörtert: selektives Essverhalten geprägt durch extrem wählerisches Essverhalten, manchmal mit Begrenzung der akzeptierten Nahrungsmittel auf nur wenige Produkte, Orientierung des Essens an bestimmten Texturen oder Farben der Nahrungsmittel, u. U. auch ausgeprägte Essverweigerung oder starke Abwehr gegen Nahrungsangebote, manchmal auch wenig Interesse am Vorgang des Essens, Entwicklung von restriktiven und rigiden Verhaltensmerkmalen, die sich auf das Essen fokussieren (Ledford/Gast 2006, Kodak/Piazza 2008, Lubetsky et al. 2011).

Manche Kinder weigern sich sitzen zu bleiben oder an den Familienmahlzeiten teilzunehmen. Dazu kann die Weigerung kommen, mit bestimmten Teilen des Bestecks zu essen. Wegen der mangelnden Kooperation bei den Mahlzeiten wird das Essen oft in kleinen Mahlzeiten und Snacks über den Tag aufgenommen. Manchmal sind die Symptome durch ein extrem erethisches Verhalten oder eine hyperkinetische Störung mitbegründet (Ledford/Gast 2006).

Eine Essverweigerung kann bei posttraumatischen Störungen nach einem Fütterzwang oder aus Angst vor dem Verschlucken bestimmter Nahrungsmittel auftreten und ist extrem belastend für die Familie (Peverill et al. 2019).

Schließlich gibt es Kinder, die deutlich zu schnell oder zu viel essen, z. B. das Essen schnell in sich hineinstopfen. Grund dafür kann sein, dass das Essen ein wichtiger Verstärker ist und eine vorherrschende Motivation für das Kind darstellt. Essen kann auch aus Langeweile erfolgen, weil das Kind sich wenig selbst beschäftigen kann. Schließlich dürften manche Kinder auch auf eine mangelnde Struktur vor allem beim Zugang zu Nahrungsmitteln reagieren. Zudem kann ein starker Appetit auch Folge von Psychopharmaka sein (Lubetsky et al. 2011).

Pica, also das Essen von nicht essbaren Dingen wie Blättern, Gras, Erde etc., ist ein spezielles Thema vor allem bei assoziierter Intelligenzstörung. Dabei kann eine gestörte sensorische Wahrnehmung die Fähigkeit erschweren, zwischen essbaren und nicht essbaren Substanzen zu unterscheiden (Lubetsky et al. 2011).

Die Behandlung von Fütterstörungen/Essstörungen bei Kindern mit Autismus-Spektrum-Störungen erfordert ein interdisziplinäres Vorgehen (Nadler et al. 2019, Sharp et al. 2017), weil in der Regel verschiedene Prozesse auf der physiologischen und psychologischen Ebene betroffen sind. Zudem werden Fütterstörungen oft von anderen belastenden Einflüssen begleitet. Diese betreffen vor allem die Ebene der Verhaltensregulation und die Mitarbeit des Kindes sowie die elterlichen Kompetenzen in der Verhaltenssteuerung, z. B. bei Aufgaben zur Selbstständigkeit im Alltag. Grundlegende Behandlungsstrategien sind die Analyse der möglichen Ursachen z. B. bei selektivem Essverhalten (etwa die Ablehnung bestimmter Geschmacksrichtungen, Vorliebe für eine bestimmte Farbe), der Aufbau von festen Ritualen und Gewohnheiten für Mahlzeiten und die Desensibilisierung bei sensorischer Überempfindlichkeit (Nadler et al. 2019). Die wichtigsten Beratungsstrategien und Ansätze zur Behandlung berücksichtigen folgende Prinzipien (Übersicht bei Sharp et al. 2017, Lubetsky et al. 2011, Nadler et al. 2019):

- Klärung von Ernährungsmängeln und Abstimmung der Diät inklusive der Frage von Zusatznahrung
- positive Atmosphäre und entspannte Abläufe um das Essen gestalten
- Analyse von möglichen Gründen für Essverweigerung und herausforderndem Verhalten beim Essen, Beobachtung der Eltern-Kind-Interaktion in der Füttersituation

- Klärung von verzögertem Durchlaufen der Meilensteine des Fütterns (z.B. Veränderung der Konsistenz und Textur des Essens)
- langsame Gewöhnung an neue Nahrungsmittel, Kombinieren von bevorzugten Speisen in Verbindung mit dem Erproben von neuen Angeboten, nur kleine Veränderungen innerhalb der bevorzugten Speisen und Essgewohnheiten
- Aufbauen von festen Gewohnheiten und Ritualen für die Mahlzeiten
- Elterncoaching und Elterntraining in der Füttersituation zum Umgang mit verweigerndem Verhalten und zur optimalen Verhaltensregulation
- Begrenzen des Zugangs zum Essen über den Tag hinweg
- Behandlung von möglichen Störungen der mundmotorischen Koordination und/oder motorischen Koordinationsstörungen
- Desensibilisierung bei extremer Abwehr von Geschmacksrichtungen/Texturen
- Beobachten von Zusammenhängen der Nahrung mit Magen-Darm-Beschwerden z.B. Reflux und Bauchschmerzen, chronische Konstipation und Probleme beim Toilettenverhalten

> **!** Der Überblick über einzelne Entwicklungsbereiche zeigt, wie vielfältig der Förder- und Behandlungsrahmen für Kinder mit Autismus-Spektrum-Störungen ist.
> Die unterschiedlichen Behandlungsstrategien erfordern ein eng abgestimmtes interdisziplinäres Vorgehen.
> In keinem der verfügbaren Therapiemodelle gibt es wirkungsvolle Behandlungsstrategien für alle beschriebenen Entwicklungsebenen.

9 Diagnostik und Therapieplanung im sozialpädiatrischen Zentrum

Sozialpädiatrische Zentren widmen sich der Früherkennung und Behandlung von Kindern mit komplexen Entwicklungsstörungen und Mehrfachbehinderungen. Sie sind in Deutschland in einer Zeit etabliert worden, als Möglichkeiten der Früherkennung und Frühbehandlung von Entwicklungsstörungen noch wenig verfügbar waren. Zugleich ist für sozialpädiatrische Zentren das enge fachliche Zusammenwirken verschiedener Fachdisziplinen aus den medizinischen, psychologischen und therapeutischen Arbeitsgebieten charakteristisch. Dies soll hier exemplarisch dargestellt werden.

Der diagnostische Zyklus in einem sozialpädiatrischen Zentrum umfasst eine eingehende entwicklungsneurologische Untersuchung. Abhängig von den Hinweisen auf eine mögliche syndromale Ursache wird einer weitergehende genetische Untersuchung veranlasst. Auf der Ebene der Entwicklungsdiagnostik erfolgen systematische Beobachtungen des Spiel- und Alltagsverhaltens, es werden geeignete entwicklungsdiagnostische Verfahren oder Intelligenztests eingesetzt und wenn notwendig wird eine spezifische Funktionsdiagnostik durch therapeutische Fachkräfte (z.B. der Sprache oder der Motorik) eingeleitet (Abb. 3).

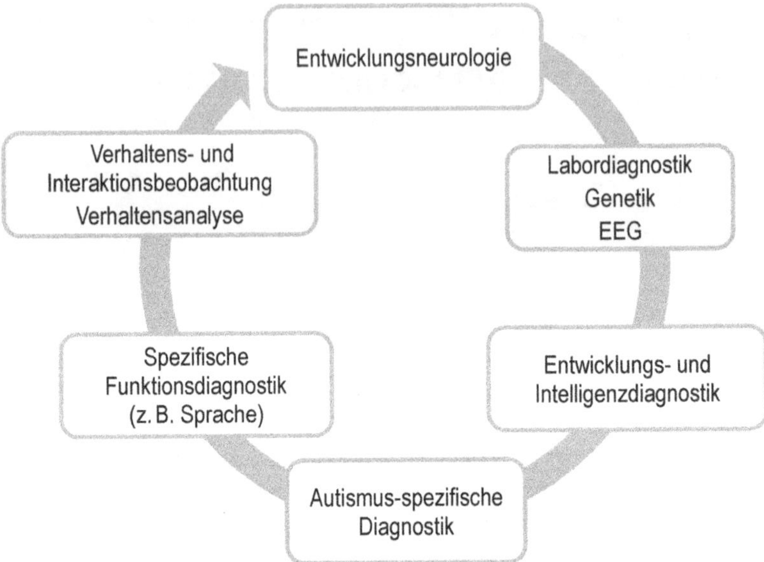

Abb. 3: Diagnostischer Zyklus in einem sozialpädiatrischen Zentrum

Die **Autismus-spezifische Diagnostik** mit den gängigen Untersuchungsverfahren wird durch ein spezialisiertes Team durchgeführt, das Routine in der Anwendung und der kritischen Bewertung der Untersuchungsverfahren hat und aus den klinischen Ergebnissen sowohl eine Diagnose als auch eine Einschätzung des Schweregrades und der weiteren Behandlungsschritte ableitet.

Die Therapiedisziplinen sind in Form der klassischen Therapien vertreten. Autismus-spezifische Schwerpunkte leiten sich manchmal aus einzelnen Therapiemodellen ab, die spezielle inhaltliche Konzepte für Autismus-Spektrum-Störungen entwickelt haben, oder aber durch die Adaptation von Autismus-spezifischen Methoden.

Im Rahmen der **Ergotherapie** liegen die Therapieschwerpunkte im Bereich der sensorischen Integration, der Förderung von Alltagskompetenzen, der Förderung von Motorik und Wahrnehmung sowie in der Erarbeitung von Ansätzen zur unterstützenden Kommunikation. Die sensorische Integrationstherapie ist besonders interessant für Kinder mit Autismus-Spektrum-Störungen, die spezifische Einschränkungen in der Verarbeitung von Sinnesreizen haben. Dies betrifft Aspekte der sensorischen Hypersensitivität, also der starken Empfindlichkeit gegenüber Sinneseindrücken, z. B. aus dem taktilen oder auditiven Bereich, oder umgekehrt Kinder mit einer scheinbar stark reduzierten Sinnesverarbeitung, die aufbauende Lernprozesse behindert. Die Wirksamkeit solcher Therapiemethoden zur Verbesserung der sensorischen Verarbeitung ist noch wenig belegt, bei Kindern mit extremen sensorischen Empfindlichkeiten kann die Bearbeitung einer umschriebenen „sensorischen Diät“ aber deutlich entlastend wirken und sich vor allem positiv auf die emotionale Regulation des Kindes auswirken (z. B. Barton et al. 2015).

Die **Logopädie** konzentriert sich in den Methoden der Sprachanbahnung auf die Förderung vorsprachlicher Funktionen beim Kind und auf die Beratung der Eltern, wie sie das kommunikative Verhalten ihres Kindes unterstützen können. Auf der Ebene der unterstützenden Kommunikation erarbeitet die Logopädie Möglichkeiten zur gezielten Förderung des Kindes, sei es über bildgestützte Systeme (PECS), über die Gebärden-unterstütze Kommunikation (GUK) oder über computergestützte Kommunikation inklusive der Möglichkeit zur Sprachausgabe. Im Laufe des Vorschulalters und des Schulalters bildet zudem der Bereich der semantisch-pragmatischen Entwicklung einen Schwerpunkt. Dies betrifft z. B. die Erfassung von sprachlichen Bedeutungsinhalten, das Eingehen auf eine Gesprächssituation und die Erfassung von impliziten Bedeutungen der sprachlichen Äußerungen. Welche Rolle die verbale Entwicklungsdyspraxie bei Kindern mit Autismus-Spektrum-Störungen mit fehlender oder minimaler Sprache spielt, ist noch stark umstritten. In der klinischen Situation steht aber eine Reihe von Behandlungsstrategien zur Anbahnung der Sprache zur Verfügung (Paul 2008).

Die **Musiktherapie**, vor allem wenn sie entwicklungsorientierte Modelle verwendet, gestaltet einfache Spielabläufe, die das Kontaktverhalten und das Eingehen auf eine basale wechselseitige Interaktion aufbauen helfen. Bewährt hat sich in diesem Zusammenhang das Konzept der interaktiven Kompetenzen, also die Beobachtung und Beschreibung der sozialen Intentionen und zielgerichteten Handlungen des Kindes. Dieses Modell hilft dabei, sich auf der Ebene des Kindes zu bewegen und gleichzeitig neue soziale Fertigkeiten anzuregen und zu erweitern (Dunst/McWilliam 1988). Bei Vorschulkindern und Kindern im beginnenden Schulalter können soziale und kommunikative Kompetenzen in der Einzel- und Gruppensituation über musikalische Aktivitäten und Spiele aufgebaut werden (Oldfield 2016).

Schließlich stützt sich die **heilpädagogische Förderung**, manchmal auch verankert in der Montessoritherapie, auf die Förderung von Wahrnehmung und kognitiven Kompetenzen, meist aufbauend auf der Gestaltung von Alltagsaktivitäten und vertrauten wiederkehrenden Spielaktivitäten des Kindes.

Im Rahmen der **psychologischen Beratung und Psychotherapie** werden verschiedenen Themenbereiche aufgegriffen. An erster Stelle versucht die klinische Psychologie, den Eltern ein angemessenes Entwicklungsverständnis und eine kindbezogene Interpretation des Verhaltens zu vermitteln. Bei herausforderndem oder sehr belastendem Verhalten werden Strategien zum Umgang mit Verhaltensstörungen erarbeitet. Dazu gehören vorbereitende und präventive Strategien im Alltag und Möglichkeiten einer veränderten Gestaltung der Tagesstruktur. Wichtig kann es sein, das Verständnis der eigenen Rolle bei der Auslösung und Aufrechterhaltung des Verhaltens des Kindes zu reflektieren. Schließlich werden in diesem Zusammenhang auch die Mechanismen bei einem massiven Wutausbruch (meltdown) und mögliche Reaktionen darauf bearbeitet.

Die Begleitung der Eltern kann von einer konkreten Beratung zum Umgang mit schwierigen Verhalten (z. B. restriktivem und rigidem Verhalten im Alltag) über ein regelmäßiges Elterncoaching bis hin zu einem strukturierten Elterntraining reichen. Psychotherapeutische Gespräche helfen bei der Bewältigung der Diagnosestellung und deren Konsequenzen für die eigene Lebenssituation oder beim Umgang mit konkreten Belastungen im familiären Alltag. Ein besonderes Augenmerk liegt auf häufig vorkommenden begleitenden psychischen Störungen von Kindern mit Autismus-Spektrum-Störungen, etwa ausgeprägte Ängste, Belastungen durch die Eigenheiten des Essverhaltens oder erheblichen Schlafstörungen.

Eine **stationäre Behandlung** ist in einer begrenzten Zahl von sozialpädiatrischen Einrichtungen in Deutschland möglich. Die Indikation für die stationäre Behandlung muss genau begründet sein und stützt sich oft auf spezifische Kriterien (DGSPJ 2017). Auf den Eltern-Kind-Stationen kann man zwei Vorgehensweisen unterscheiden. Die stationäre Eltern-Kind-Aufnahme mit dem Schwerpunkt der intensiven Elternberatung richtet sich an Eltern, die sich mit Entwicklungsmerkmalen und Eigenheiten ihres Kindes mit Autismus-Spektrum-Störung intensiv beschäftigt haben und im Alltag eigenständig erfolgreiche Strategien zur Motivation und Verhaltenssteuerung gefunden haben. Ziel ist es, für Eltern und Kind neue Entwicklungsaufgaben zu erarbeiten, Therapiestrategien systematisch zu erproben und die Elternkompetenzen und die Selbstbewältigung im Umgang mit Entwicklungsaufgaben und neuen Anforderungen zur sozialen Integration zu stärken.

Entscheidet man sich für ein systematischeres Elterntraining, dann kann das stationäre Programm eine intensive Elternschulung umfassen. Dies ist gedacht für Familien, bei denen sich ausgeprägte Interaktions- und Verhaltensprobleme bei dem Kind mit einer Autismus-Spektrum-Störung zeigen, die den Familienalltag, die Integration in Kindergarten und Schule stark belasten. Ziel ist es, neue Kompetenzen im Umgang mit dem Kind einzuüben, die Motivation für Veränderungen und das Vertrauen in eigene Bewältigungsstrategien aufzubauen und systematisch verschiedenen Therapiestrategien zur Entwicklungsförderung und zur Behandlung herausfordernden Verhaltens zu erproben. In diesem

Rahmen lässt sich z. B. der Umgang mit sehr schwierigem Essverhalten oder mit ausgeprägten Schlafstörungen im Rahmen eines interdisziplinären Konzepts umfassend bearbeiten.

Sozialpädiatrische Zentren eignen sich in exemplarischer Weise dafür, ein interdisziplinäres Modell der Diagnostik und Therapie von Kindern und Jugendlichen mit Autismus-Spektrum-Störungen zu verwirklichen. Grundgedanken eines interdisziplinären Konzepts sind der wechselseitige fachliche Respekt verschiedenster Berufsgruppen und die Bereitschaft, ständig voneinander zu lernen. Die enge fachliche Zusammenarbeit führt immer wieder die Grenzen des eigenen Wissens über die individuelle Störung vor Augen (Cox 2019). Im Zentrum der interdisziplinären Arbeit steht die Familie. Eltern werden als die besten Experten für die Entwicklung ihres Kindes gesehen und müssen in der Lage sein, eine veränderte Sichtweise auf ihr Kind und Behandlungsansätze auf den Alltag zu übertragen. Für Robert Rieske und sein Team ist das Ziel der umfassenden interdisziplinären Diagnostik nicht in erster Linie eine Diagnose zu stellen und das Verhalten des Kindes adäquat zu klassifizieren. Im Mittelpunkt steht vielmehr die Ausarbeitung eines individuellen Behandlungsplans, der im Rahmen eines Entwicklungsprofils die Stärken und Schwächen eines Kindes erfasst. Zugleich bezieht der Behandlungsplan die familiären Rahmenbedingungen mit verfügbaren Ressourcen und möglichen Begrenzungen und Belastungen mit ein. Abhängig vom jeweils aktuellen Behandlungsschwerpunkt stehen die fachliche Kompetenzen bestimmter Disziplinen im Vordergrund (LeMay et al. 2019).

> **!** Sozialpädiatrische Zentren versuchen ein interdisziplinäres Modell der Diagnostik und Therapie von Kindern mit Autismus-Spektrum-Störungen zu verwirklichen.
> In den einzelnen Fachtherapien sollten Autismus-spezifische Methoden im Kontext des interdisziplinären Konzepts noch stärker verankert werden.

10 Elternberatung und Elterntraining

Eltern sind durch die frühen Entwicklungsauffälligkeiten ihres Kindes und die Unsicherheiten in der frühen Diagnosestellung oft stark belastet. Die Sicherung der Diagnose kann sich oft lange hinziehen, ebenso wie der Beginn der ersten Förderung. Die Unsicherheit der Eltern kann sich wiederum auf das Kind übertragen. Eltern müssen zudem die Notwendigkeit und das methodische Vorgehen einzelner Therapiemaßnahmen akzeptieren und im Alltag übernehmen. Deshalb sind verschiedene Ebenen der Elternberatung, der intensiven Elternbegleitung bis hin zu einem inhaltlich systematisch ausgearbeiteten Elterntraining wichtige Elemente der Frühtherapie von Kindern mit Autismus-Spektrum-Störungen. Elternbezogene Beratung und Behandlungsprogramme sollten Teil eines komplexen Behandlungssystems sein (Bearss et al. 2015).

Die Studien zur Analyse der emotionalen Belastungen und der **Stressfaktoren bei Familien** mit einem Kind mit Autismus-Spektrum-Störung zeigten in einer Reihe von Untersuchungen ein höheres Stressniveau aufseiten der Mütter. Beim Vergleich der Altersstufen fand sich bei Müttern unter 30 Jahren ein höheres Stressniveau als bei Müttern über 30 Jahren (z. B. Duarte et al. 2005). Es fand sich ein höheres Stressniveau, je früher die Diagnose gestellt wurde. Dies wurde verstärkt, wenn sich die Zeit lange hinzog, bis eine eindeutige Diagnose gestellt wurde und wenn die Familie in die Behandlungsplanung wenig einbezogen wurde (Keen et al. 2010).

Die Symptomatik des Kindes zeigte einen engen Zusammenhang zu der psychischen Situation der Eltern – vor allem der Mutter – und beeinflusste auch die Eltern-Kind-Beziehung. Für die Eltern standen Ängste, depressive Symptome und ein erhöhtes Maß an Schuldgefühlen im Vordergrund (Estes et al. 2019). Bei den Bewältigungsstrategien der Eltern wurden in einigen Studien eine emotionsbezogene Bewältigung (emotional-focused coping) einer problemorientierten Bewältigung (problem-focused coping) gegenübergestellt (Smith et al. 2008). Eine **problemfokussierte Bewältigung** zielt darauf ab, aktuelle Probleme zu lösen oder Strategien einzusetzen, um aktuelle Ursachen von Stress zu verändern. Die **emotionsfokussierte Bewältigung** zielt darauf ab, das Gefühl der emotionalen Belastung zu reduzieren oder anders zu bewältigen.

Smith et al. zeigten in ihrer Studie, dass **spezifische Bewältigungsstrategien** eine wichtige Rolle spielen können (Smith et al. 2008). Positive Neuinterpretation und Wachstum waren wichtige Faktoren für die positive Vorhersage des mütterlichen Wohlbefindens. Aktive Bewältigung und Planung als problemfokussiertes Verhalten war ein signifikanter Faktor für die Vorhersage von persönlichem Wachstum. Die Autoren betonen die Wichtigkeit der familiären Unterstützung in Phasen der Transition im Schul- und Jugendalter. Vor allem klar strukturierte und elternorientierte Interventionen können dazu beitragen, dass sich die psychischen Belastungen der Eltern deutlich reduzieren.

Guralnick hat ausführlich die vielfältigen Belastungen von Familien mit Kindern mit Autismus-Spektrum-Störungen dargestellt und belegt, wie die Belastungen der Familie und fehlende Ressourcen die verschiedenen Ebenen des kindlichen Entwicklungssystems beeinflussen können. Im Developmental Systems Approach von Guralnick wird die Rolle der Eltern für die kindliche Entwicklung und die langfristige Prognose eingehend dargestellt. Guralnick spricht von den vielfältigen Erfahrungen, welche die Familie organisiert und prägt und damit das Erfahrungsspektrum und die Lebenswelt des Kindes bestimmt (Guralnick 2018).

Im Rahmen des Developmental Systems Approach werden verschiedene Ebenen der sozialen Interaktion betont. Wichtige Entwicklungsschritte in der frühen Entwicklung sind dabei der Austausch von Emotionen und die Regulation der eigenen affektiven Zustände, beginnende Kommunikation und das Verständnis der Absichten anderer Personen (Guralnick 2018).

Die spezifische Störung der sozialen Motivation wird von Guralnick als Kernproblem von Autismus-Spektrum-Störungen betrachtet. Die Variabilität in diesen sozialen Interessen hängt damit zusammen, dass soziale Einschränkungen auf allen Stufen der sozialen Entwicklung in unterschiedlichem Maße auftreten können. Für die Eltern-Kind-Beziehung bedeutet dies, dass ein sozialer Austausch seltener und weniger intensiv stattfindet. Reagiert ein Kind eher passiv, nimmt oft die Direktivität der Eltern zu. Kinder mit Autismus-Spektrum-Störungen stellen sich nur schwer auf Momente gemeinsamer Aufmerksamkeit und auf gemeinsame soziale Bezüge ein. Dies stellt für die Eltern im Alltag eine große Herausforderung dar, das Kind zu lenken und ihm Erfahrungen zu vermitteln.

Bearss et al. haben eine **Taxonomie von Elternberatung und Elterntrainings** bei Autismus-Spektrum-Störungen erstellt (Bearss et al. 2015, Bearss et al. 2018). Dabei unterscheiden sie zunächst zwischen einem Elterntraining, das dem Wissen und verbesserten Verständnis von Autismus-Spektrum-Störungen dient, und Trainings, die dem Erwerb von Fertigkeiten aufseiten der Eltern und dem Umgang mit schwierigem Verhalten gewidmet sind (Tab. 22). Die folgenden Bereiche wurden in den Elternprogrammen bearbeitet: verbesserte Koordination der Förderung und Alltagsbetreuung eines Kindes, Psychoedukation, elternvermittelte Interventionen zur Behandlung der Kernsymptome, elternzentrierte Programme, die dem Umgang mit unangepasstem und herausforderndem Verhalten dienen. Elternprogramme unterscheiden sich zudem nach dem Format (Anleitung durch therapeutische Fachkräfte, eigenständige Arbeit mit Arbeitsmaterialien), der Intensität des Programms sowie nach der Dauer und der Altersspanne der Kinder (Bearss et al. 2018).

Tab. 22: Taxonomie von Elternberatung/Elterntraining bei Autismus-Spektrum-Störungen (nach Bearss et al. 2015)

<table>
<tr><td rowspan="2">Elternunterstützung
wissensfokussiert
Kind gewinnt indirekt</td><td rowspan="2">Vermittlung von Wissen über die Störung und Behandlung

realistisches Bild der Entwicklung/Prognose</td><td>Wissensvermittlung und Koordination der Maßnahmen</td></tr>
<tr><td>Psychoedukation</td></tr>
<tr><td rowspan="2">über die Eltern vermitteltes Programm
(parent mediated intervention)
Verhaltenstechniken
Kind gewinnt direkt</td><td>für Kernsymptome von Autismus-Spektrum-Störungen</td><td>primär
JASPER, TASK

komplementär
ESDM</td></tr>
<tr><td>für herausforderndes Verhalten bei Autismus-Spektrum-Störungen
Schlafen/Füttern/Toilettenverhalten</td><td>primär
RUBI-Programm

sekundär
Fütter-/Essbehandlung</td></tr>
</table>

Elterntrainings für die Behandlung von Kernsymptomen legen den Schwerpunkt darauf, wie die Eltern die soziale Interaktion, Kommunikation, das Spielverhalten, die Imitation und kognitive Kompetenzen fördern können. Dazu gibt es einige Materialien, die Eltern selbst erarbeiten können. In der Regel erfolgt aber eine individuelle Anleitung der Eltern durch therapeutische Fachkräfte, meist zu den Themen kommunikatives Verhalten und psychosoziale Entwicklung. Zwei der bekanntesten Beispiel sind das Early Start Denver Modell (ESDM) (Rogers/Dawson 2010) und das JASPER-Modell sowie das Elterntraining zur Anbahnung sozialer Kommunikation bei Kindern mit Autismus-Spektrum-Störungen (TASK) (Fröhlich et al. 2014). In vielen Modellen werden dabei naturalistische verhaltenstherapeutischen Strategien betont, die einem entwicklungsorientierten Verständnis verpflichtet sind, auf die Interessen eines Kindes besonders eingehen und die Förderung in vertrauten Alltagssituationen betonen (Schreibman et al. 2015). Das Buch von Rogers et al. (2021) widmet sich in umfassender Form der intensiven Elternanleitung (coaching) im Rahmen der Frühtherapie von Kindern mit Autismus-Spektrum-Störungen.

Elterntrainings zum Umgang mit herausforderndem Verhalten (z. B. verweigerndes Verhalten, Wutausbrüche, aggressives Verhalten) sowie mit speziellen Anpassungsproblemen (etwa beim Thema Essen oder Toilettenverhalten) erfolgen meist in der individuellen Anleitung durch eine therapeutische Fachkraft. Therapieprinzipien bauen meist auf der sozialen Lerntheorie und der angewandten Verhaltensanalyse auf. Ziel ist es in der Regel, Hintergründe und aufrechterhaltende Bedingungen von herausforderndem Verhalten zu verstehen und die Eltern zu wirkungsvolleren Interaktionsmustern zu beraten und anzuleiten. Je schwieriger sich das Verhalten des Kindes gestaltet, desto stärker ist ein individuelles Vorgehen gefragt. Dabei ist eine kontinuierliche fachliche Unterstützung sinnvoll, damit die Eltern ein realistisches Bild der Entwicklungskompetenzen ihres Kindes behalten (Bearss et al. 2018).

Zur **Wirksamkeit der Elterntrainings** gibt es eine Reihe von Metaanalysen, die den klinischen Nutzen der ausgewählten Programme belegen. Es gibt jedoch nur eine kleine Zahl von Studien, die methodisch zufriedenstellend sind und die eine systematische Bewertung der Wirksamkeit erlauben (Oono et al. 2013, Postorino et al. 2017, Tarver et al. 2019).

10.1 Elternschulung

Für die Gestaltung einer Elternschulung bei Familien mit einem Kind, bei dem eine Autismus-Spektrum-Störung diagnostiziert wurde, wird im Folgenden eine Adaptation des Schemas von Noeker aufgegriffen. Dieses Schema wurde für die Elternschulung bei Kindern und Jugendlichen mit chronischen Erkrankungen entwickelt (Noeker 2009). Das Programm ist besonders gut auf die Begleitung von Familien von Kindern mit Autismus-Spektrum-Störungen übertragbar, weil es Fragen zur realistischen Einschätzung der bestehenden Entwicklungsstörung, zur eigenen Verantwortlichkeit und eigenen Einflussmöglichkeiten aufgreift. Diese Elternschulung wurde im Rahmen des sozialpädiatrischen Zentrums eingesetzt.

In Tabelle 23 sind die inhaltlichen Schwerpunkte, Fragen der Eltern und die Ausgestaltung einzelner Schulungsthemen übersichtlich zusammengestellt. Die Elternschulung in der Gruppensituation gibt dabei einen allgemeinen Rahmen vor. Wie intensiv sich die Familien mit einzelnen Schwerpunktthemen befassen, kann sich von Gruppe zu Gruppe unterschiedlich entwickeln. In der Gruppe erfolgt ein intensiver Erfahrungsaustausch zwischen Familien, die unterschiedlich lange und mit sehr divergierenden Erfahrungen das Leben mit ihrem Kind bewältigt haben.

Tab. 23: Schwerpunkte der Elternschulung

Themenbereich der Elternschulung	Fragen der Eltern	inhaltliche Bereiche/Frage der Einflussmöglichkeiten
Bild der Erkrankung	Wie sehe ich selbst die Autismus-Spektrum-Störung? Ist es eine heilbare Erkrankung, wie lange wirkt sie sich auf die Entwicklung aus? Hoffe ich auf eine Remission? Muss ich mit einer langfristig wirksamen Störung/Behinderung rechnen?	Verständnis der Grunderkrankung Vorstellungen über Autismus-Spektrum-Störungen ätiologische Abklärung
Verursachung der Erkrankung externale Kausalattribution	Welche genetischen, biosozialen und psychischen Einflüsse auf Autismus-Spektrum-Störungen sind bekannt? Was weiß man über Umwelteinflüsse/epigenetische Faktoren?	externe Ursache außerhalb der Schuld des Patienten (genetisch, metabolisch, epigenetisch) Entlastung von kontraproduktiven Selbstvorwürfen Erläutern der Krankheit gegenüber Dritten

Themenbereich der Elternschulung	Fragen der Eltern	inhaltliche Bereiche/Frage der Einflussmöglichkeiten
Verlauf der Krankheit: Internale Kontrollattributionen	Woher kommt die selektive Essstörung und wie kann ich sie beeinflussen? Was kann ich selbst tun, um das herausfordernde Verhalten zu verändern? Was kann der Grund dafür sein, dass bislang nur wenige Wörter zur Kommunikation eingesetzt werden?	Schweregrad, Sekundärkomplikationen, Komorbidität Ausmaß psychosozialer Folgen, Verständnis der Wirkfaktoren für einzelne Anpassungsstörungen (z. B. bei der Esssituation, beim Auftreten von Stereotypien und rigiden Verhaltensweisen) Übernahme von Verantwortung für den weiteren Verlauf Verständnis der möglichen Eigengesetzlichkeit im natürlichen Verlauf der Grunderkrankung
Konsequenzen der Erkrankung Aufklärung zur Prognose natürlich vs. behandelt	Welche Behandlungsschritte sind zwingend erforderlich? Habe ich etwas versäumt, wenn ich nicht frühestmögliche Fördermaßnahmen ergriffen habe? Kann es behandlungsfreie Zeiten geben?	Kontrast zwischen natürlichen und behandeltem Krankheitsverlauf unterschiedliche Verlaufsmuster sollen die Behandlungsmotivation stärken (Commitment, Veränderungsbereitschaft)
Kontrollierbarkeit der Behandlung: realistische und klare Ergebniserwartungen	Was sind konkrete Behandlungsziele für mein Kind in der aktuellen Behandlung? Was kann ich innerhalb einer bestimmten Zeitspanne erreichen? Wie wird dies von den Fachexperten eingeschätzt?	Positive Ergebniserwartungen (Welche Konsequenz hat ein bestimmtes Gesundheitsverhalten?) Bewertung von alternativen/umstrittenen Therapien

Themenbereich der Elternschulung	Fragen der Eltern	inhaltliche Bereiche/Frage der Einflussmöglichkeiten
Kontrollierbarkeit der Behandlung: Stärkung der Selbstwirksamkeit	Was kann ich selbst zum Erfolg der Behandlung beitragen – durch Regelmäßigkeit von Übungen, durch eigene Gelassenheit, durch das Einbeziehen anderer Personen? Was habe ich in der Vergangenheit durch mein eigenes Engagement erreicht?	Selbstwirksamkeitserwartungen und Kontrollüberzeugungen wirken sich auch auf die Krankheitsakzeptanz aus Commitment: Wofür kann ich mich beständig einsetzen?

An erster Stelle steht die Frage, wie die Eltern das autistische Verhalten ihres Kindes wahrnehmen und interpretieren und welche Vorstellungen sie davon haben, was eine Autismus-Spektrum-Störung ausmacht. Was empfinden sie als normal und was verunsichert oder belastet sie? Was wissen sie über den Verlauf und die möglichen Schweregrade? Haben sie etwas über die Möglichkeiten und Grenzen der ätiologischen Abklärung und der Behandlungsperspektiven gehört? Wie erleben sie das Verhalten des Kindes in Bezug zu dem Wunschkind, das sie sich früher in ihrer Fantasie vorgestellt haben?

Als zweiter Schwerpunkt wird über Ursachen der Erkrankung und Einflussfaktoren gesprochen. Es werden auch Erfahrungsberichte der Eltern zu ihrem eigenen Kind einbezogen. Dies soll den Eltern die Möglichkeit geben, realistisch über die Autismus-Spektrum-Störung zu sprechen, z. B. mit Verwandten und Freunden. Gleichzeitig wird durch die Zuschreibung zu externen Ursachen und Einflussfaktoren eine Entlastung von Schuldgefühlen und Selbstvorwürfen angestrebt.

Im nächsten Schritt wird der Verlauf der Entwicklungsstörung thematisiert und gemeinsam überlegt, was man über den natürlichen Verlauf von Autismus-Spektrum-Störungen weiß und welche Einflüsse aus der konkreten Krankheitsgeschichte, der sozialen Umwelt und der Fördersituation hinzukommen können. In diesem Zusammenhang werden oft konkrete Belastungen im Alltag besprochen. Warum hat mein Kind es noch nicht geschafft, sich auf das Toilettentraining einzustellen? Warum zeigt sich bei meinem Kind ein extrem wählerisches Essverhalten? Was könnte Auslöser des aktuell stark herausfordernden Verhaltens im Kindergarten sein?

In den konkreten Situationen versucht man mit der Familie zu verstehen, welche Belastungen durch die ungewöhnliche Entwicklung ihres Kindes im

Rahmen der Autismus-Spektrum-Störung entstehen. Welche Rolle können aktuelle Veränderungen in der familiären Interaktion, zusätzliche externe Belastungen oder auch falsche Bewertungen des Kindes spielen? Ziel ist es zu verstehen, wie man selbst als Erwachsener dazu beitragen kann, ein konkretes Verhalten zu verändern. Zudem geht es um die Frage, wie man das Vertrauen zu sich selber gewinnen kann, konkrete Belastungen im Alltag anzugehen. In der Motivationspsychologie spricht man von internen Kontrollüberzeugungen, wenn man davon überzeugt ist, ein bestimmtes Verhalten beeinflussen zu können. Besonders motivierend ist es, wenn man einen Fortschritt im kindlichen Verhalten als einen Erfolg erlebt, den man sich selbst zuschreiben kann (Hartley et al. 2013).

Der vierte Punkt befasst sich detailliert mit den Konsequenzen der Erkrankung und der voraussichtlichen Prognose. Hier stoßen die Fachleute bei Kleinkindern und Vorschulkindern natürlich oft an ihre Grenzen. Sie können am ehesten eine vorläufige Einschätzung vornehmen oder unterschiedliche Entwicklungsverläufe schildern, die sie bei Kindern mit vergleichbaren Symptomen beobachtet haben.

In diesem Kontext wird auch die Frage aufgeworfen, wie viele unterschiedliche Therapien notwendig sind und wie intensiv man mit dem Kind arbeiten sollte. Kann man in einer bestimmten Entwicklungsphase etwas versäumen? Müssen die Eltern sich Vorwürfe machen, wenn sie bestimmte Behandlungen nicht durchgeführt haben? Hier sind die Fachleute mit heiklen und sensiblen Themen konfrontiert. Therapien im Bereich der Autismusförderung treten manchmal mit dem Anspruch auf, dass nur diese spezielle Methode dem Kind helfen wird. Es gibt unter Umständen sehr umfassende Heilungsversprechen und vor allem sehr hohe Ansprüche an alternative – und manchmal zweifelhafte – Therapiemethoden. Vor allem in Elterngruppen, in denen die Eltern schon unterschiedlich lange Phasen der Therapie mit ihrem Kind durchlebt haben, können die Eltern sich hier gegenseitig unterstützen und realistische Perspektiven austauschen.

Vertiefen kann man diese Punkte, wenn man während der Förderung oder Behandlung eines Kindes konkrete Ziele formuliert. Dazu gehört die Frage, was man in den nächsten Wochen und Monaten bei einem Kind erreichen möchte und was diese Veränderung im weiteren Verlauf bewirken könnte. Gemeinsam mit den Eltern kann man konkrete Therapieziele formulieren und auch besprechen, wie man das Erreichen dieser Ziele überprüfen kann. Solche konkreten Verhaltensvorgaben können z. B. bei Verhaltensproblemen eines Kindes für die Eltern sehr entlastend wirken, weil sie sich mit Teilerfolgen zufrieden geben und stolz auf das Erreichen dieser vorformulierten Ziele sein können.

Im letzten Schritt wird der Frage nachgegangen, wie man selbst zum Erfolg der Behandlung beitragen kann. Dabei kann es eine Rolle spielen, wie beständig man bei einer Aufgabe bleibt, wie überzeugt man von einer Methodik ist und ob man die innere Ruhe hat, sich auf das häufige Wiederholen von Übungen oder Spielaktivitäten einzulassen. Mit diesen Fragen versucht man auf das Thema Selbstwirksamkeit oder Kontrollüberzeugungen überzuleiten. Was habe ich selbst bewirkt, was kann ich mir als Erfolg in der Förderung meines Kindes zuschreiben? Wofür erhalte ich eine konkrete Anerkennung von meiner sozialen Umgebung, was bedeutet mir dieser Erfolg?

!

Elternschulungen erlauben einen engen Erfahrungsaustausch zwischen den betroffenen Familien.
Eltern profitieren davon, wenn sie in einer Gruppe mit anderen Eltern zusammentreffen, die wichtige Entwicklungsaufgaben mit ihrem Kind schon durchlebt haben.
Elternschulungen sind eine wirksame Hilfe, um die Bewältigungskräfte und das Gefühl der Selbstwirksamkeit bei den Beteiligten zu stärken.

10.2 Beratungsebenen und Coaching der Eltern

In dem **Modell der gelenkten aktiven Teilnahme (guided participation)** von Sanders und Lawton findet man weitere inhaltliche Hinweise, die man als Gesprächsthemen in einer Elterngruppe einfließen lassen kann oder die sich sehr gut für die individuelle Beratung der Eltern nutzen lassen (Sanders/Lawton 1993). Ausgangspunkt kann zunächst die Diskussion der diagnostischen Befunde sein. Darauf können Fragen aufbauen wie: Wie gut wird das konkrete Untersuchungsergebnis verstanden und wie reagieren die Eltern darauf? Wie lassen sich Ergebnisse anders interpretieren oder in einen anderen Kontext einordnen? Sollten weitere diagnostische Befunde erhoben werden? Was lösen diese Informationen bei den Eltern aus? Ziel dieser Fragen ist es, ein gemeinsames Verständnis der Informationen, die sich aus den diagnostischen Befunden ergeben haben, zu erreichen. Zudem versucht man zu klären, was Ursachen für eine fehlende Übereinstimmung sind.

Die nächste Ebene in dem Modell der guided participation sind das Verständnis der aktuellen Entwicklungsmerkmale des Kindes, der Entwicklungsaufgaben sowie darüber hinaus das Erfassen der Ursachen der aktuellen Verhaltensprobleme. Wie sehen die Eltern die Entwicklung ihres Kindes aktuell? Welche Ziele streben sie für die nächsten Monate, für die nächsten beiden Jahre an? Welche Erklärung können die Eltern für das Verhalten des Kindes geben und welche neuen Hypothesen können sie annehmen? Sind weitere diagnostische Informationen zur Bewertung aktueller Verhaltensänderungen erforderlich? Kann man ein gemeinsames Vorgehen für die nächsten Behandlungsschritte abstimmen?

Ziel ist es, ein gemeinsames Verständnis von Eltern und Fachleuten davon zu erreichen, was die nächsten Entwicklungsaufgaben sind und welche Faktoren ein schwieriges Verhalten ausgelöst haben könnten. Im Gespräch versucht man mögliche Perspektiven für den weiteren Entwicklungsverlauf zu klären.

Aufbauend auf diesen Punkten ist die dritte Ebene das Abstimmen und weitere Verhandeln des Behandlungsplans. Wie lässt sich eine Übereinstimmung der aktuellen Entwicklungsziele erreichen? Wie sehen die Eltern das konkrete Vorgehen? Welche persönliche Ressourcen stehen zur Verfügung, welche Hindernisse sehen sie? Wie lassen sich die Behandlungsstrategien wenn notwendig anpassen? Ziel dieses Punktes ist es, einen gemeinsam abgestimmten und individuell zugeschnittenen realistischen Behandlungsplan aufzubauen.

Das Modell der guided participation erlaubt es, die Perspektive der Eltern immer wieder einzublenden und abzufragen und damit eine aktivere Mitarbeit der Eltern zu erreichen (Sanders/Lawton 1993). Realisieren lässt sie sich natürlich nur, wenn ausreichend Zeit für die Elternbegleitung und Beratung zur Verfügung steht.

> **!**
> Eltern sollten während der Entwicklungsübergänge ihres Kindes eng begleitet werden.
> Die aktive Mitarbeit und das verbesserte Verständnis der Eltern für die Entwicklungsaufgaben ihres Kindes können wesentlich zur Entlastung der Familie beitragen.

11 Indikationsstellung und Wirksamkeit von Therapieprogrammen

11.1 Wie lässt sich die Vielfalt noch überblicken?

Es gibt eine Reihe von Internetforen, die versuchen, systematisch Förder- und Behandlungsmöglichkeiten für Autismus-Spektrum-Störungen zu bewerten. In Großbritannien ist der Research Autism Information Service (www.research autism.net) als Teil der National Autistic Society verfügbar. Auf seiner Website werden systematisch inhaltliche Beschreibung, verfügbare Studien, Bewertung und kritische Einwände zu einzelnen Therapieverfahren zusammengestellt. Es findet sich eine alphabetische Liste von unterschiedlichen Behandlungsansätzen, die nach ausgewählten Kategorien zusammengefasst werden (z.B. verhaltensorientierte und entwicklungsorientierte Ansätze, medizinische Behandlungen, psychologische Behandlungen, komplementäre und alternative Medizin). In dem Buch von Fleming et al. (werden diese Behandlungskategorien systematisch dargestellt und Strategien zur Auswahl und kritischen Bewertung von Behandlungsmethoden diskutiert (Fleming et al. 2015). Dies schließt auch zweifelhafte und umstrittene Behandlungsmethoden ein.

Eine Darstellung von Therapiemethoden findet man auch auf Autism Speaks (www.autismspeaks.org) mit ausführlicheren inhaltlichen Darstellungen, einem Überblick verfügbarer Forschungsstudien und kritischen Bewertungen von Wirksamkeit, Risiken und Grenzen der Methodik. Diese Übersichten beziehen sich auf das **National Professional Development Center on Autism Spectrum Disorders** (Wong et al. 2015) und das **National Autism Center** (www.nationalautismcenter.org) mit dem National Standards Projects. In Letzterem wird zwischen etablierten Behandlungen mit guten empirischen Nachweisen, aussichtsreichen Behandlungsansätzen (emerging treatments) und Behandlungen mit fehlendem Nachweis oder auch negativen/riskanten Wirkungen unterschieden.

Fokussierte oder zielgerichtete Interventionstechniken (focused intervention practices) werden als Bausteine für Behandlungsprogramme benutzt. Zur Frage der Wirksamkeit solcher Behandlungsstrategien wurden systematische Übersichten erstellt (Odom et al. 2019). In den USA wurden solche Übersichten vom National Autism Center erstellt (siehe National Standards Project, Phase 2) und vom National Professional Development Center on ASD (NPDC) (Wong et al. 2015, Steinbrenner et al. 2020). In Deutschland wurde die Leitlinie zur Therapie von Autismus-Spektrum-Störungen im Rahmen der AWMF im Jahr 2021 veröffentlicht. Solche Forschungsübersichten sind stets nur vorläufig oder bilden oft nur Ausschnitte des Forschungsstandes ab. Behandlungsmethoden mit einer evidenzbasierten Praxis haben aber eine größere Chance, vom Gesundheitssystem finanziert zu werden.

Evidenzbasierte Methoden wurden in verschiedenen klinischen Studien auf ihre Wirksamkeit hin überprüft. Wichtige Fragen sind dabei, wie die Untersuchungs- und Kontrollgruppen ausgewählt wurden, wie die Auswahl der behandelten Kinder erfolgte und wie groß die Untersuchungsgruppe ist. Wesentlich ist zudem, ob die Diagnosestellung sorgfältig erfolgt ist, ob die diagnostischen Bewertungen ohne Kenntnis der Gruppenzugehörigkeit erfolgt sind und wie die konkrete Umsetzung der Behandlungsmethode in der Praxis überprüft wurde. In den letzten Jahren wurde zudem besonders das Risiko von systematischen Fehlern (risk of bias) betont, vor allem durch Interessenskonflikte, die bei der Planung und Ausführung von Studien eine Rolle spielen (Reichow et al. 2011, Sandbank et al. 2020).

Tabelle 24 gibt einen Übersicht über die **fokussierten Interventionstechniken** aus der Übersicht von Wong et al. (Wong et al. 2015). Umfassende Behandlungsmodelle versuchen, verschiedene Behandlungsmethoden und Praxisansätze zu kombinieren. Zielsetzung dieser Programme ist ein früher Behandlungsbeginn, ein zeitlich intensives Programm (mehr als 20 Stunden pro Woche), die enge Einbindung der Familie und das Vorliegen eines systematisch ausgearbeiteten, aber individualisierten und in der Wirksamkeit überprüfbaren Curriculums (Odom et al. 2019). Nach Ansicht der Arbeitsgruppe von Samuel Odom gibt es noch keinen umfassenden Überblick über die Wirksamkeit solcher komplexer Behandlungsprogramme (Odom et al. 2019).

Tab. 24: Übersicht über die fokussierten Interventionstechniken bei Autismus-Spektrum-Störungen (aus Wong et al. 2015)

Übergeordnete Gruppierung	praktische Methode
Methoden der angewandten Verhaltenstherapie (ABA)	Verstärkung, Prompting, Modellieren, Aufgabenanalyse, zeitliche Verzögerung
positive Verhaltensunterstützung	funktionelle Diagnostik auslöserorientierte Intervention Reaktionsunterbrechung/Umlenkung Löschen differentielle Verstärkung alternativen Verhaltens funktionelles Kommunikationstraining
soziale Kommunikation	soziales Fertigkeitstraining Intervention und Instruktion über Gleichaltrige strukturierte Spielgruppen Picture Exchange Communication System (PECS)
breite Unterrichtsstrategien	visuelle Unterstützung naturalistische Intervention Präzisionslernen (discrete trial training) Pivotal Response Training von Eltern etablierte Interventionen Scripte gezielte Übungen
kognitives Verhalten	kognitive Verhaltenstherapie Selbstmanagement
Technologieorientiert	technologieunterstütze Instruktion und Intervention Videomodell

Diese komplexen Programme bauen auf unterschiedlichen theoretischen Modellen und Philosophien auf. Die empirischen Belege sind sehr unterschiedlich, die Qualitätskriterien für evidenzbasierte Studien nur teilweise erfüllt. Es ist ein besonderes Verdienst der Arbeitsgruppe um Samuel Odom, dass Methoden zusätzlich hinsichtlich ihrer Wirksamkeit nach dem therapeutischen oder pädagogischen Setting und in unterschiedlichen Altersstufen bewertet werden.

In der Frühtherapie von Kindern mit Autismus-Spektrum-Störungen zeigt sich in einigen Untersuchungen, dass die von Eltern angewandten Interventionen weniger effektiv sind als die Programme, die von fachlich qualifizierten

Behandlern umgesetzt werden (z. B. Nevill et al. 2018). Zudem spielt die fachliche Qualifikation und die regelmäßige Supervision der Behandler bei der Wirksamkeit der Therapie eine wichtige Rolle (Vivanti/Stahmer 2017). Vivanti und Stahmer betonen, dass die Weitergabe von umfassender Verantwortung für die Behandlung an die Eltern ohne eine angemessen ausgestattete fachliche Begleitung von Kindern und Eltern unerwünschte Ergebnisse nach sich ziehen kann.

> **!** Sowohl bei regelmäßig angewandten Elternprogrammen als auch bei kontinuierlich stattfindenden Therapien ist eine engmaschige fachliche Begleitung wünschenswert.
> Dies gilt auch für die Fragen, wie man Therapieziele an die Entwicklungsschritte eines Kindes anpasst, wie gut aktuelle Entwicklungsaufgaben verstanden werden und wie man mit herausforderndem Verhalten umgeht.

11.2 Wirksamkeit von Frühtherapie

Es gibt bislang keine umfassende Theorie, die eine Erklärung liefert, wie sich Kinder mit Autismus-Spektrum-Störungen entwickeln und lernen. Die Wirksamkeit von Frühtherapie bei Kindern mit Autismus-Spektrum-Störungen ist in einer Reihe von Literaturübersichten systematisch bewertet worden. Das Argument einer möglichst frühen Intervention stützt sich auf die Annahme einer hohen Plastizität der Gehirnentwicklung vor allem im ersten Lebensjahr und auf die Bedeutung von aktivem Erfahrungslernen (Dawson 2008). Landa spricht von Entwicklungsunterbrechungen durch die Autismus-Spektrum-Störung, welche die typischen Lernerfahrungen im ersten Lebensjahr vor allem im Kontext der intensiven Eltern-Kind-Interaktion blockieren (Landa 2011). Auffälligkeiten im visuellen Aufmerksamkeitsverhalten bereits in der ersten Hälfte des ersten Lebensjahrs und eine mangelnde Teilnahme an der sozialen Interaktion im ersten Lebensjahr sollen demnach nachhaltige Wirkungen auf die Gehirnentwicklung haben. Karmiloff-Smith et al. sprechen von einem Kaskadeneffekt, in dem verschiedene qualitative Störungen der frühen Entwicklung zusammenspielen (Karmiloff-Smith et al. 2014).

In der S3-Leitlinie Therapie von Autismus-Spektrum-Störungen wird als Empfehlung für das Kleinkind- und Vorschulalter formuliert, dass eine Autismus-spezifische Therapie früh einsetzen sollte, spätestens ab einem Alter von zwei

Jahren oder unmittelbar nach der Diagnosestellung (Freitag/Vlassaliu 2021). Infrage kommt nach dieser Empfehlung „eine individualisierte, entwicklungsorientierte, verhaltenstherapeutisch-basierte Therapie anhand wissenschaftlich überprüfter Therapiemanuale mit dem Kind“ in Verbindung mit einer intensiven und abgestimmten Anleitung der Eltern in der gezielten Förderung ihres Kindes (Freitag/Vlassaliu 2021, 17). Diese Empfehlung soll unabhängig vom Entwicklungsalter und dem Intelligenzniveau gelten.

Die Häufigkeit der Therapie soll nach der S3-Leitlinie Therapie mindestens zwei Stunden in der Woche umfassen, zusätzlich soll durch die Anleitung der Eltern sichergestellt werden, dass mit dem Kind im Alltag eine intensive Interaktion sowie begleitende Übungssituationen stattfinden. Die Therapie des Kindes und die Anleitung der Eltern soll durch fachlich ausgebildete Personen erfolgen und individuell gestaltete Übungen einschließen, um „neue sozial-interaktive, kommunikative, sprachliche, kognitive und alltagspraktische Fertigkeiten aufzubauen und zu üben“ (Freitag/Vlassaliu 2021, 18).

In der Praxis der Frühtherapie und Frühförderung erfolgt eine fachliche Anleitung im Rahmen einzelner Therapien mit einem Umfang von zwei bis drei Behandlungseinheiten in der Woche. Dieses Vorgehen lässt sich vor allem für eine frühe Intervention im Altersbereich zwischen 18 und 36 Monaten plausibel begründen. Früher einsetzende, präventive Programme würden eine frühe Verdachtsdiagnose, z. B. ab einem Alter von 8 bis 14 Monaten, voraussetzen (Green et al. 2017, Grzadzinski et al. 2021). Ziel müsste es aber stets sein, eine intensive Elternanleitung miteinzubeziehen, um sicherzustellen, dass tägliche gemeinsame Episoden zur Anregung von sozialer Kommunikation und Sprache sowie Spielaktivitäten zwischen Erwachsenem und Kind stattfinden. Wie engmaschig diese Anleitung erfolgt und wie spezifisch die Beratung auf die Bedürfnisse der Bezugspersonen abgestimmt ist, wird sehr stark zwischen den therapeutischen Fachkräften variieren. Der Fokus kann auf der Behandlung der Kernsymptome liegen, aber auch assoziierte Anpassungsschwierigkeiten einbeziehen. Im Rahmen des Home Treatments im Kinderzentrum München wurde z. B. eine feste Zahl von häuslichen Behandlungseinheiten gestaltet, die es ermöglichen, bei schwierigen Verhaltensweisen (z. B. extrem umtriebiges Verhalten, stark verweigerndes Verhalten in der Esssituation) gemeinsam mit den Eltern Strategien für den Alltag und die Förderung ihres Kindes zu erarbeiten.

Bei einer späten Diagnosestellung ab einem Alter von vier bis fünf Jahren sollte das Ziel sein, die Zahl der Behandlungseinheiten deutlich zu erhöhen. Dies ist vor allem wichtig, wenn sich erhebliche Anpassungsprobleme im Alltag eingespielt haben, ein Kind sich extrem selbstbezogen und/oder umtriebig verhält und eine intensive Elternbegleitung zur Strukturierung des Alltags wichtig wäre. Solch eine Intensivtherapie mit vier bis sechs Einheiten pro Woche, gekoppelt mit einer intensiven Elternbegleitung/Beratung, ist aber nur in den wenigsten Einrichtungen der Frühförderung realisierbar. Deshalb ist oft der Übergang in einen Integrationskindergarten oder einen heilpädagogischen Kindergarten von großer Bedeutung, um eine zuverlässige Tagesstruktur aufzubauen und Therapiemaßnahmen in den vertrauten Gruppenrahmen einzubeziehen.

Komplexe Programme mit einer hohen Intensität versprechen oft deutliche Verbesserungen in der Entwicklung der Autismus-Symptomatik (Eckes et al. 2023). Dabei stellt sich bei einer Behandlungsintensität von 15 bis 25 Stunden pro Woche (wie z. B. im Rahmen der ABA-Therapie konzipiert) die Frage, ob die spezifische Methodik entscheidend ist oder die zeitliche Intensität sowie die regelmäßige und unmittelbare Beschäftigung mit dem Kind. Zeitlich sehr umfangreiche Übungsprogramme stehen aber nur für einen kleinen Teil der Kinder im Vorschulalter zur Verfügung.

Für Vorschulkinder mit einem eher schweren Verlauf der Autismus-spezifischen Merkmale und erheblichen sozialen Anpassungsproblemen im Gruppenrahmen stehen günstige Rahmenbedingungen, z. B. in heilpädagogischen Tagestätten, nur begrenzt zur Verfügung. Dies kann zur Folge haben, dass Kinder wegen ihrer sozialen Anpassungsprobleme aus dem Kindergarten ausgeschlossen werden oder nur mit Unterstützung einer Individualbegleitung zeitweise teilnehmen können. Hat ein Kind im Übergang zur Schule aber nicht gelernt, sich an Gruppenaktivitäten und feste Alltagsstrukturen anzupassen, ergeben sich deutliche Auswirkungen auf das Gelingen der schulischen Integration.

Sandbank et al. (2020, 2021) haben in ihren Übersichten über eine Vielzahl von Studien eine Reihe von kritischen Fragen aufgeworfen. Bei der **Bewertung der Wirksamkeit** einer Behandlung werden oft ausgewählte Entwicklungskompetenzen oder breiter gefächerte Entwicklungsbereiche (z. B. Intelligenzfunktionen) berücksichtigt. Es ist oft unklar, welche Bedeutung diese Kriterien haben, wenn man das sehr heterogene Bild von Autismus-Spektrum-Störungen schon im Vorschulalter zugrunde legt. Zudem werden bei der Bewertung der Wirksamkeit oft qualitativ sehr unterschiedliche Studien zusammengetragen. Studien mit geringen Effekten oder Ergebnisse zu möglichen schädlichen oder iatrogenen Wirkungen auf ein Kind und seine Familie werden hingegen kaum berichtet. Insgesamt beklagt die Arbeitsgruppe, dass in vielen Studien nur niedrige Qualitätsstandards angelegt werden und vor allem die Thematik von Interessenskonflikten bei der Konzeption und Auswertung von Studien noch kaum berücksichtigt wird (Sandbank et al. 2020). Auch die Wechselwirkung zwischen individuellen Merkmalen eines Kindes (z. B. Stärken im visuellen Lernen) und den Therapiemethoden wurde bislang nur sehr begrenzt untersucht.

Dies steht natürlich in deutlichem Widerspruch zu der Art, wie die Wirksamkeit der Behandlungsmethoden in der Öffentlichkeit vermittelt wird und welche Erwartungen damit bei den Eltern geweckt werden. Erklärungsmodelle für Autismus-Spektrum-Störungen scheinen oft den entscheidenden Schlüssel zur Veränderung autistischen Verhaltens zu liefern. Manchmal wird im Kontrast zu einem charakteristischen Vorgehen in einer anderen Therapiemethode die Wirksamkeit der eigenen Prinzipien herausgestellt. Problematisch an diesen Versprechen ist, wenn Grenzen der Methodik und der praktischen Umsetzung nicht reflektiert werden. Die langfristigen Verlaufsmerkmale von Autismus-Spektrum-Störungen machen uns bewusst, dass Grenzen der intellektuellen und/oder sprachlichen Entwicklung oft nicht aufgehoben werden können. Zudem können oft die grundlegenden autistischen Verhaltensmerkmale nur innerhalb bestimmter Grenzen verändert werden.

Für eine Reihe von Therapiemethoden hat man eine begrenzte Wirksamkeit für Teilgruppen beschrieben, dies kann natürlich mit dem Schweregrad der Autismus-Symptomatik und der langfristig wirksamen Intelligenzstörung zusammenhängen. Je nach Komplexität der Symptomatik ist die Frage, ob man verschiedene Zugangsweisen wählen sollte und im weiteren Verlauf die Methodik an die Lernprozesse des einzelnen Kindes anpassen sollte (Vivanti/Paragas 2020). Wie man Elemente aus verschiedenen Therapieprogrammen kombinieren und an die Lernfortschritte eines Kindes anpassen kann, wird man in den nächsten Jahren weiter untersuchen (Roberts et al. 2021).

Eine Dimension, die bei der Therapiekonzeption in den ersten Jahren wichtig ist, ist die Frage der **Intensität der Behandlungseinheiten**. Im Rahmen des ABA-Programms und verschiedenen entwicklungsorientierten Ansätzen hat man als Zielsetzung einen Förderrahmen von mindestens 20 bis 25 Stunden pro Woche formuliert (Hyman et al. 2020) – natürlich mit dem Anspruch, Übungen oder Förderelemente möglichst häufig in die Alltagsinteraktion innerhalb der Familie oder einer Kindertageseinrichtung einzubetten. Andere Programme versuchen, eher niedrigschwellige Therapiemodelle, z. B. zwei bis drei Behandlungseinheiten pro Woche, zu konzipieren und zu evaluieren, weil diese Intensität eher der Praxis in Frühförderung und Klinikeinrichtungen entspricht (Teufel et al. 2017).

Eine weitere Dimension, die in der Frühtherapie eine zentrale Bedeutung hat, ist die Frage, inwieweit Therapieeinheiten primär von fachlich geschulten therapeutischen Fachkräften durchgeführt werden (Vivanti/Stahmer 2017), oder ob der Fokus sehr stark auf der intensiven Elternanleitung und der Gestaltung der Alltagsinteraktion liegt (Wetherby et al. 2018). So wurde zuletzt im Rahmen des Early Start Denver-Programms die qualifizierte Anleitung (coaching) und Begleitung der Eltern von Kindern mit Autismus-Spektrum-Störungen in den ersten Lebensjahren systematisch bearbeitet (Rogers et al. 2021). Bei der Elternbegleitung und Beratung stellt sich darüber hinaus die Frage, wie man die Genauigkeit in der Verwendung von Lernstrategien und ihre praktische Umsetzung im Alltag durch die Bezugspersonen bewerten kann.

Insgesamt steht in der fachlichen Diskussion oft die Frage im Vordergrund, welche Wirkung Autismus-spezifische Therapien haben. Unter dem Blickwinkel eines systemischen Ansatzes ist der Entwicklungsverlauf eines Kindes neben dem spezifischen Therapieprogramm jedoch durch eine Vielzahl von Einflussfaktoren geprägt (Guralnick 2018). Dazu gehören Ausgangsbedingungen wie die Ätiologie der Störung, chronische Gesundheitsstörungen, die langfristige Prognose der intellektuellen und sprachlichen Entwicklung und zeitweise sekundäre psychische Störungen.

Im Entwicklungsverlauf eines Kindes kann man zugleich positive und negative Einflussfaktoren zusammenstellen, die den spezifischen Entwicklungspfad eines Kindes bestimmen. Neben der Autismus-spezifischen Therapie sind z. B. Einflüsse aus der Förderung im Kindergartenalltag, Routinen im familiären Alltag, der fachlichen Begleitung durch eine spezialisierte Einrichtung, eine regelmäßige pädiatrische Begleitung und die soziale Anpassungsfähigkeit eines Kindes von Bedeutung (Abb. 4). Aus der langfristigen Beobachtung wissen wir zudem, dass Grenzen der intellektuellen und der sprachlichen Entwicklung wesentlich den Verlauf im Vorschulalter prägen, obwohl wir in dieser Entwicklungsphase oft noch keine langfristigen Vorhersagen machen können (Solomon et al. 2018).

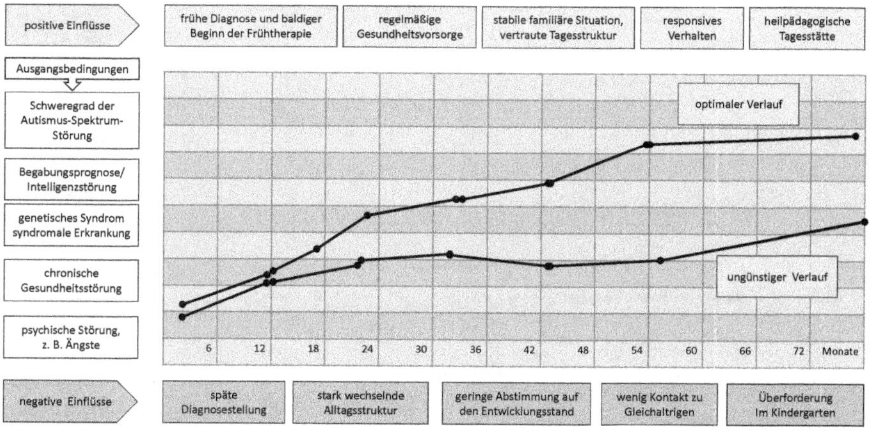

Abb. 4: Entwicklungsfaktoren bei Autismus-Spektrum-Störungen im Kleinkind- und Vorschulalter

In Abbildung 4 wird mit der oberen Kurve ein günstiger bzw. optimaler Entwicklungsverlauf angedeutet, bei dem verschiedene positive Faktoren im Aufbau von Entwicklungskompetenzen zusammenwirken. Die untere Kurve verdeutlicht einen eher ungünstigen Verlauf mit möglichen Risikofaktoren, eventuell gekoppelt mit stärkeren sozialen und emotionalen Anpassungsproblemen.

Die Darstellung bezieht sich auf eine Diskussion in der Lancet Commission zur Zukunft der Förderung und Forschung bei Autismus-Spektrum-Störungen (Lord et al. 2022). Im Einzelfall wird es nicht leicht sein, die relative Bedeutung der einzelnen Einflussfaktoren zu differenzieren. Gleichzeitig macht diese Abbildung deutlich, dass es neben den spezifischen Therapiestrategien wichtig ist, Ressourcen im familiären Alltag, im sozialen Umfeld, im Kontakt zu gleichaltrigen Kindern und innerhalb der Kindertagestätte in den Blick zu nehmen.

> **!**
>
> Es gibt keine Therapiemethode, für die eine durchgängige Wirkung für alle Kinder mit Autismus-Spektrum-Störung nachgewiesen wurde. Die Therapie sollte auf die aktuellen Entwicklungsaufgaben eines Kindes und auf die Ressourcen der Familie abgestimmt werden.
> Die American Academy of Pediatrics empfiehlt für jüngere Kinder mit Autismus-Spektrum-Störungen einen Förderumfang von mindestens 25 Stunden in der Woche.
> Dies lässt sich nur durch eine intensive Alltagsförderung in der Familie oder durch die Betreuung in einer spezialisierten Kindertagesstätte realisieren.
> Qualität und Quantität der frühen Therapie sollten dabei in jedem Fall als gleichrangig angesehen werden.

11.3 Zielsetzung für die Frühtherapie

Die Früherkennung und Differentialdiagnostik von Autismus-Spektrum-Störungen gelingt ab einem Alter von 14 bis 18 Monaten durch fachlich ausreichend qualifizierte Experten. Ziel für die kinderärztliche Praxis sollte eine Verbesserung des Screenings für den Zeitraum 18 Monate bis 2½ Jahre und die erfolgreiche Zuweisung zu einer systematischen Diagnostik bei einer Verdachtsdiagnose ab 18 bis 24 Monate sein. Die fachliche Qualifizierung und der Aufbau von Einrichtungen zur Frühdiagnostik von Autismus-Spektrum-Störungen ist eine wichtige Aufgabe für die nächsten Jahre (Landa 2018).

In der Frühtherapie von Autismus-Spektrum-Störungen werden hohe zeitliche Ansprüche an die Alltagsförderung gestellt. Die angestrebte Intensität der Förderung mit einem Umfang von 20 bis 25 Stunden in der Woche kann in der frühen Entwicklungsphase nur durch Elternprogramme sichergestellt werden, im Vorschulalter durch spezialisierte Einrichtungen mit ausreichend qualifiziertem Fachpersonal (Green/Garg 2018).

Unabhängig von den Diskussionen über die Philosophie und die theoretischen Grundlagen der Behandlung, stößt das ABA-Programm durch seinen hohen fachlichen und zeitlichen Aufwand an seine Grenzen. Umfassende ABA-Programme mit einer Einzeltherapie von 25 bis 40 Stunden pro Woche sind zeitlich und strukturell nicht finanzierbar. Diese zeitintensiven Übungsprogramme überfordern die Eltern im familiären Alltag oft. In der normalen Entwicklung werden viele Lernprozesse des Kindes in informellen Spielsituationen und bei sich häufig wiederholenden Alltagsaktivitäten angeregt und weniger als Teil von stark strukturierten Übungsaufgaben (Reichow et al. 2018).

Entwicklungsorientierte und naturalistische Ansätze liefern anschauliche Lernprinzipien, für die Förderung von Kindern mit Autismus-Spektrum-Störungen im Alltag. Die Frage ist, wie diese Programme mit hoher zeitlicher Intensität für ein einzelnes Kind umgesetzt werden könnten. Um eine flächendeckende Versorgung sicherzustellen, ist eine Verbesserung der Spezialeinrichtungen mit komplexen Förderprogrammen, z. B. heilpädagogischen Tagesstätten, erforderlich. Im Rahmen der Frühförderung oder in Autismustherapiezentren beschränken sich Maßnahmen zur Einzelförderung auf 2 bis 3 Stunden pro Woche. Eine intensive Einbindung und eine unmittelbare Beratung und enge Begleitung der Eltern zu günstigem Interaktionsverhalten im Alltag sollte Standard der Förderprogramme sein. Oft müssen die Eltern lange auf den Beginn der konkreten Förderung und die intensive Beratung warten. Die enge und kontinuierliche Begleitung der Familie sollte das wichtigste Ziel der Frühtherapie sein (Estes et al. 2019).

Ein Kind benötigt unter Umständen unterschiedliche Behandlungsstrategien in verschiedenen Phasen seiner Entwicklung. Wenn eine Methode wirkungsvoll bei einzelnen Entwicklungskompetenzen ist, bleibt es eine offene Frage, ob sich dieser Fortschritt auf andere Alltagsfähigkeiten überträgt oder sich auf andere Entwicklungsfunktionen auswirkt.

Was im Rahmen der Frühtherapie bislang fehlt, ist eine umfassende Nachsorge und prospektive Begleitung der Familien, nachdem eine Verdachtsdiagnose oder eine eindeutige Diagnose gestellt wurde. Diese prospektive Begleitung und Beratung ist Standard bei verschiedenen Formen von neuropädiatrischen

Störungen und sollte für Autismus-Spektrum-Störungen systematisch ausgearbeitet werden (Voigt 2021). Die Familien sollten regelmäßig die Möglichkeit haben, aktuelle Förderschwerpunkte zu besprechen, Anpassungsprobleme im Alltag (z. B. Schlafen, Essen) zu reflektieren, aktuelle medizinische Themen zu erörtern und eine feste Ansprechperson für bestimmte Entscheidungsschritte (z. B. Fragen der Prognose, Planung für die schulische Integration) haben. Im Laufe des Vorschulalters finden sich wichtige Entscheidungsschritte in der Förderplanung, bei denen es wünschenswert ist, dass die Familien durch ein interdisziplinäres Team engmaschig begleitet werden.

> **!**
>
> Mit der Früherkennung von Autismus-Spektrum-Störungen im Alter zwischen 18 und 24 Monaten sollten stets Frühförderung und Frühtherapie eingeleitet werden.
>
> Bei einer Verdachtsdiagnose ohne eindeutige Zuordnung sind die intensive Beratung der Eltern und der Beginn von Frühförderung für eine festgelegte Beobachtungsphase sinnvoll.
>
> Die prospektive Begleitung von Kind und Familie sollte so früh wie möglich beginnen und kontinuierliche Elternberatung sowie einen abgestimmten Behandlungsplan einschließen.

Anhang: Ausgewählte diagnostische Verfahren

Ausgewählte Testverfahren zur Autismus spezifischen Diagnostik und zur Entwicklungs-/Intelligenzdiagnostik

Autismus-spezifische Testverfahren	
Abkürzung	Testverfahren
ADI-R	Bölte, S., Poustka, F., Rühl, D., Schmötzer, G. (2006): Diagnostisches Interview für Autismus – Revidiert, Deutsche Fassung des Autism Diagnostic Interview – Revised von M. Rutter, A. L. Couteur und C. Lord. Hogrefe, Göttingen
ADOS-2	Poustka, L., Rühl, D., Feineis-Matthews, S., Bölte, S., Poustka, F., Hartung, M. (2018): ADOS-2. Diagnostische Beobachtungsskala für Autistische Störungen 2: Deutschsprachige Fassung der Autism Diagnostic Observation Schedule – 2 von C. Lord, M. Rutter, P. C. Dilavore, S. Risi, K. Gotham und S. L. Bishop (Module 1–4) bzw. C. Lord, R. J. Luyster, K. Gotham und W. Guthrie (Toddler Modul). 2. Aufl. Huber, Bern
CARS	Schopler, E., Van Bourgondien, M. B. (2010): Childhood Autism Rating Scale™, (CARS™-2). 2. Aufl. Western Psychological Services, Torrance
DCL-ASKS aus DYSYPS-III	Döpfner, M., Görtz-Dorten, A. (2017): Diagnostik-System für psychische Störungen nach ICD-10 und DSM-5 für Kinder und Jugendliche – III/DISYPS-III). Diagnose Checkliste Autismus-Spektrum- und Soziale Kommunikations-Störungen. Hogrefe, Göttingen
CSBS	Wetherby, A. M., Prizant, B. (2001): Communication and Symbolic Behavior Scales™ (CSBS™). Paul H. Brookes, Baltimore
FSK	Bölte, S., Poustka, F. (2006): Fragebogen zur Sozialen Kommunikation – Autismus-Screening. Deutsche Fassung des Social Communication Questionnaire (SCQ) von M. Rutter, A. Bailey und C. Lord. Hogrefe, Göttingen

Autismus-spezifische Testverfahren	
MBAS	Kamp-Becker, I., Remschmidt, H. (2005): Marburger Beurteilungsskala zum Asperger-Syndrom©. MBAS, Klinik für Psychiatrie und Psychotherapie des Kindes- und Jugendalters der Universität Marburg. In: https://www.kinderohneangst.de/
M-CHAT-R	Robins, D., Fein, D., Barton, M. (2009): Modified Checklist for Autism in Toddlers (M-CHAT-R). In: https://mchatscreen.com
SEAS-M	Kraijer, D., Melchers, P. (2003): Skala zur Erfassung von Autismusspektrumsstörungen bei Minderbegabten (SEAS-M). Hogrefe, Göttingen
SRS	Bölte, S., Poustka, F. (2007): Skala zur Erfassung sozialer Reaktivität – Dimensionale Autismus-Diagnostik. Deutsche Fassung der Social Responsiveness Scale (SRS) von J. N. Constantino und C. P. Gruber. Huber, Bern

Entwicklungs- und Intelligenztests	
Abkürzung	Testverfahren
BAYLEY-III	Bayley, N. (2016): Bayley Scales of Infant and Toddler Development (Bayley-III). Deutsche Bearbeitung von G. Reuner, M. Rosenkrantz. 3. Aufl. Pearson, Frankfurt
BEERY VMI	Beery, K. E., Beery, N. A. (2023): Beery-Buktenica Entwicklungstest zur visuomotorischen Integration (Beery VMI). Pearson, Frankfurt
BRIEF-P	Daseking, M., Petermann, F. (2013): Verhaltensinventar zur Beurteilung exekutiver Funktionen für das Kindergartenalter (BRIEF-P). Deutschsprachige Adaptation des Behavior Rating Inventory of Executive Function® – Preschool Version (BRIEF®-P) von G. A. Gioia, K. Andrews Espy und P. K. Isquith. Hogrefe, Göttingen
BUEVA-III	Esser, G., Wyschkon, A. (2016): Basisdiagnostik Umschriebener Entwicklungsstörungen im Vorschulalter – Version III (BUEVA-III). Hogrefe, Göttingen
ET6-6-R	Petermann, F., Macha, T. (2016): Entwicklungstest für Kinder von 6 Monaten bis 6 Jahren – Revision (ET6-6 R), 2. korr. Aufl. Pearson, Frankfurt

Entwicklungs- und Intelligenztests	
FEW-2	Büttner, G., Dacheneder, W., Schneider, W., Weyer, K. (2008): Frostigs Entwicklungstest der visuellen Wahrnehmung –(FEW-2). Deutsche Fassung des Developmental Test of Visual Perception. 2. Aufl. (DTVP-2) von D. D. Hammill, N. A. Pearson, J. K. Voress. Hogrefe, Göttingen
IDS	Grob, A., Reimann, G., Gut, J., Frischknecht-Brunner, M.-C. (2013): Intelligence and Development Scales – Preschool (IDS-P). Huber, Bern
IDS-P	Grob, A., Hagmann-von Arx, F. (2018): Intelligence and Development Scales (IDS-2). Hogrefe, Göttingen
KABC-II	Melchers, P., Melchers, M. (2015): Kaufmann Assessment Battery for Children-II (KABC-II). Deutsche Bearbeitung von A. S. Kaufman, N. L. Kaufman, Kaufman. Pearson, Frankfurt
MFED 1-4	Mall, V., Esser, G., Schmid, R., Fuschlberger, T., Voigt, F. (2023): Münchener Funktionelle Entwicklungsdiagnostik (MFED 1-4). Hogrefe, Göttingen
SETK2	Grimm, H. (2016): Sprachentwicklungstest für zweijährige Kinder (SETK2). 2. Aufl. Hogrefe, Göttingen
SETK3-5	Grimm, H. (2015): Sprachentwicklungstest für drei- bis fünfjährige Kinder (3;0–5;11 Jahre) (SETK3-5). 3. Aufl. Hogrefe, Göttingen
SET3-5	Petermann, F. (2018): Sprachstandserhebung für Kinder zwischen 3 und 5 Jahren (SET 3-5). Hogrefe, Göttingen
SET5-10	Petermann, F. (2013): Sprachstandserhebung für Kinder im Alter zwischen 5 und 10 Jahren (SET5-10). 3. Aufl. Hogrefe, Göttingen
WNV	Petermann, F. (Hrsg.) (2014): Wechsler Nonverbal Scale of Ability von D. Wechsler, J. A. Naglieri. Deutsche Bearbeitung von F. Petermann (Hrsg.). Pearson, Frankfurt
WPPSI-IV	Petermann, F., Daseking, M. (2018): Wechsler Preschool and Primary Scale of Intelligence – 4. Aufl. (WPPSI-IV). Deutsche Bearbeitung von D. Wechsler. Pearson, Frankfurt

Literatur

Abbeduto, L., McDuffie, A., Thurman, A. (2014): The Fragile X Syndrome-Autism Comorbidity: What Do We Really Know? Frontiers in Genetics 5, 1–10

Abrahams, B. S., Geschwind, D. H. (2008): Advances in Autism Genetics: On the Threshold of a New Neurobiology. Nature Reviews Genetics 9, 341–355. doi:10.1038/nrg2346

Akhtar, N., Gernsbacher, M. A. (2007): Joint Attention and Vocabulary Development: A Critical Look. Language and Linguistic Compass 1/3, 195–207

American Psychiatric Association (APA) (2013): Diagnostic and Statistical Manual of Mental Disorders. 5. Aufl. Washington, D.C.

American Psychiatric Association (APA) (2000): Diagnostic and Statistical Manual of Mental Disorders. 4. Aufl., text rev. Washington, D.C.

American Psychiatric Association (APA) (1994): Diagnostic and Statistical Manual of Mental Disorders. 4. Aufl. Washington, D.C.

American Psychiatric Association (APA) (1987): Diagnostic and Statistical Manual of Mental Disorders. 3., überarb. Aufl. Washington, D.C.

American Psychiatric Association (APA) (1980): Diagnostic and Statistical Manual of Mental Disorders. 3. Aufl. Washington, D.C.

Aspy, R., Grossman, B. G. (2011): The Ziggurat Model: Release 2.0. A Framework for Designing Comprehensive Interventions for Individuals With High-functioning Autism and Asperger Syndrome. Autism Asperger Publishing Company, Shawnee Missions (Kansas)

Baio et al. (2010): Prevalence of Autism Spectrum Disorder Among Children Aged 8 Years – Autism and Developmental Disabilities Monitoring Network, 11 Sites, United States, 2010. In: https://www.cdc.gov/mmwr/preview/mmwrhtml/ss6302a1.htm, 21.05.2020

Baird, G., Charman, T., Pickles, A., Chandler, S., Loucas, T., Meldrum, D., Carcani-Rathwell, I., Serkana, D., Simonoff, E. (2008): Regression, Developmental Trajectory and Associated Problems in Disorders in the Autism Spectrum: The SNAP study. Journal of Autism and Developmental Disorders 38 (10), 1827–1836

Baker, E. K., Godler, D. E., Bui, M., Hickerton, C., Rogers, C. Field, M., Amor, D. J., Bretherton, L. (2018): Exploring Autism Symptoms in an Australian Cohort of Patients with Prader-Willi and Angelman Syndromes. Journal of Neurodevelopmental Disorders 10(1), 24. doi:10.1186/s11689-018-9242-0

Bandura, A. (1986): Social Foundations of Thought and Action: A Social Cognitive Theory. Prentice Hall, Englewood Cliffs (New Jersey)

Bal, V. H., Katz, T., Bishop, S. L., Krasileva, K. (2016): Understanding Definitions of Minimally Verbal Across Instruments: Evidence for Subgroups within Minimally Verbal Children and Adolescents with Autism Spectrum Disorder. Journal of Child Psychology and Psychiatry 57(12), 1424–1433. doi:10.1111/jcpp.12609

Barger, B. D., Campbell, J. M., McDonough, J. D. (2013): Prevalence and Onset of Regression within Autism Spectrum Disorders: A Meta-analytic Review. Journal of Autism and Devevlopmental Disorders 43(4), 817–28. doi:10.1007/s10803-012-1621-x

Baron-Cohen, S. (2009): Autism: The Empathizing-Systemizing (E-S) Theory. Annals of the New York Academy of Sciences 1156, 68–80. doi:10.1111/j.1749-6632.2009.04467.x

Barton, E. E., Reichow, B., Schnitz, A., Smith, I. C., Sherlock, D. (2015): A Systematic Review of Sensory-based Treatments for Children with Disabilities. Research in Developmental Disabilities 37, 64–80

Bearss, K., Burrell T. L., Stewart L., Scahill L. (2015): Parent Training in Autism Spectrum Disorder: What's in a Name? Clinical Child and Family Psychological Review 18 (2), 170–182. doi:10.1007/s10567-015-0179-5

Bearss, K., Johnson, C. R., Handen, B. J., Butter, E. Lecavalier, L. Smith T., Scahill, L. (2018): Parent Training for Disruptive Behavior, The RUBI Autism Network, Clinician Manual. Oxford University Press, New York

Bennett, T., Szatmari, P., Brson, S., Volden J., Zwaigenbaum, L. J. , Vaccarella, L., Duku, E., Boyle, M. (2008): Differentiating Autism and Asperger Syndrome on the Basis of Language Delay or Impairment. Journal of Autism and Developmental Disorders 38 (4), 616–25

Bernard-Opitz, V. (2015): Kinder mit Autismus-Spektrum-Störungen. Ein Praxishandbuch für Therapeuten, Eltern und Lehrer. 3. Aufl. Kohlhammer, Stuttgart

Beukelman, D. R., Mirenda, P. (2013): Augmentative and Alternative Communication: Supporting Children and Adults with Complex Communication Needs. 4. Aufl. Paul H. Brookes Publishing, Baltimore

Beuker, K., Schjølberg, S., Lie, K., Swinkels, S., Rommelse, N., Buitelaar, J. (2014): ESAT and M-CHAT as Screening Instruments for Autism Spectrum Disorders at 18 Months in the General Population: Issues of Overlap and Association with Clinical Referrals. European Child and Adolescent Psychiatry 23 (11), 1081–1091

Bieleninik, Ł., Geretsegger, M., Mössler, K., Assmus, J., Thompson, G., Gattino, G., Gold, C. (2017): Effects of Improvisational Music Therapy vs Enhanced Standard Care on Symptom Severity among Children with Autism Spectrum Disorder: The TIME-A Randomized Clinical Trial. Journal of American Medical Association 318 (6), 525–535. doi:10.1001/jama.2017.9478

Bishop S. L., Farmer C., Thurm, A. (2015): Measurement of Nonverbal IQ in Autism Spectrum Disorder: Scores in Young Adulthood Compared to Early Childhood. Journal of Autism and Developmental Disorders 45 (4), 966–974. doi:10.1007/s10803-014-2250-3

Bölte S., Girdler S., Marschik, P. B. (2019) : The Contribution of Environmental Exposure to the Etiology of Autism Spectrum Disorder. Cellular and Molecular Life Sciences 76 (7), 1275–1297. doi:10.1007/s00018-018-2988-4

Bölte, S., Poustka, F. (2006): Fragebogen zur Sozialen Kommunikation, Autismus-Screening Deutsche Fassung des Social Communication Questionnaire (SCQ) von Michael Rutter, Anthony Bailey und Catherine Lord. Hogrefe, Göttingen

Bölte, S., Rühl, D., Schmötzer, G., Poustka, F. (2006): Diagnostisches Interview für Autismus – Revidiert. In: Rutter, M., LeCouteur, A., Lord, C. (Hrsg): Deutsche Fassung des Autism Diagnostic Interview Revised (ADI-R). Verlag Hans Huber, Bern

Bolton, P. F. (2009): Medical Conditions in Autism Spectrum Disorders. Journal of Neurodevelopmental Disorders 1, 102–113. doi:10.1007/s11689-009-9021-z

Bourgeron, T. (2015): From the Genetic Architecture to Synaptic Plasticity in Autism Spectrum Disorder. Nature Review of Neuroscience 16 (9), 551–563

Brehm, B., Schill, J. E., Biscaldi, M., Fleischhaker, C. (2015): FETASS – Freiburger Elterntraining für Autismus-Spektrum-Störungen: Mit einem Arbeitsbuch für Eltern und zahlreichen Extras online. Springer Verlag, Berlin/Heidelberg

Brehme, D. (2014): Perspectives on Personal Pronoun Reversal in Children with ASD: A Critical Review. Journal of European Psychology Students 5 (1), 31–37

Brignell, A., Chenausky, K. V., Song, H., Zhu, J., Suo, C., Morgan, A. T. (2018): Communication Interventions for Autism Spectrum Disorder in Minimally Verbal Children. Cochrane Database of Systematic Reviews (11). doi: 10.1002/14651858.CD012324.pub2

Bruner, J. S. (1984): Vygotsky's Zone of Proximal Development: The Hidden Agenda. New Directions for Child Development 23, 93–97

Bruner, J. S. (1983): Child's Talk: Learning to Use Language. Oxford University Press, Oxford

Bruner, J. S. (1981): The Social Context of Language Acquisition. Language and Communication 1, 155–178

Brunsdon, V. E. A., Happe, F. (2014): Exploring the 'Fractionation' of Autism at the Cognitive Level. Autism: the International Journal of Research and Practice 18, 17–30

Camarata S. (2014): Early Identification and Early Intervention in Autism Spectrum Disorders: Accurate and Effective? International Journal of Speech-Language Pathology; 16, 1–10

Carter, A. S., Davis, N. O., Klin, A., Volkmar, F. R. (2005): Social Development in Autism. In: Volkmar, F. R., Paul, R., Klin, A., Cohen, D. (Hrsg.), Handbook of Autism and Pervasive Developmental Disorders: Diagnosis, Development, Neurobiology, and Behavior. John Wiley & Sons Inc, Hoboken (New Jersey), 312–334

Casby, M. W. (2003): The Development of Play in Infants, Toddlers and Young Children. Communication Disorders Quarterly 24 (2), 163–174

Chang Y. C., Shire S. Y., Shih W., Gelfand C., Kasari C. (2016): Preschool Deployment of Evidence-based Social Communication Intervention: JASPER in the Classroom. Journal of Autism and Developmental Disorders 46 (6), 2211–2223. doi:10.1007/s10803-016-275-2

Charman, T. (2011): Development from Preschool Through School Age. In: Amaral, D. G., Dawson, G., Geschwind, D. H. (Hrsg.) Autism Spectrum Disorders. Oxford University Press, Oxford, 229–240

Charman, T., Baird, G. (2002): Practitioner Review: Diagnosis of Autism Spectrum Disorder in 2- and 3 Year-old Children. Journal of Child Psychology and Psychiatry 43 (3), 289–305

Charman, T., Baron-Cohen, S., Swettenham, J., Baird, C., Drew, A., Cox, A. (2003): Predicting Language Outcome in Infants with Autism and Pervasive Developmental Disorder. International Journal of Language and Communication Disorders 3, 263–285

Charman T., Pickles A., Simonoff, E., Chandler S., Loucas, T., Baird, G. (2011): IQ in Children with Autism Spectrum Disorders: Data from the Special Needs and Autism Project (SNAP), Psychological Medicine, 41 (3), 619–627

Christensen, D. L., Bilder, D. A., Zahorodny, W., Pettygrove, S., Durkin, M. S., Fitzerald, R. T., Yeargin-Allsopp, M. (2016): Prevalence and Characteristics of Autism Spectrum Disorder among 4-Year-old Children in the Autism and Developmental Disabilities Monitoring Network. Journal of Developmental and Behavioral Pediatrics 37: 1–8

Coleman, M., Gillberg, C. (1985): The Biology of the Autistic Syndromes. Praeger, New York

Colombi, C., Vivanti, G., Rogers, S. (2019): Evidence Based Practice. In : Rieske, R. D. (Hrsg): Handbook of Interdisciplinary Treatments for Autism Spectrum Disorders. Springer, New York, 9–28

Constantino, J. N., Charman, T. (2016): Diagnosis of Autism Spectrum Disorder: Reconciling the Syndrome, Its Diverse Origins, and Variation in Expression. The Lancet Neurology 15 (3), 279–291

Cordes, R. (Hrsg.) (2023): Bremer Frühtherapieprogramm Autismus: Intensivförderung mit Elterntraining. Urban & Fischer, Stuttgart

Cosden, M., Koegel, L. K., Koegel, R. L., Greenwell, A., Klein, E. (2006): Strength Based Assessment for Children with Autism Spectrum Disorders. Research and Practice for Persons with Severe Disabilities 31, 134–143

Cox, D. J. (2019): Ethical Considerations in Interdisciplinary Treatments. In: Rieske, R. D. (Hrsg): Handbook of Interdisciplinary Treatments for Autism Spectrum Disorders. Springer, New York, 49–61

Crais, E., Ogletree, B. T. (2016): Prelinguistic Development. In: Keen, D., Meadan, H., Brad, N. C., Halle, J. W. (Hrsg.): Prelinguistic and Minimally Verbal Communication on the Autism Spectrum. Springer Science Media, Singapore, 9–32

Crowell, J. A., Keluskra, J., Goreck, A. (2019): Parenting Behavior and the Development of Children with Autism Spectrum Disorder. Comprehensive Psychiatry 90, 21–29

Daniels, A. M., Mandell, D. S. (2014): Explaining Differences in Age at Autism Spectrum Disorder Diagnosis: A Critical Review. Autism 18, 583–597

Davidson, M. M., Ellis Weismer, S. (2017): A Discrepancy in Comprehension and Production in Early Language Development in ASD: Is it Clinically Relevant? Journal of Autism and Developmental Disorders 47 (7), 2163–2175. doi:10.1007/s10803-017-3135-z

Dawson, G. (2008): Early Behavioral Intervention, Brain Plasticity, and the Prevention of Autism Spectrum Disorder. Development and Psychopathology 20, 775–803

Dawson, G., Rogers, S., Munson, J., Smith, M., Winter, J. (2010): Randomized, Controlled Trial of an Intervention for Toddlers with Autism: The Early Start Denver Model. Pediatrics 125: e17–23

Demopoulos, C., Lewine, J. D. (2016): Audiometric Profiles in Autism Spectrum Disorders: Does Subclinical Hearing Loss Impact Communication? Autism Research 9 (1), 107–120. doi:10.1002/aur.1495

DGSPJ (Deutsche Gesellschaft für Sozialpädiatrie und Jugendmedizin) (2017): Stationäre sozialpädiatrische Behandlung: Grundsätze der Strukturqualität, Prozessqualität, Behandlungsindikation und Evaluation. In: https://www.dgspj.de, 02.06.2020

Dissanayake, C., Sigman, M. (2001): Attachment and Emotional Responsiveness in Children with Autism. International Review of Research in Mental Retardation 23, 239–266

Dodd, J. L., Franke, L. K., Grzesik, J. K., Stoskopf, J. (2014): Comprehensive Multi-Disciplinary Assessment Protocol for Autism Spectrum Disorder. Journal of Intellectual Disability Diagnosis and Treatment 2 (1), 68–82. doi:10.6000/2292-2598.2014.02.01.9

Dosman, C., Andrews, D. (2012): Anticipatory Guidance for Cognitive and Social-emotional Development: Birth to Five Years. Paediatrics and Child Health 17 (2): 75–80

Drager, K., Light, J., Speltz, J. C., Fallon K. A., Jeffries, L. Z. (2003): The Performance of Typically Developing 2 1/2-Year-olds on Dynamic Display AAC Technologies with Different System Layouts and Language Organizations. Journal of Speech, Language and Hearing Research 46, 298–312

Duarte, C. S., Bordin, I. A., Yazigi, L., Mooney, J. (2005): Factors Associated with Stress in Mothers of Children with Autism. Autism 9, 416–427. doi:10.1177/1362361305056081

Dunlap, G., Sailor, W., Horner, R. H., Sugai, G. (2009): Overview and History of Positive Behavior Support. In: Sailor, W., Dunlap, G., Sugai, G., Horner R. (Hrsg.): Handbook of Positive Behavior Support. Issues in Clinical Child Psychology. Springer, Boston

Dunst, C. J., McWilliam, R. A. (1988): Cognitive Assessment of Multiply Handicapped Young Children. In: Wachs, T., Sheehan, R. (Hrsg.), Assessment of Developmentally Disabled Children. Plenum Press, New York, 213–238

Dunst, C. J., Raab, M., Trivette, C. M., Swanson, J. (2010): Community Based Everyday Learning Opportunities. In: McWilliam, R. A. (Hrsg.): Working with Families of Young Children with Special Needs. Guilford Press, New York, 60–92

Durand, V. M., Moskowitz, L. J. (2015): Functional Communication Training: Thirty Years of Treating Challenging Behavior. Topics in Early Childhood Special Education 35 (2), 116–126

Eckes, T., Buhlmann, U., Holling, H.-D., Möllmann, A. (2023): Comprehensive ABA-based Interventions in the Treatment of Children with Autism Spectrum Disorder – a Meta-Analysis. BMC Psychiatry 23, 1–19. doi: 10.1186/s12888-022-04412-1

Eigsti, M., Marchena, A. B., Schuh, I. M., Kelley, E. (2011): Language Acquisition in Autism Spectrum Disorders: A Developmental Review, Research in Autism Spectrum Disorders 5 (2), 681–691, doi:10.1016/j.rasd.2010.09.001

Emerson, E., Einfeld, S., Stancliffe, R. (2010): The Mental Health of Young Australian Children with Intellectual Disabilities or Borderline Intellectual Functioning. Social Psychiatry and Psychiatric Epidemiology 45, 579–87

Emerson, E., Hatton, C. (2007): The Mental Health of Children and Adolescents with Intellectual Disabilities in Britain. British Journal of Psychiatry 191, 493–499

Estes, A., Munson, J., Rogers, S., Greenson, J., Winter, J., Dawson, G. (2015): Longterm Outcomes of Early Intervention in 6-Year-old Children with Autism Spectrum Disorder. Journal of the American Academy of Child and Adolescent Psychiatry 54 (7), 580–587

Estes, A., Swain, D. M., MacDuffie, K. E. (2019): The Effects of Early Autism Intervention on Parents and Family Adaptive Functioning. Pediatric Medicine 2, 1–14. doi:10.21037/pm.2019.05.05

Evans, B. (2013): How Autism Became Autism: The Radical Transformation of a Central Concept of Child Development in Britain. History of Human Sciences, 26 (3), 3–31

Evans, K., Milbourn, B., Hayden-Evans, M., D'Arcy, E., Chamberlain, A., Roberts, B., Eapen, V., Whitehouse, A. J. O., Bölte, S., Girdler, S. (2022): Development of an Assessment of Functioning Measure based on the ICF Core Sets for Autism Spectrum Disorder: Executive Summary. Cooperative Research Centre for Living with Autism, Brisbane

Falkai, P., Wittchen, H.-U. (Hrsg.) (2015): Diagnostisches und statistisches Manual psychischer Störungen. DSM-5. Hogrefe, Göttingen

Fernell, E., Hedvall, A., Norrelgen, F., Eriksson, M., Höglund-Carlsson, L., Barnevik-Olsson, M., Svensson, L., Holm, A., Westerlund, J., Gillberg, C. (2010): Developmental Profiles in Preschool Children with Autism Spectrum Disorders Referred for Intervention. Research in Developmental Disabilities 31 (3), 790 – 799

Flippin, M., Watson, L. R. (2018) : Parental Broad Autism Phenotype and the Language Skills of Children with Autism Spectrum Disorder. Journal of Autism and Developmental Disorders 48 (6), 1895 – 1907. doi:10.1007/s10803-017-3431-7

Fleming, B., Hurley, E., the Goth (2015): Choosing Autism Interventions: A Research Based Guide. Research Autism and Autism West Midlands. Pavilion Publishing, Hove

Fombonne, E. (2002): Prevalence of Childhood Disintegrative Disorder. Autism 6 (2), 149 – 157

Fombonne, E. (1999): The Epidemiology of Autism: A Review. Psychological Medicine 29 (4), 769 – 86

Freitag, C. M. (2021): Autismus-Spektrum-Störung. Aktuelle Entwicklungen in Diagnostik und Therapie. Kinder- und Jugendmedizin 21 (2), 109 – 115. doi: 10.1055/a-1366-6625

Freitag, C. M. (2020): Von den tiefgreifenden Entwicklungsstörungen in ICD-10 zur Autismus-Spektrum-Störung in ICD-11. Zeitschrift für Kinder- und Jugendpsychiatrie und Psychotherapie 49 (6), 437 – 441. doi: 10.1024/1422-4917/a000774

Freitag, C. M. (2016): AWMF-Leitlinie Autismus-Spektrum-Störungen im Kindes-, Jugend- und Erwachsenenalter, Teil 1: Diagnostik. Interdisziplinäre S3-Leitlinie der DGKJP und der DGPPN sowie der beteiligten Fachgesellschaften, Berufsverbände und Patientenorganisationen, Langversion, AWMF-Registriernummer 028-18. In: https://www.awmf.org/leitlinien/detail/ll/028-018.html, 02.06.2020

Freitag, C. M., Jensen, K., Teufel, K., Luh, M., Todorova, A., Lalk, C., Vllasaliu, L. (2020): Empirisch untersuchte entwicklungsorientierte und verhaltenstherapeutisch basierte Therapieprogramme zur Verbesserung der Kernsymptome und der Sprachentwicklung bei Klein- und Vorschulkindern mit Autismus-Spektrum-Störungen. Zeitschrift für Kinder- und Jugendpsychiatrie und Psychotherapie 48 (3), 224 – 243. doi: 10.1024/1422-4917/a000714

Freitag, C. M., Vllasaliu, L. (2021): Autismus-Spektrum-Störungen im Kindes-, Jugend- und Erwachsenenalter. Teil 2: Therapie. Interdisziplinäre S3-Leitlinie der DGKJP und der DGPPN sowie der beteiligten Fachgesellschaften, Berufsverbände und Patientenorganisationen. Kurzversion: Hinweise zur Handhabung und Empfehlungen. Stand: 24.03.2021. AWMF-Registernummer: 028 – 047. In: https://www.awmf.org/leitlinien/detail/ll/028-047.html, 07.11.2023

Fröhlich, U., Noterdaeme, M., Joost, B., Buschmann, A. (2014): Elterntraining zur Anbahnung sozialer Kommunikation bei Kindern mit Autismus-Spektrum-Störungen, Training Autismus -Sprache-Kommunikation (TASK). Urban & Fischer, München

Fountain, C., Winter A. S., Bearman P. S. (2012): Six Developmental Trajectories Characterize Children with Autism. Pediatrics 129 (5):e1112–e1120. doi:10.1542/peds.2011-1601

Fuhrer, U. (2011): Entwicklungsaufgaben, Grundbedürfnisse in der frühen Kindheit und entwicklungsförderliches Bindungsverhalten. Frühförderung interdisziplinär 30 (4), 203–212

Ganz, J. B. (2015): AAC Interventions for Individuals with Autism Spectrum Disorders: State of the Science and Future Research Directions, Augmentative and Alternative Communication 31, 3, 203–214. doi: 10.3109/07434618.2015.1047532

Ganz, J. B. (2014): Aided Augmentative Communication for Individuals with Autism Spectrum Disorders. Springer, New York.

Ganz, J. B., Simpson, R. L. (Hrsg.) (2019): Interventions for Individuals with Autism Spectrum Disorder and Complex Communication Needs. In: Beukelman, D. R., Light, J. (Hrsg.): Augmentative and Alternative Communication Series. Paul H. Brookes Publishing, Baltimore

Garg, S., Plasschaert, E., Descheemaeker, M., Huson, S., Borghgraef, M., Vogels, A., Evans, D., Legius E,. Green, J. (2015): Autism Spectrum Disorder Profile in Neurofibromatosis Type 1. Journal of Autism and Developmental Disorders 45, 1649–1657

Gerenser, J. (2009): Language Disorders in Children with Autism. In: Schwartz, R. G. (Hrsg.): Handbook of Child Language Disorders. Psychology Press, New York, N.Y., 67–89

Gernsbacher, M. A., Morson, E. M., Grace, E. J. (2016): Language and Speech in Autism, Annual Review of Linguistics 2, 413–425

Gillberg, C., Fernell, E. (2014): Autism Plus Versus Autism Pure. Journal of Autism and Developmental Disorders 44 (12), 3274–3276. doi:10.1007/s10803-014-2163-1

Gray, C. A. (1995): Teaching Children with Autism to "Read" Social Situations. In: Quill, K. A. (Hrsg.): Teaching Children with Autism: Strategies to Enhance Communication and Socialization. Delmar, Albany (New York), 219–242

Green, J., Charman, T., McConachie, H., Aldred, C., Slonims, V., Howlin, P. (2010): Parent-mediated Communication-focused Treatment in Children with Autism (PACT): A Randomised Controlled Trial. The Lancet 375 (9732): 2152–2160

Green, J., Garg, S. (2018): Annual Research Review: The State of Autism Intervention Science: Progress, Target Psychological and Biological Mechanisms and Future Prospects. Journal of Child Psychology and Psychiatry 59 (4), 424–443. doi:10.1111/jcpp.12892

Green, J., Pickles, A., Pasco, G., Bedford, R., Wan, M. W., Elsabbagh, M., Slonims, V., Gliga, T., Jones, E., Cheung, C., Charman, T., Johnson, M. (2017): Randomised Trial of a Parent-Mediated Intervention for Infants at High Risk for Autism: Longitudinal Outcomes to Age 3 Years. Journal of Child Psychology and Psychiatry 58 (12), 1330–1340. doi: 10.1111/jcpp.12728

Greenspan, S. I. (1992): Infancy and Early Childhood: The Practice of Clinical Assessment and Intervention with Emotional and Developmental Challenges. International Universities Press, Madison (Connecticut)

Greenspan, S. I., Wieder, S. (2011): Relationship-based Early Intervention Approach to Autistic Spectrum Disorders: The DIR Model. In: Amaral, D. G., Dawson, G., Geschwind, D. H. (Hrsg.): Autism Spectrum Disorders. Oxford University Press, New York, 1068 – 1080

Greenspan, S. I., Wieder, S. (2006a): Engaging Autism: The Floortime Approach to Helping Children Relate, Communicate, and Think. DaCapo Press/Perseus Books, Cambridge (Massachusetts)

Greenspan, S. I., Wieder, S. (2006b): Infancy and Early Childhood Mental Health: A Comprehensive Developmental Approach to Assessment and Intervention. American Psychiatric Publishing, Washington, D.C.

Greenspan, S. I., Wieder, S. (1997): Developmental Patterns and Outcomes in Infants and Children with Disorders in Relating and Communicating: A Chart Review of 200 Cases of Children with Autistic Spectrum Diagnoses. Journal of Developmental and Learning Disorders 1, 87 – 141

Grigorenko, E. L., Klin, A., Volkmar, F. (2003): Annotation: Hyperlexia: Disability or Superability? Journal of Child Psychology and Psychiatry and Allied Disciplines 4, 1079 – 1091

Grzadzinski, R., Amso, D., Landa, R., Watson, L., Guralnick, M., Zwaigenbaum, L., Deák, G., Estes, A., Brian, J., Bath, K., Elison, J., Abbeduto, L., Wolff, J., Piven, J. (2021): Pre-symptomatic Intervention for Autism Spectrum Disorder (ASD): Defining a Research Agenda. Journal of Neurodevelopmental Disorders 13 (1), 49, 1 – 23. doi: 10.1186/s11689-021-09393-y

Gulsrud, A. C., Kasari, C. (2011): Developmental Intervention Programs. In: Volkmar, F. R. (Hrsg.): Encyclopedia of Autism Spectrum Disorders. Springer, New York, 889 – 894

Guralnick, M. J. (2018): Effective Early Intervention: The Developmental Systems Approach, Paul H. Brookes Publishing, Baltimore

Hampton L. H., Kaiser A. P. (2016): Intervention Effects on Spoken-language Outcomes for Children with Autism: A Systematic Review and Meta-analysis. Journal of Intellectual Disability Research 60, 444 – 463. doi:10.1111/jir.12283

Hancock, T. B., Kaiser, A. P. (2006): Enhanced Milieu Teaching. In: McCauley, R., Fey, M. (Hrsg.): Treatment of Language Disorders in Children. Paul H. Brookes Publishing, Baltimore, 203 – 236

Hancock, T. B., Ledbetter-Cho, K., Howell, A., Lang, R. (2016): Enhanced Milieu Teaching. In: Lang, R., Hancock, T. B., Singh, N. N. (Hrsg.): Early Intervention for Young Children with Autism Spectrum Disorder. Springer, Basel

Hartley S. L., Schaidle, E. M., Burnson C. F. (2013): Parental Attributions for the Behavior Problems of Children and Adolescents with Autism Spectrum Disorders. Journal of Developmental and Behavioral Pediatrics 2013 34 (9), 651 – 660

Häußler, A. (2018): Sehen und Verstehen. Visuelle Strategien in der Förderung von Menschen mit Autismus-Spektrum-Störung. Kohlhammer, Stuttgart

Häußler, A. (2016): Der TEACCH® Ansatz zur Förderung von Menschen mit Autismus. Einführung in Theorie und Praxis. 5. Aufl. Verlag modernes lernen, Dortmund

Heimann, M., Nordqvist, E., Strid, K., Connant Almrot, J., Tjus, T. (2016): Children with Autism Respond Differently to Spontaneous, Elicited and Deferred Imitation. Journal of Intellectual Disability Research 60 (5), 491 – 501. doi: 10.1111/jir.12272

Herlihy, L., Knoch, K. Vibert, B., Fein, D. (2015): Parents' First Concerns about Toddlers with Autism Spectrum Disorder: Effect of Sibling Status. Autism 19 (1), 20–28

Hobson, R. P. (2004): The Cradle of Thought: Exploring the Origins of Thinking. Oxford University Press, Oxford

Hodgdon, L. A. (1995): Visual Strategies for Improving Communication. Quirk Roberts, Troy (Missouri)

Hogan, K., Marcus, L.-M. (2018): From Assessment to Intervention. In: Goldstein, S. L., Ozonoff, S. (Hrsg.) Assessment of Autism Spectrum Disorders. Guilford Publications, New York, 361–382

Howlin, P., Magiati, I., Charman, T. (2009): Systematic Review of Early Intensive Behavioral Interventions for Children with Autism. American Journal of Intellectual and Developmental Disabilities 114 (1), 23–41

Hyman, S. L., Johnson, J. K. (2012): Autism and Pediatric Practice: Toward a Medical Home. Journal of Autism and Developmental Disorders 42, 1156–1164

Hyman, S. L., Levy, S. E., Myers, S. M. (2020): Identification, Evaluation, and Management of Children with Autism Spectrum Disorder. Pediatrics 145 (1), 1–71. doi: 10.1542/peds.2019-3447

Ingersoll, B., Jelinke, S. (2013): Symbolic Play. In: Volkmar, F. R. (Hrsg): Encyclopedia of Autism Spectrum Disorders. Springer, New York, 3053–3056

Ingersoll B., Walton K. (2013): Play Intervention. In: Volkmar, F. R. (Hrsg.): Encyclopedia of Autism Spectrum Disorders. Springer, New York, 2287–2291

Iyama-Kurtycz, T. (2020): Diagnosing and Caring for the Child with Autism Spectrum Disorder: A Practical Guide for the Primary Care Provider. Springer, New York

Janert, S. (2020): Autistischen Kindern Brücken bauen: Ein Elternratgeber. 4. Aufl. Ernst Reinhardt, München

Janert, S., Zirnsak, A., Acerbi, I., Hohndorf, S. (2023): Autismus beziehungsorientiert behandeln. Handbuch zur DIRFloortime Methode. 2. Aufl. Ernst Reinhardt, München

Jarrold, C. (2003): A Review of Research into Pretend Play in Autism. Autism 7, 379–390

Jopp, D. A., Keys, C. B. (2001): Diagnostic Overshadowing Reviewed and Reconsidered. American Journal on Mental Retardation 106 (5), 416–433

Johnson, C. P., Myers, S. M. (2007): American Academy of Pediatrics Council on Children With Disabilities. Identification and evaluation of children with autism spectrum disorders. Pediatrics 120 (5), 1183–1215

Jones, W., Klin, A. (2009): Heterogeneity and Homogeneity across the Autism Spectrum: The Role of Development. Journal of the American Academy of Child and Adolescent Psychiatry 48 (5), 471–473

Jung, S., Sainato, D. M. (2013): Teaching Play Skills to Young Children with Autism. Journal of Intellectual and Developmental Disabilities 38 (1), 74–90. doi: 10.3109/13668250.2012.732220

Kaiser, A. P., Hancock, T. B., Nietfeld, J. P. (2000): The Effects of Parent-implemented Enhanced Milieu Teaching on the Social Communication of Children who Have Autism. Journal of Early Education and Development [Special Issue] 11 (4): 423–446

Kanne, S. (2013): Diagnostic Overshadowing. In: Volkmar, F. (Hrsg.): Encyclopedia of Autism Spectrum Disorders. Springer, New York, 938–940

Kanner, L. (1943): Autistic Disturbances of Affective Contact. Nervous Children 2, 217–50

Karmiloff-Smith, A., Casey, B. J., Massand, E., Tomalski, P., Thomas, M. S. C. (2014): Environmental and Genetic Influences on Neurocognitive Development: The Importance of Multiple Methodologies and Time-dependent Intervention. Clinical Psychological Science 2, 628–637. doi:10.1177/2167702614521188

Kasari, C., Brady, N., Lord, C., Tager-Flusberg, H. (2013): Assessing the Minimally Verbal School-Aged Child with Autism Spectrum Disorder. Autism Research 6 (6): 479–93

Kasari, C., Chang, Y.-C. (2014): Play Development in Children with Autism Spectrum Disorders: Skills, Object Play and Interventions. In: Volkmar, F. R., Rogers, S., Paul, R., Pelphrey, K. A. (Hrsg.): Handbook of Autism and Pervasive Developmental Disorders. Wiley, New York, 263–277

Kasari, C., Gulsrud, A., Freeman, S., Paparella, T., Hellemann, G. (2012): Longitudinal Follow-up of Children with Autism Receiving Targeted Interventions on Joint Attention and Play. Journal of the American Academy of Child and Adolescent Psychiatry 51 (5), 487–45

Kasari, C., Gulsrud, A. C., Shire, S. Y., Strawbridge, C. (2022): The JASPER Model for Children with Autism: Promoting Joint Attention, Symbolic Play, Engagement, and Regulation. Guilford Press, New York

Kasari, C., Kaiser, A., Goods, K., Nietfeld J., Mathy P., Landa R., Murphy, S., Alivall, D. (2014): Communication Interventions for Minimally Verbal Children with Autism: A Sequential Multiple Assignment Randomized Trial. Journal of the American Academy of Child & Adolescent Psychiatry 53 (6), 635–46. doi:10.1016/j.jaac.2014.01.019

Kasari, C., Lawton, K., Shih, W., Barker, T. V., Landa, R., Lord C., Orlich, F., King, B., Wetherby, A., Senturk, D. (2014): Caregiver-mediated Intervention for Low-resourced Preschoolers with Autism: An RCT. Pediatrics 134 (1):e72–e79

Keen, D., Couzens, D., Muspratt, S., Rodger, S. (2010): The Effects of a Parent-Focused Intervention for Children with a Recent Diagnosis of Autism Spectrum Disorder on Parenting Stress and Competence. Research in Autism Spectrum Disorders 4, 229–241. doi:10.1016/j.rasd.2009.09.009

Keen, D., Meadan-Kaplansky, H., Brady, N. C., Halle, J. W. (2016): Prelinguistic and Minimally Verbal Communicators on the Autism Spectrum. Springer Science, Singapur

Keen, D., Paytner, J., Trembach, D., Simpson, K. (2016): Translating Research to Practice in Prelinguistic Communication. In: Keen, D., Meadan, H., Brad, N. C., Halle, J. W. (Hrsg.): Prelinguistic and Minimally Verbal Communication on the Autism Spectrum. Springer Science, Singapur

Kilmeyer, S., Kazmarek, L. (2017): Parent Training and Joint Engagement in Young Children with Autism Spectrum Disorders. Autism and Developmental Language Impairments 2, 1–16

Kim, S. H., Bal, V. H., Benrey, N, Choi, Y. B., Guthrie, W., Colombi, C., Lord, C. (2018): Variability in Autism Symptom Trajectories Using Repeated Observations from 14 to 36 Months of Age. Journal of the American Academy of Child and Adolescence Psychiatry. 57 (11), 837–848. doi:10.1016/j.jaac.2018.05.026

Kim, S. H., Hus, V., Lord, C. (2013): Autism Diagnostic Interview-Revised. In: Volkmar, F. R. (Hrsg.): Encyclopedia of Autism Spectrum Disorders. Wiley, New York, 345–349

Kim, S., Lord, C. (2012): Combining Information from Multiple Sources for the Diagnosis of Autism Spectrum Disorders for Toddlers and Young Preschoolers from 12 to 47 Months of Age. Journal of Child Psychology and Psychiatry 53 (2), 143–151. doi:10.1111/j.1469-7610.2011.02458.x

Klein-Tasman, B. P., Phillips, K. D., Lord, C. E., Mervis, C. B., Gallo, F. (2009): Overlap with the Autism Spectrum in Young Children with Williams Syndrome. Journal of Developmental and Behavioral Pediatrics 30, 4, 289–299

Kodak, T., Piazza, C. C. (2008): Assessment and Behavioral Treatment of Feeding and Sleeping Disorders in Children with Autism Spectrum Disorders. Child and Adolescent Psychiatric Clinics of North America 17 (4), 887–905

Koegel, R., Koegel, L. (2019): Pivotal Response Treatment for Autism Spectrum Disorders. 2. Aufl. Paul H. Brookes Publishing, Baltimore

Koegel, R., Koegel, L. (Hrsg.) (2006): Pivotal Response Treatments for Autism: Communication, Social, and Academic Development. Paul H. Brookes Publishing, Baltimore

Kurita, H. (1985): Infantile Autism with Speech Loss before the Age of Thirty Months. Journal of American Academy of Child Psychiatry 24, 191–196

Kuschner, E. S., Bennetto, L., Yost, K. (2007): Patterns of Nonverbal Cognitive Functioning in Young Children with Autism Spectrum Disorders. Journal of Autism and Developmental Disorders 37 (5), 795–807

Landa, R. J. (2018): Efficacy of Early Interventions for Infants and Young Children with, and, at Risk for, Autism Spectrum Disorders. International Review of Psychiatry 30 (1), 25–39. doi:10.1080/09540261.2018.1432574

Landa, R. J. (2011): Developmental Features and Trajectories Associated with Autism Spectrum Disorders in Infants and Toddlers. In: Amaral, D. G., Dawson, G., Geschwind, D. H. (Hrsg.) (2011): Autism Spectrum Disorders. Oxford University Press, Oxford/New York, 213–228

Landa, R. J. (2008): Diagnosis of Autism Spectrum Disorders in the First 3 Years of Life. Nature Clinical Practice Neurology 4 (3), 138–147

Landa, R. J,. Gross, A. L., Stuart, E. A., Faherty, A. (2013): Developmental Trajectories in Children with and without Autism Spectrum Disorders: The First 3 Years. Child Development 84, 429–442. doi:10.1111/j.1467-8624.2012.01870.x

Landa, R. J., Holman, K. C., Garrett-Mayer, E. (2007): Social and Communication Development in Toddlers with Early and Later Diagnosis of Autism Spectrum Disorders. Archives of General Psychiatry 64 (7), 853–864

Leach, D., LaRoque, M. (2011): Increasing Social Reciprocity in Young Children with Autism. Intervention in School and Clinic 46, 150–156

Ledford, J. R., Gast, D. L. (2006): Feeding Problems in Children with Autism Spectrum Disorders: A Review. Focus on Autism and Other Developmental Disabilities 21, 153–166

Leekam, S. R., Prior, M. R., Uljarevic, M. (2011): Restricted and Repetitive Behaviors in Autism Spectrum Disorders: A Review of Research in the Last Decade. Psychological Bulletin 137, 562–593. doi:10.1037/a0023341

LeMay, M., Rieske, R. D., Johnston, S. (2019): Interdisciplinary Teams and Autism Spectrum Disorders. In: Rieske, R. D. (Hrsg.): Handbook of Interdisciplinary Treatment for Autism Spectrum Disorders. Springer, Basel, 1–8

Lewis, M., Starr, M. D. (1979): Developmental Continuity. In: Osofsky, J. D. (Hrsg.): Handbook of Infant Development. Wiley, New York, 653–670

Licari, M. K., Alvares, G. A., Varcin, K., Evans, K. L., Cleary, D., Reid, S. L., Glasson, E .J., Bebbington, K., Reynolds, J. E., Wray, J., Whitehouse, A. J .O. (2020): Prevalence of Motor Difficulties in Autism Spectrum Disorder: Analysis of a Population-based Cohort. Autism Research 13, 298–306. doi:10.1002/aur.2230

Light, J., McNaughton, D., Caron, J. (2019): New and Emerging AAC Technology Supports for Children with Complex Communication Needs and Their Communication Partners: State of the Science and Future Research Directions. Augmentative and Alternative Communication 35 (1), 26–41. doi:10.1080/07434618.2018.1557251

Linstead, E., Dixon, D. R., Hong, E., Burns, C. O., French, R., Novack, M. N., Granpeesheh, D. (2017): An Evaluation of the Effects of Intensity and Duration on Outcomes across Treatment Domains for Children with Autism Spectrum Disorder. Translational Psychiatry 7 (9), e1234. doi:10.1038/tp.2017.207

Lord, C. (1993): Early Social Development in Autism. In: Schopler, E., Van Bourgondien, M. E., Bristol, M. M. (Hrsg.): Preschool Issues in Autism. Plenum Publishing, New York, 61–94

Lord, C. (1985): Autism and the Comprehension of Language. In: Schopler, E., Mesibov, G. B. (Hrsg.): Communication Problems in Autism. Plenum Press, New York, 257–281

Lord, C., Charman, T., Havdahl, A., Carbone, P. et al. (2022): The Lancet Commission on the Future of Care and Clinical Research in Autism, Lancet Commissions 399 (10321), 271–334. doi: 10.1016/S0140-6736(21)01541-5

Lord, C., Elsabbagh, M., Baird, G., Veenstra-Vanderweele, J. (2018): Autism Spectrum Disorder. Lancet 392, 508–520

Lord, C., Luyster, R., Guthrie, W., Pickles, A. (2012): Patterns of Developmental Trajectories in Toddlers With Autism Spectrum Disorder. Journal of Consulting and Clinical Psychology 80 (3), 477–489

Lord, C., Risi, S., Pickles, A. (2004): Trajectory of Language Development in Autistic Spectrum Disorders. In: Rice, M., Warren, S. (Hrsg.): Developmental Language Disorders: From Phenotypes to Etiologies. Erlbaum, Mahwah (New Jersey), 1–19

Lord, C., Rutter, M., Le Couteur, A. (1994): Autism Diagnostic Interview-revised: A Revised Version of a Diagnostic Interview for Caregivers of Individuals with Possible Pervasive Developmental Disorders. Journal of Autism and Developmental Disorders 24 (5), 659–685

Lord, C., Shulman C., DiLavore, P. (2004): Regression and Word Loss in Autistic Spectrum Disorders. Journal of Child Psychology and Child Psychiatry 45 (5), 936–955

Lovaas, O. (1987): Behavioral Treatment and Normal Educational and Intellectual Functioning in Young Autistic Children. Journal of Consulting and Clinical Psychology 55 (1), 3–9. doi:10.1037/0022-006X.55.1.3

Loveland, K. A. (2011): Issues in Defining the Core Features of Autism through the Lifespan. In: Amaral, D. G., Dawson, G., Geschwind, D. H. (Hrsg.): Autism Spectrum Disorders. Oxford University Press, Oxford, 253–259

Lubetsky, M. J., Handen, B. L., McGonigle, J. J. (Hrsg.) (2011): Autism Spectrum Disorder. Pittsburgh Pocket Psychiatry Series. Oxford University Press, New York

MacDonald, J. R., Carroll, J. Y. (1992): A Social Partnership Model for Assessing Early Communication Development. An Intervention Model for Preconversational Children. Language, Speech and Hearing Services in the Schools 23 (2), 113–124

Maestro, S., Muratori, F., Cesari, A., Cavallaro, M., Paziente, A., Pecini, C. (2005): Course of Autism Signs in the First Year of Life. Psychopathology 38 (1), 26–31

Magiati, I., Tay, X. W., Howlin, P. (2012): Early Comprehensive Interventions for Children with Autism Spectrum Disorders: A Critical Synthesis of Recent Review Findings. Neuropsychiatry 2 (6), 543–570

Matson, J. L. (2012): Functional Assessment for Challenging Behavior. Springer, New York

Matson, J. L., Nebel-Schwalm, M. S., Matson, M. L. (2007): A Review of Methodological Issues in the Differential Diagnosis of Autism Spectrum Disorders in Children. Research in Autism Spectrum Disorders 1, 38–54

McCarty, P., Frye, R. E. (2020): Early Detection and Diagnosis of Autism Spectrum Disorder: Why Is It So Difficult? Seminars in Pediatric Neurology 35, 1–7. doi: 10.1016/j.spen.2020.100831

McCune-Nicolich, L. (1981): Toward Symbolic Functioning: Structure of Early Pretend Games and Potential Parallels with Language. Child Development, 52 (3), 785–797

Mehra, C., Sil, A., Hedderly, T., Kyriakopolous, M., Lim, M., Turnbull, J., Happe, F., Baird, G., Absoud, M. (2019): Childhood Disintegrative Disorder and Autism Spectrum Disorder: A Systematic Review. Developmental Medicine and Child Neurology 2019, 61, 523–534

Mello, C., Rivard, M., Terroux, A., Mercier, C. (2018): Differential Response to Early Behavioral Interventions in Young Children with Autism Spectrum Disorders as a Function of Features of Intellectual Disability. Journal of Developmental Disabilities 23 (3), 5–17

Mesibov, G. B., Shea, V. (2010): The TEACCH Program in the Era of Evidence Based Practice. Journal of Autism and Developmental Disorders 40, 570–579

Mesibov, G. B., Shea, V., Schopler, E. (mit Adams, L., Burgess, S., Chapman, S. M., Merkler, E., Mosconi, M., Tanner, C., Van Bourgondien, M. E. (2005): The TEACCH Approach to Autism Spectrum Disorders. Springer, New York

Miles, J. H. (2011a): Autism Subgroups from a Medical Genetics Perspective. In: Amaral, D. G., Dawson, G., Geschwind, D. H. (Hrsg.): Autism Spectrum Disorders. Oxford University Press, New York, 705–721

Miles J. H. (2011b): Autism Spectrum Disorders – A Genetics Review. Genetics in Medicine 13, 278–294. doi:10.1097/GIM.0b013e3181ff67ba

Mohammadzaheri, F., Koegel, L. K., Rezaee, M., Rafiee, S. M. (2014): A Randomized Clinical Trial Comparison between Pivotal Response Treatment (PRT) and Structured Applied Behavior Analysis (ABA) Intervention for Children with Autism. Journal of Autism and Developmental Disorders 44 (11), 2769–2777

Morgan, S. M. (1986): Autism and Piaget's Theory: Are the Two Compatible? Journal of Autism and Developmental Disorders 16, 441–457

Mottron, L. (2017): Should We Change Targets and Methods of Early Intervention in Autism, in Favor of a Strengths-based Education? European Child and Adolescence Psychiatry 26 (7), 815–825. doi:10.1007/s00787-017-0955-5

Mundy, P. (2016): Autism and Joint Attention. Development, Neuroscience and Clinical Fundamentals. Guilford Press, New York

Myles, B. S., Trautman, M., Schelvan, R. L. (2004): The Hidden Curriculum: Practical Solutions for Understanding Unstated Rules in Social Situations. Autism Asperger Publishing Co, Shawnee Mission (Kansas)

Nadler, C., Slosky, L., Low Kapalu C., Sitzmann, B. (2019): Interdisciplinary Treatment for Pediatric Feeding Disorders. In: Rieske, R. D. (Hrsg.): Handbook of Interdisciplinary Treatment for Autism Spectrum Disorders. Springer International Publishing, Basel, 131–150

Nevill, R. E., Lecavalier, L., Stratis, E. A. (2018): Meta-analysis of Parent-mediated Intervention for Young Children with Autism Spectrum Disorder. Autism 22, 84–98

Noeker, M. (2009): Systematik von psychologischen Interventionen in der Pädiatrie. In: von Hagen, C., Schwarz, H.-P. (Hrsg.): Psychische Entwicklung bei chronischer Erkrankung. Kohlhammer, Stuttgart, 224–240

Norbury, C. F. (2014): Practitioner Review: Social (Pragmatic) Communication Disorder Conceptualization, Evidence and Clinical Implications. Journal of Child Psychology and Psychiatry 55 (3), 204–216. doi:10.1111/jcpp.12154

Odom, S. L., Morin, K., Savage, M., Tomaszewski, B. (2019): Behavioral and Educational Interventions. In: Volkmar, F. R. (Hrsg.): Autism and Pervasive Developmental Disorders. Cambridge University Press, Cambridge, 176–190

Oldfield, A. (2016): Family Approaches in Music Therapy with Young Children. In: Edwards, J. (Hrsg.): The Oxford Handbook of Music Therapy. Oxford University Press, Oxford, 158–175

O'Neill, J., Bergstrand, L., Bowman, K., Elliott, K., Mavin, L., Stephenson, S., Wayman, C. (2010): The SCERTS Model: Implementation and Evaluation in a Primary Special School. Good Autism Practice 11 (1), 7–15

Oono, I. P., Honey, E. J., McConachie, H. (2013): Parent-mediated Early Intervention for Young Children with Autism Spectrum Disorders (ASD). Evidence-Based Child Health: A Cochrane Review Journal 8 (6), 2380–479

Ornitz, E. M., Guthrie, D., Farley, A. (1977): The Early Development of Autistic Children. Journal of Autism and Childhood Schizophrenia 7, 207–229

Osterling, J. A., Dawson, G., Munson, J. A. (2002): Early Recognition of 1-Year-old Infants with Autism Spectrum Disorder Versus Mental Retardation. Development and Psychopathology 14 (2), 239–251

Ozcaliskan, S., Goldin-Meadow, S. (2005): Gesture is at the Cutting Edge of Early Language Development. Cognition 96, B101–B113

Ozonoff, S. (2012): Editorial Perspective: Autism Spectrum Disorders in DSM-5 — An Historical Perspective and the Need for Change. Journal of Child Psychology and Psychiatry 53, 1092–1094

Paparella, T., Goods, K. S., Freeman S., Kasari C. (2011): The Emergence of Nonverbal Joint Attention and Requesting Skills in Young Children with Autism. Journal of Communication Disorders 44, 569–583. doi:10.1016/j.jcomdis.2011.08.002

Parr, J. R., Le Couteur, A., Baird, G., Rutter, M., Pickles, A., Fombonne, E. (2011): Early Developmental Regression in Autism Spectrum Disorder: Evidence from an International Multiplex Sample. Journal of Autism and Developmental Disorders 41, 332–340

Parsons, L., Cordier, R., Munro, N., Joosten, A., Speyer, R. (2017): A Systematic Review of Pragmatic Language Interventions for Children with Autism Spectrum Disorder. PLoS ONE 12 (4): e0172242. doi:10.1371/journal.pone.0172242

Pauen, S., Roos, J. (2024): Entwicklung in den ersten Lebensjahren (0–3 Jahre). 3., überarbeitete Aufl. Ernst Reinhardt, München

Paul, R. (2008): Interventions to Improve Communication in Autism. Child and Adolescent Psychiatric Clinics of North America 17, 835–856

Paul, R., Campbell, D., Gilbert, K., Tsiouri, I. (2013): Comparing Spoken Language Treatments for Minimally Verbal Preschoolers with Autism Spectrum Disorders. Journal of Autism and Developmental Disorders 43 (2), 418–431

Paul, R., Simmons, E. (2019): Communication and Its Development in Autism Spectrum Disorders. In: Volkmar, F. R. (Hrsg.): Autism and Pervasive Developmental Disorders. 3. Aufl. Cambridge University Press, Cambridge, 89–111

Pearson, N., Charman, T., Happé, F., Bolton, P. F., McEwen, F. S. (2018): Regression in Autism Spectrum Disorder: Reconciling Findings from Retrospective and Prospective Research. Autism Research 11 (12), 1602–1620. doi:10.1002/aur.2035

Peverill, S., Smith, I. M., Duku, E., Szatmari, P., Mirenda, P., Vaillancourt, T., Volden, J., Zwaigenbaum, L., Bennett, T., Elsabbagh, M., Georgiades, S., Ungar, W. J. (2019): Developmental Trajectories of Feeding Problems in Children with Autism Spectrum Disorder. Journal of Pediatric Psychology 44 (8), 988–998

Pickles A., Le Couteur, A., Leadbitter, K., Salomone, E., Cole- Fletcher, R., Tobin, H., Gammer, I., Lowry, J., Vamvakas, G., Byford, S., Aldred, C., Slonims, V., McConachie, H., Howli, P., Parr, J. R., Charman, T., Green, J. (2016): Parent-mediated Social Communication Therapy for Young Children with Autism (PACT): Long-term Follow-up of a Randomised Controlled Trial. Lancet 388: 2501–2509

Pierce, K., Conant, D., Hazin, R., Stoner, R., Desmond, I. (2011): A Preference for Geometric Patterns Early in Life is a Risk Factor for Autism. Archives of General Psychiatry 68 (1), 101–109

Pierce, K., Glatt, S. J., Liptak, G. S., McIntyre, L. L. (2009): The Power and Promise of Identifying Autism Early: Insights from the Search for Clinical and Biological Markers. Annals of Clinical Psychiatry 21 (3), 132–147

Pittet, I., Kojovic, N., Franchini, M., Schaer, M. (2022): Trajectories of Imitation Skills in Preschoolers with Autism Spectrum Disorders. Journal of Neurodevelopmental Disorders 14, 1–13. doi: 10.1186/s11689-021-09412-y

Postorino V., Sharp, W. G., McCracken, C. E., Bearss, T. L., Evans, A. N., Scahill, L. (2017): A Systematic Review and Meta-analysis of Parent Training for Disruptive Behavior in Children with Autism Spectrum Disorder. Clinical Child and Family Psychological Review 20, 391–402

Poustka, L., Rühl, D., Feineis-Matthews, S., Bölte, S., Poustka, F., Hartung, M. (2018): ADOS-2. Diagnostische Beobachtungsskala für Autistische Störungen 2: Deutschsprachige Fassung der Autism Diagnostic Observation Schedule – 2 von C. Lord, M. Rutter, P. C. Dilavore, S. Risi, K. Gotham und S. L. Bishop (Module 1–4) bzw. C. Lord, R. J. Luyster, K. Gotham und W. Guthrie (Toddler Modul). 2. Aufl. Huber, Bern

Prelock, P. A., Paul, R., Allen, E. M. (2011): Evidence Based Treatments in Communication for Children with Autism Spectrum Disorders. In: Reichow, B., Doehring, P., Cicchetti, D. V., Volkmar, F. R. (Hrsg.): Evidence-based Practices and Treatments for Children with Autism. Springer, New York, 93–169

Prior, M., Roberts, J. M. A., Rodger, S. (2011): A Review of the Research to Identify the Most Effective Models of Practice in Early Intervention for Children with Autism Spectrum Disorders. Australian Government Department of Families, Housing, Community Services and Indigenous Affairs, Australia

Prizant, B. M. (2013): Uniquely Human. A Different Way of Seeing Autism. Simon & Schuster, New York

Prizant, B. M., Duchan, J. F. (1981): The Functions of Immediate Echolalia in Autistic Children. Journal of Speech and Hearing Disorders 46, 241–249

Prizant, B .M., Rydell, P. (1993): Assessment and Intervention Strategies for Unconventional Verbal Behavior. In: Reichle, J., Wacker, D. (Hrsg.): Communicative Approaches to Challenging Behavior. Paul H. Brookes Publishing, Baltimore

Prizant, B. M., Schuler, A. (1987): Facilitating Communication: Theoretical Foundations. In: Cohen, D. J., Donnellan, A. M., Paul, R. (Hrsg.): Handbook of Autism and Pervasive Developmental Disorders. Wiley, New York, 289–300

Prizant, B. M., Schuler, A. L., Wetherby, A. M., Rydell, P. (1997): Enhancing Language and Communication: Language Approaches. In: Cohen, D., Volkmar, F. (Hrsg.): Handbook of Autism and Pervasive Developmental Disorders. 2. Aufl. Wiley, New York

Prizant, B. M., Wetherby, A. M. (2005): Critical Considerations in Enhancing Communication Abilities for Persons with Autism Spectrum Disorders. In: Volkmar, F., Klin, A., Paul, R. (Hrsg.): Handbook of Autism and Pervasive Developmental Disorders. 3. Aufl. Wiley & Sons, New York

Prizant, B. M., Wetherby, A. M. (1993): Communication in Preschool Autistic Children. In: Schopler, E., van Bourgondien, M., Bristol, M. (Hrsg.): Preschool Issues in Autism. Plenum, New York

Prizant, B. M., Wetherby, A. M. (1988): Providing Services to Children with Autism (0–2 Years) and Their Families. Topics in Language Disorders 9, 1–23

Prizant, B. M., Wetherby, A. M., Rubin, E., Laurent, A. C., Rydell, P. J. (2006): THE SCERTS Model: Volume I Assessment, Volume II Program planning and intervention. Paul H. Brookes Publishing, Baltimore

Prizant, B. M., Wetherby, A. M., Rubin, E., Rydell, P., Laurent, A. (2003): THE SCERTS Model: A Family-centered, Transactional Approach to Enhancing Communication and Socioemotional Abilities of Young Children with ASD. Infants and Young children 16, 296–316

Prizant, B. M., Wetherby, A. M., Rydell, P. J. (2000): Communication Intervention Issues for Children with Autism Spectrum Disorders. In: Wetherby, A. M., Prizant, B. (Hrsg.): Autism Spectrum Disorders: A Transactional Developmental Perspective. Communication and Language Intervention Series, Volume 9, Paul H. Brookes Publishing, Baltimore, 193–224

Quill, K. A., Stansberry Brusnahan, L. L. (2017): Do-Watch-Listen-Say: Social and Communication Intervention for Autism Spectrum Disorder. Paul H. Brookes Publishing, Baltimore

Rapin, I., Dunn, M., Allen, D. A., Stevens, M., Fein, D. (2009): Subtypes of Language Disorders in School-age Children with Autism. Developmental Neuropsychology 34, 1–9

Reed, P., Howse, J., Ho, B., Osborne, L. A. (2017): Relationship between Perceived Limit-setting Abilities, Autism Spectrum Disorder Severity, Behaviour Problems, and Parenting Stress in Mothers of Children with Autism Spectrum Disorder. Autism 21 (8), 952–959

Reichle, J., Ganz, J. B., Drager, K., Parker-McGowan, Q. (2016): Augmentative and Alternative Communication Applications for Persons with ASD and Complex Communication Needs. In: Keen, D., Meadan, H., Brady, N. C., Halle, J. W. (Hrsg.): Prelinguistic and Minimally Verbal Communicators on the Autism Spectrum. Springer, Singapore, 179–213

Reichow, B., Doehring, P., Cicchetti, D. V., Volkmar, F. R. (Hrsg.) (2011): Evidence-based Practices and Treatments for Children with Autism. Springer, New York

Reichow, B., Hume, K., Baron, E. E., Boyd, B. A. (2018): Early Intensive Behavioral Intervention (EIBI) for Young Children with Autism Spectrum Disorders (ASD). Cochrane Database Systematic Review. In: doi:10.1002/14651858.CD009260.pub3

Roberts, G., Clemens, N., Doabler, C., Vaughn, S., Almirall, D., Nahum-Shani, I. (2021): Multitiered Systems of Support, Adaptive Interventions, and SMART Designs. Exceptional Children 88 (1), 8–25. doi: 10.1177/00144029211024141

Roberts, J .M .A., Prior, M. (2006): A Review of the Research to Identify the Most Effective Models of Practice in Early Intervention of Children with Autism Spectrum Disorders. Australian Government Department of Health and Ageing, Brisbane

Robins, D., Fein, D., Barton, M. (2009): Checklist for Autism in Toddlers, Revised with Follow-Up (M-CHAT-R/F). In: www.mchatscreen.com, 04.06.2020

Rogers, S. J. (1999): Intervention for Young Children with Autism: From Theory into Practice, Infants and Young Children 12 (2), 1–16

Rogers, S. J., Dawson, G. (2014): Frühintervention für Kinder mit Autismus: Das Early Start Denver Modell. Hogrefe, Göttingen

Rogers, S. J., Dawson, G. (2010): The Early Start Denver Model for Young Children with Autism. Promoting Language, Learning and Engagement, Guilford Press, New York

Rogers, S. J., Dawson, G., Vismara, L. A. (2016): Frühe Förderung für Ihr Kind mit Autismus: Das Early Start Denver Model in der Praxis. Junfermann Verlag, Paderborn

Rogers, S. J., Estes, A., Lord, C., Munson, J., Rocha, M., Winter, J., Greenson, J., Colombi, C., Dawson, G., Vismara, L., Sugar, C. A., Hellemann, G., Whelan, F., Talbott, M. (2019): A

Multisite Randomized Controlled Two-phase Trial of the Early Start Denver Model Compared to Treatment as Usual. Journal of the American Acadademy of Child and Adolescence Psychiatry 58 (9), 853–865. doi:10.1016/j.jaac.2019.01.004

Rogers, S. J., Vismara, L. (2008): Evidence-Based Comprehensive Treatments for Early Autism, Journal of Clinical Child & Adolescent Psychology 37 (1), 8–38. doi:10.1080/15374410701817808

Rogers, S. J., Vismara, L. A., Dawson, G. (2021): Coaching Parents of Young Children with Autism: Promoting Connection, Communication, and Learning. Guilford Press, New York

Rojahn, J., DeLeon, I., Rooker, G. W., Frank-Crawford, M. A., Carreau, A. B., Leon, Y. (2012): Behavioral (Function-Based) Intervention for Self-Injury. In: Luiselli, J. K. (Hrsg.): The Handbook of High-Risk Challenging Behaviors: Assessment and Intervention. Paul H. Brookes Publishing, Baltimore

Rowland, C. (2011): Using the Communication Matrix to Assess Expressive Skills in Early Communicators. Communication Disorders Quarterly, 32 (3), 190–201

Rutter, M., Andersen-Wood, L., Beckett, C., Bredenkamp, D., Castle, J., Groothues, C. (1999): Quasi-autistic Patterns Following Severe Early Global Privation. Journal of Child Psychology and Psychiatry 40 (4), 537–549

Rydell, P., Prizant, B. M. (1995): Educational and Communicative Approaches for Children Who Use Echolalia. In: Quill, K. (Hrsg.): Teaching Children with Autism: Methods to Increase Communication and Socialization. Delmar, Albany

Sandbank, M., Bottema-Beutel, K., Crowley, S., Cassidy, M. et al. (2020): Project AIM: Autism Intervention Meta-Analysis for Studies of Young Children. Psychological Bulletin 146 (1), 1–29. doi: 10.1037/bul0000215

Sandbank, M., Bottema-Beutel, K., Woynaroski T. (2021): Intervention Recommendations for Children with Autism in Light of a Changing Evidence Base. JAMA Pediatrics 175 (4), 341–342. doi: 10.1001/jamapediatrics.2020.4730

Sanders, M. R., Lawton, J. M. (1993): Discussing Assessment Findings with Families: A Guided Participation Model of Information, Child & Family Behavior Therapy 15 (2), 5–35. doi:10.1300/J019v15n02_02

Schertz, H. H., Odom, S. L., Baggett, K. M., Sideris, J. H. (2013): Effects of Joint Attention Mediated Learning for Toddlers with Autism Spectrum Disorders: An Initial Randomized Controlled Study. Early Childhood Research Quarterly 28, 249–258. doi:10.1016/j.ecresq.2012.06.006

Schopler, E., Mesibov, G. B., Hearsey, K. (1995): Structured Teaching in the TEACCH System. In: Schopler, E., Mesibov, G. B. (Hrsg.): Learning and Cognition in Autism. Kluwer Academic/Plenum, New York, 243–267

Schreibman, L., Dawson, G., Stahmer, A. C., Landa, R., Rogers, S. J., McGee, G. G., Kasari C., Ingersoll, B., Kaiser, A. P., Bruinsma, Y., McNerney E., Wetherby, A., Halladay, A. (2015): Naturalistic Developmental Behavioral Interventions: Empirically Validated Treatments for Autism Spectrum Disorders. Journal of Autism and Developmental Disorders 45 (8), 2411–28

Schreibman, L., Ingersoll, B. (2005): Behavioral Interventions to Promote Learning in Individuals with Autism. In: Volkmar, F. R., Paul, R., Klin, A., Cohen, D. (Hrsg.): Handbook of

Autism and Pervasive Developmental Disorders: Assessment, Interventions, and Policy. John Wiley & Sons, Hoboken, 882–896

Schuler, A. L. (1995): Thinking in Autism: Differences in Learning and Development. In: Quill, K. A. (Hrsg.): Teaching Children with Autism: Strategies to Enhance Communication and Socialization. Delmar, New York, 11–32

Schuler, A. L., Wetherby, A. M., Prizant, B. M. (1997): Enhancing Language and Communication: Prelanguage Approaches. In: Cohen, D.,Volkmar, F. (Hrsg.): Handbook of Autism and Pervasive Developmental Disorders. 2. Aufl. Wiley, New York

Sharp, W. G., Volkert, V. M., Scahill, L., McCracken, C. L., McElhanon, B. (2017): A Systematic Review and Metaanalysis of Intensive Multidisciplinary Intervention for Pediatric Feeding Disorders: How Standard is the Standard of Care? The Journal of Pediatrics 181, 116–124

Shattuck, P. T. (2006): The Contribution of Diagnostic Substitution to the Growing Administrative Prevalence of Autism in US Special Education. Pediatrics 117 (4), 1028–1037

Shen, M. D., Piven, J. (2017): Brain and Behavior Development in Autism from Birth through Infancy. Dialogues in Cilincal Neuroscience 19 (4), 325–333

Shriberg, L. D., Paul, R., McSweeny, J. L., Klin, A., Cohen, D. J., Volkmar, F .R. (2001): Speech and Prosody Characteristics of Adolescents and Adults with High-functioning Autism and Asperger Syndrome. Journal of Speech, Language, and Hearing Research 44, 1097–1115

Shumway, S., Wetherby, A. M. (2009): Communicative Acts of Children with Autism Spectrum Disorders in the Second Year of Life. Journal of Speech, Language, and Hearing Research 52 (5), 1139–1156

Siegel, D. J., Minshew N. J., Goldstein, G. (1996): Wechsler IQ Profiles in Diagnosis of High-functioning Autism. Journal of Autism and Developmental Disorders 26, 389–406

Siller, M., Hutman, T., Sigman, M. (2013): A Parent-mediated Intervention to Increase Responsive Parental Behaviors and Child Communication in Children with ASD: A Randomized Clinical Trial. Journal of Autism and Developmental Disorders 43 (3), 540–555

Simonoff, E., Pickles, A., Charman, T., Chandler, S., Loucas, T., Baird, G. (2008): Psychiatric Disorders in Children with Autism Spectrum Disorders: Prevalence, Comorbidity, and Associated Factors in a Population-devised Sample. Journal of the American Academy of Child and Adolescent Psychiatry 47 (8), 921–929

Smith, L. E., Seltzer, M. M., Tager-Flusberg, H., Greenberg, J. S., Carter, A. S. (2008): A Comparative Analysis of Well-being and Coping among Mothers of Toddlers and Mothers of Adolescents with ASD. Journal of Autism and Developmental Disorders 38, 876–889

Solomon, M., Iosif, A.-M., Reinhardt, V. P., Libero, L. E., Nordahl, C. W., Ozonoff, S., Rogers, S. J., Amaral, D. G. (2018): What Will my Child's Future Hold? Phenotypes of Intellectual Development in 2–8-Year-Olds with Autism Spectrum Disorder. Autism Research 11 (1), 121–132. doi: 10.1002/aur.1884

Solomon, M., Ono, M., Timmer, S., Goodlin-Jones, B. (2008): The Effectiveness of Parent–child Interaction Therapy for Families of Children on the Autism Spectrum. Journal of Autism & Developmental Disorders 38, 1767–1776

Soulières, I., Dawson, M., Gernsbacher, M. A., Mottron, L. (2011): The Level and Nature of Autistic Intelligence II: What about Asperger Syndrome? PloS ONE 6 (9), e25372. doi:10.1371/journal.pone.0025372

Spreer, M. (2018): Diagnostik von Sprach- und Kommunikationsstörungen im Kindesalter. Methoden und Verfahren. Ernst Reinhardt, München

Stedman, A., Taylor, B., Erard, M., Peura, C., Siegel, M. (2019): Are Children Severely Affected by Autism Spectrum Disorder Underrepresented in Treatment Studies? An Analysis of the Literature. Journal of Autism and Developmental Disorders 49 (4), 1378–1390. doi: 10.1007/s10803-018-3844-y

Steinbrenner, J. R., Hume, K., Odom, S. L. et al. (2020): Evidence-Based Practices for Children, Youth, and Young Adults with Autism. The University of North, Frank Porter Graham Child Development Institute, National Clearinghouse on Autism Evidence and Practice Review Team, Chapel Hill

Swineford, L. B., Thurm, A., Baird, G., Wetherby, A. M., Swedo, S. (2014): Social (Pragmatic) Communication Disorder: A Research Review of this new DSM-5 Diagnostic Category. Journal of Neurodevelopmental Disorders 6 (1), 41–46

Swinkels, S. H., Dietz, C., van Daalen, E., Kerkhof, I. H., van Engeland, H., Buitelaar, J. K. (2006): Screening for Autistic Spectrum in Children Aged 14 to 15 Months. In: The Development of the Early Screening of Autistic Traits Questionnaire (ESAT). Journal of Autism and Developmental Disorders 36 (6), 723–732

Tachibana Y., Miyazaki, C., Ota, E., Mori, R., Hwang, Y., Kobayashi, E. (2017): A Systematic Review and Meta-analysis of Comprehensive Interventions for Pre-school Children with Autism Spectrum Disorder (ASD). PLoS ONE 12 (12), e0186502. doi:10.1371/journal.pone.0186502

Tager-Flusberg, H. (1993): What Language Reveals about the Understanding of Minds in Children with Autism. In: Baron-Cohen, S.,Tager-Flusberg, H., Cohen, D. J. (Hrsg.): Understanding Other Minds: Perspectives from Autism. Oxford University Press, Oxford (England), 138–157

Tager-Flusberg, H., Kasari, C. (2013): Minimally Verbal School-aged Children with Autism Spectrum Disorder: The Neglected End of the Spectrum. Autism Research 6, 468–478

Tarver, J., Palmer, M., Webb, S. (2019): Child and Parent Outcomes Following Parent Interventions for Child Emotional and Behavioral Problems in Autism Spectrum Disorders: A Systematic Review and Meta-analysis. Autism 23 (7), 1630–1644. doi:10.1177/1362361319830042

Teufel, K., Wilker, C., Valerian, J., Freitag, C. M. (2017): A-FFIP – Autismusspezifische Therapie im Vorschulalter. Springer Verlag, Berlin/Heidelberg

Thurm, A., Farmer, C., Salzman, E., Lord, C., Bishop, S. (2019): State of the Field: Differentiating Intellectual Disability from Autism Spectrum Disorder. Frontiers in Psychiatry 10:526. doi:10.3389/fpsyt.2019.00526

Tomasello, M. (1999): The Cultural Origins of Human Cognition. Harvard University Press, Boston

Toth, K., Munson, J., Meltzoff, A. N., Dawson, G. (2006): Early Predictors of Communication Development in Young Children with Autism Spectrum Disorder: Joint Attention, Imitation, and Toy Play. Journal of Autism and Developmental Disorders 36, 993–1005

Tuchmann, R., Rapin, I. (1997): Regression in Pervasive Developmental Disorders: Seizures and Epileptiform Electroencephalogram Correlates. Pediatrics 99 (4), 560–566. doi.org/10.1542/peds.99.4.560

Turnbull, A. P., Turnbull, H. R. (1997): Families, Pofessionals, and Exceptionality: A Special Partnership. 3. Aufl. Charles E. Merrill, Upper Saddle River (New Jersey)

Twachtman, D. (1995): Methods to Enhance Communication in Verbal Children. In: Quill, K. A. (Hrsg.): Teaching Children with Autism: Strategies to Enhance Communication and Socialization. Delmar, Albany, 133–162

Tye, C., Runicles, A. K., Whitehouse, A. J. O., Alvares, G. A. (2019): Characterizing the Interplay between Autism Spectrum Disorder and Comorbid Medical Conditions: An Integrative Review. Frontiers in Psychiatry 9, 751. doi:10.3389/fpsyt.2018.00751

Uljarević, M., Arnott, B., Carrington, S. J., Meins, E., Fernyhough, C., McConachie, H., Le Couteur, A., Leekam, S. R. (2017): Development of Restricted and Repetitive Behaviors from 15 to 77 Months: Stability of two Distinct Subtypes? Developmental Psychology 53, 1859–1868

Virués-Ortega, J. (2010): Applied Behavior Analytic Intervention for Autism in Early Childhood: Meta-analysis, Meta-regression and Dose-response Meta-analysis of Multiple Outcomes. Clinical Psychology Review 30, 387–399

Virués-Ortega, J., Julio, F. M., Pastor-Barriuso, R. (2013): The TEACCH Program for Children and Adults with Autism: A Meta-analysis of Intervention Studies. Clinical Psychology Review 33 (8), 940–953

Vivanti, G., Barabaro, J., Dissanayakke, C., Prior, M. (2013): Intellectual Development in Autism Spectrum Disorders: New Insights from Longitudinal Studies. Frontiers in Human Neuroscience 7, 354. doi:10.3389/fnhum.2013.00354

Vivanti, G., Dissanayake, C., Victorian ASELCC Team (2016): Outcome for Children Receiving the Early Start Denver Model Before and After 48 Months. Journal of Autism and Developmental Disorders 46 (7), 2441–2449

Vivanti, G., Paragas, P. (2020): Choosing the "Right" Program for Each Child in Autism Early Intervention. In: Vivanti, G., Bottema-Beutel, K., Turner-Brown, L. (Hrsg.): Clinical Guide to Early Interventions for Children with Autism, Springer Nature, Cham, 143–150

Vivanti, G., Prior, M., Williams, K., Dissanayake, C. (2014): Predictors of Outcomes in Autism Early Intervention: Why Don't We Know More? Frontiers in Pediatrics 2, 58. doi:10.3389/fped.2014.00058

Vivanti, G., Stahmer, A. (2017): Early Intervention for Autism: Are We Prioritizing Feasability at the Expense of Effectiveness: A Cautionary Note. Autism 22 (6), 1–4. doi:10.1177/1362361318803043

Vivanti, G., Yerys, B., Salomone, E. (2019): Psychological Factors in Autism. In: Volkmar, F. R. (Hrsg.): Autism and Pervasive Developmental Disorder. Cambridge University Press, 61–88

Vogindroukas, I., Stankova, M., Chelas, E.-N., Proedrou, A. (2022): Language and Speech Characteristics in Autism. Neuropsychiatric Diseases and Treatment 18, 2367–2377. doi:10.2147/NDT.S331987

Voigt, F. (2021): Entwicklungsstörungen im Kleinkind- und Vorschulalter. Ernst Reinhardt, München

Voigt, F. (2020): Diagnostik und Behandlung von Autismus-Spektrum-Störungen im sozialpädiatrischen Zentrum. In: Mall, V., Voigt, F., Jung, N. (Hrsg.): Sozialpädiatrie: State of the Art und Zukunftsperspektiven. Römhild, Lübeck, 58–74

Volden, J., Lord, C. (1991): Neologisms and Idiosyncratic Language in Autistic Speakers. Journal of Autism and Developmental Disorders 21 (2), 109–130. doi: 10.1007/BF02284755

Volkmar, F. R., Chawarska, K., Klein, A. (2008): Autism Spectrum Disorders in Infants and Toddlers. An Introduction. In: Chawarska, K., Klin, A., Volkmar., F. R. (Hrsg.): Autism Spectrum Disorders in Infants and Toddlers: Diagnosis, Assessment, and Treatment. Guilford Press, New York, 1–22

Volkmar, F. R., Koenig, K., State, M. (2005): Childhood Disintegrative Disorder. In: Volkmar, F. et al. (Hrsg.): Handbook of Autism and Pervasive Developmental Disorders. John Wiley & Sons, Hoboken, 70–87

Volkmar, F. R., Siegel, M., Woodbury-Smith, M., King, B., McCracken, J., State, M. (2014): Practice Parameter for the Assessment and Treatment of Children and Adolescents with Autism Spectrum Disorder. Journal of the American Academy of Child & Adolescent Psychiatry 53 (2), 237–257

Waddington, H., van der Meer, L., Sigafoos, J. (2016): Effectiveness of the Early Start Denver Model: A Systematic Review. Review Journal of Autism and Developmental Disorders 3, 93–106

Wagner, A. L., Wallace, K. S., Rogers, S. J. (2014): Developmental Approaches to Treatment of Young Children with Autism Spectrum Disorder. In: Handbook of Early Intervention for Autism Spectrum Disorders. Springer, New York, 393–427

Wallace, K. S., Rogers, S. J. (2010): Intervening in Infancy: Implications for Autism Spectrum Disorders. Journal of Child Psychology and Psychiatry 51 (12), 1300–1320. doi: 10.1111/j.1469-7610.2010.02308.x

Warren, S. F., Kaiser, A. P. (1986): Incidental Language Teaching: A Critical Review. Journal of Speech and Hearing Disorders. 51, 291–299

Warren, Z., Veenstra-VanderWeele, J., Stone, W., Bruzek, J. L., Nahmias, A. S., Foss-Feig, J. H., McPheeters, M. L. (2011): Therapies for Children with Autism Spectrum Disorders. Comparative Effectiveness Review (No. 26.; AHRQ Publication No. 11-EHC029-EF). Agency for Healthcare Research and Quality, Rockville

Waterhouse, L. (2013): Rethinking Autism: Variation and Complexity. Elsevier Academic Press, San Diego

Watson, L. R., Marcus, L. M. (1988): Diagnosis and Assessment of Preschool Children. In: Schopler, E., Mesbov, G. (Hrsg.): Diagnosis and Assessment in Autism. Springer Science, New York, 271–302

Watt, N., Wetherby, A. M., Barber, A., Morgan, L. (2008): Repetitive and Stereotyped Behaviors in Children with Autism Spectrum Disorders in the Second Year of Life. Journal of Autism and Developmental Disorders 38 (8), 1518–1533

Weismer, E. S., Gernsbacher, M., Stronach, S., Karasinski, C., Eernisse, E., Venker, C., Sindberg, H. (2011): Lexical and Grammatical Skills in Toddlers on the Autism Spectrum Compared to Late Talking Toddlers. Journal of Autism and Developmental Disorders 41 (8): 1065–1075. doi:10.1007/s10803-010-1134-4

Weismer, E. S., Lord, C., Esler, A. (2010): Early Language Patterns of Toddlers on the Autism Spectrum Compared to Toddlers with Developmental Delay. Journal of Autism and Developmental Disorders 40 (10), 259–1273. doi:10.1007/s10803-010-0983-1

Westby, C. E. (1998): Social-emotional Bases of Communicative Development. In: Haynes, O., Shulman, B. B. (Hrsg.): Communication Development, Foundations, Processes, and Clinical Applications. Williams & Wilkins, Baltimore, 167–204

Wetherby, A. M., Guthrie, W., Woods, J., Schatschneider, C., Holland, R. D., Morgan, L., Lord, C. (2014): Parent-implemented Social Intervention for Toddlers with Autism: An RCT. Pediatrics 134 (6), 1084–1093

Wetherby, A. M., Prizant, B. (2002): Communication and Symbolic Behavior Scales Developmental Profile-First Normed Edition., Paul H. Brookes Publishing, Baltimore

Wetherby, A .M., Watt, N., Morgan, L., Shumway, S. (2007): Social Communication Profiles of Children with Autism Spectrum Disorders Late in the Second Year of Life. Journal of Autism and Developmental Disorders 37 (5), 960–975. doi:10.1007/s10803-006-0237-4

Wetherby, A. M., Woods, J. J. (2008): Developmental Approaches to Treatment. In: Chawarska, K., Klin, A., Volkmar, F. R. (Hrsg.): Autism Spectrum Disorders in Infants and Toddlers. Guilford Press, New York, 170–206

Wetherby, A. M., Woods, J. J. (2006): Early Social Interaction Project for Children with Autism Spectrum Disorders Beginning in the Second Year of Life. A Preliminary Study. Topics in Early Childhood Special Education 26 (2), 67–82

Wetherby, A. M., Woods, J. J., Guthrie, W., Delehanty, A., Brown, J. A., Morgan, L., Holland, R. D., Schatschneider, C., Lord, C. (2018): Changing Developmental Trajectories of Toddlers with Autism Spectrum Disorder: Strategies for Bridging Research to Community Practice. Journal of Speech, Language, and Hearing Research 61 (11), 2615–2628. doi:10.1044/2018_JSLHR-L-RSAUT-18-0028

Whalen, C., Schreibman, L., Ingersoll, B. (2006): The Collateral Effects of Joint Attention Training on Social Initiations, Positive Affect, Imitation, and Spontaneous Speech for Young Children with Autism. Journal of Autism and Developmental Disorders 36 (5), 655–664. doi: 10.1007/s10803-006-0108-z

Whitehouse, C. M., Lewis, M. H. (2015): Repetitive Behavior in Neurodevelopmental Disorders: Clinical and Translational Findings. Behavior Analyst 38, 163–178

WHO (World Health Organization) (2021): International Classification of Diseases, Eleventh Revision (ICD-11), 2019/2021. In: https://icd.who.int/browse11, 07.11.2023

Wieder, S., Greenspan, S. I. (2005): Can Children with Autism Master the Core Deficits and Become Empathetic, Creative, and Reflective? Journal of Developmental and Learning Disorders 9, 1–29

Wilken, E. (Hrsg.) (2018): Unterstützte Kommunikation. Eine Einführung in Theorie und Praxis, Kohlhammer, Stuttgart

Williams, E., Costall, A., Reddy, V. (1999): Children with Autism Experience Problems with Both Objects and People. Journal of Autism and Developmental Disorders 29, 367–378

Williams, E., Reddy, V., Costall, A. (2001): Taking a Closer Look at Functional Play in Children with Autism. Journal of Autism and Developmental Disorders 31 (1), 67–77

Williams, E., White, S., Keonig, K., Scahill, L. (2007): Social Skills Development in Children with Autism Spectrum Disorders: A Review of the Intervention Research. Journal of Autism and Developmental Disorders 37 (10), 1858–1868

Wolfberg, P. J. (1999): Play and Imagination in Children with Autism. Teachers College Press, New York

Wong, C., Odom, S. L., Hume, K. A., Cox, A. W., Fettig, A., Kucharczyk, S. (2015): Evidence-based Practices for Children, Youth, and Young Adults with Autism Spectrum Disorder: A Comprehensive Review. Journal of Autism and Developmental Disorders 45, 1951–1966

World Health Organization (WHO), Division of Mental Health (1994): The ICD-10 Classification of Mental and Behavioural Disorders: Conversion Tables between ICD-8, ICD-9 and ICD-10, Rev. 1

Zachor, D., Itzchak, E. (2017): Variables Affecting Outcome of Early Intervention in Autism Spectrum Disorders. Journal of Pediatric Neurology 15 (3), 129–133. doi: 10.1055/s-0037-1601444

Zachor, D., Itzchak, E. (2010): Treatment Approach, Autism Severity and Intervention Outcomes in Young Children. Research in Autism Spectrum Disorders 4, 425–432

Zwaigenbaum, L., Bauman, M. L., Stone, W. L. (2015): Early Identification of Autism Spectrum Disorder: Recommendations for Practice and Research. Pediatrics 136 (suppl X), 10–40

Zwaigenbaum, L., Bryson, S., Garon, N. (2013): Early Identification of Autism Spectrum Disorders. Behavioral and Brain Research 251, 133–146

Sachregister